备孕怀孕52周同步指导

完美备孕12周，安心怀孕40周

张小平 ◎ 主编

吉林科学技术出版社

图书在版编目（CIP）数据

备孕怀孕52周同步指导 / 张小平主编. -- 长春 : 吉林科学技术出版社, 2016.1
ISBN 978-7-5578-0022-2

Ⅰ. ①备… Ⅱ. ①张… Ⅲ. ①妊娠期－妇幼保健－基本知识 Ⅳ. ①R715.3

中国版本图书馆CIP数据核字(2015)第285336号

备孕怀孕52周同步指导

主　　编　张小平
副 主 编　张春苗　丁海燕
出 版 人　李　梁
策划责任编辑　孟　波　端金香
执行责任编辑　练闽琼
封面设计　长春市一行平面设计有限公司
制　　版　长春创意广告图文制作有限责任公司
开　　本　780mm×1460mm　1/24
字　　数　300千字
印　　张　10
印　　数　1-7 000册
版　　次　2016年1月第1版
印　　次　2016年1月第1次印刷

出　　版　吉林科学技术出版社
发　　行　吉林科学技术出版社
地　　址　长春市人民大街4646号
邮　　编　130021
发行部电话/传真　0431-85635176　85651759
85635177　85651628
储运部电话　0431-86059116
编辑部电话　0431-85670016
网　　址　www.jlstp.net
印　　刷　长春人民印业有限公司

书　　号　ISBN 978-7-5578-0022-2
定　　价　39.90元
如有印装质量问题可寄出版社调换

前 言

当一个充满活力的精子与一颗健康的卵子相遇的一瞬间，便决定了胚胎的强弱，想要生一个健康聪明的宝宝，准妈妈和准爸爸都要提前12周将身体和情绪调整到最佳状态。

在得知自己怀孕的那一时刻，你也许会高兴得欢呼雀跃，抑或激动得喜极而泣。但随之而来的，可能是对孕期生活的忧虑和困惑：怎样才能保证胎儿有充足的营养，哪些因素会影响胎儿的发育，产检应该在何时进行，怎样胎教才能让胎儿更聪明……你的心里一定充满无数的疑问。不用担心，快打开本书，为孕育优质宝宝做准备吧！

本书主要分为备孕和怀孕两个部分。备孕12周，以快速怀上一个健康宝宝为目的，为备孕中的男性、女性提供全面的备孕期指导。怀孕40周，从怀孕第一周开始，详细介绍了孕期每个阶段孕妈妈的身体及心理变化、胎儿的生长、孕妈妈的饮食营养、孕期生活保健，以及胎教等内容，为孕妈妈解答孕期所遇到的各种问题。

美好人生，从科学优孕开始！

目录

第一章

备孕进行时

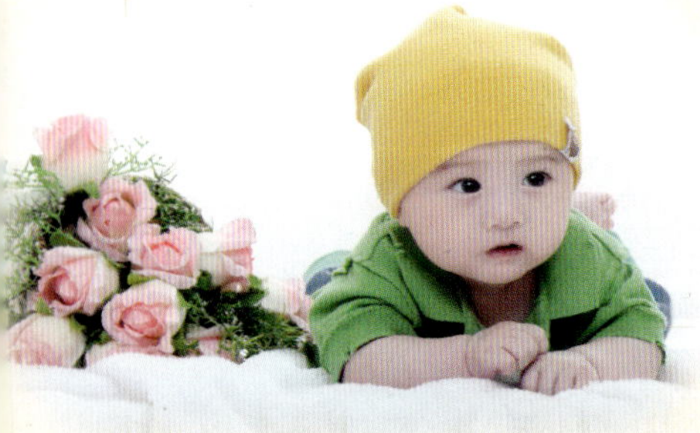

第二章

孕1月
恭喜你！怀孕了

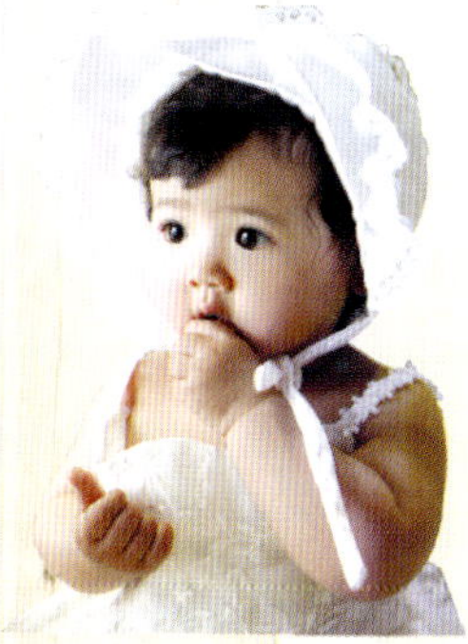

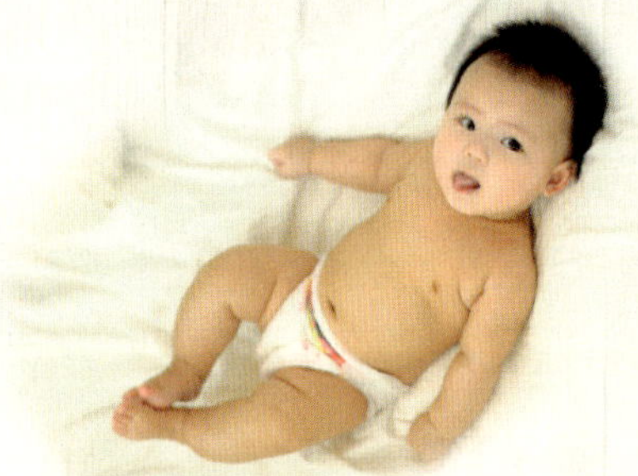

第三章

孕2月 安心面对早孕反应

第四章

孕3月
顺利度过危险期

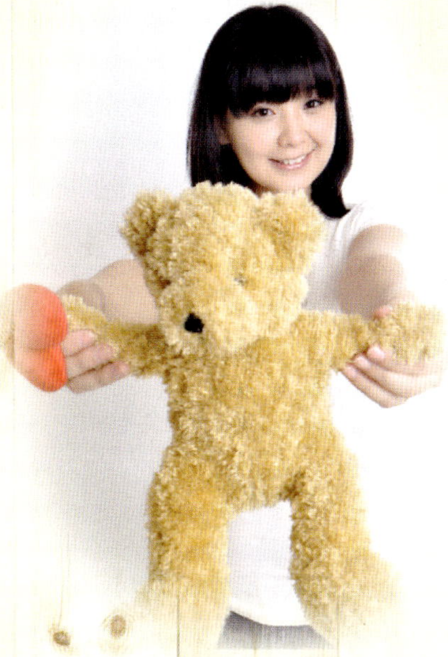

第五章

孕4月
进入舒心的孕育阶段

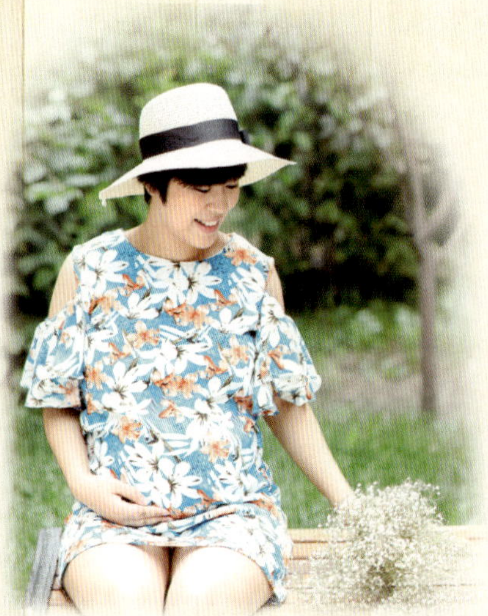

第六章

孕5月 感受胎宝宝的成长

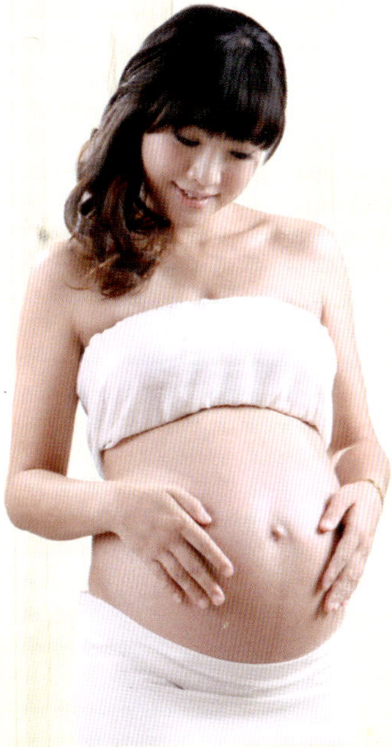

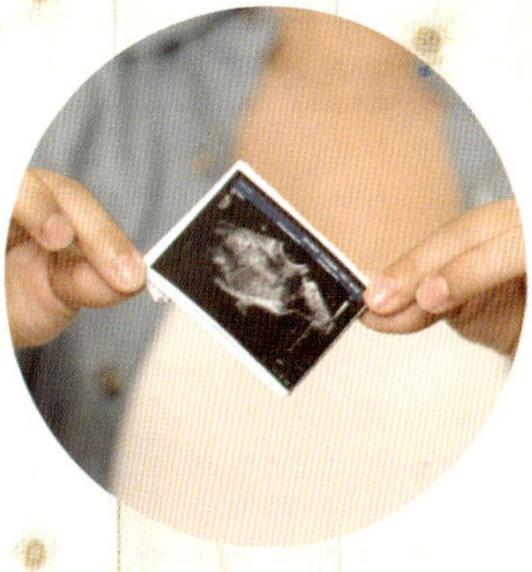

第七章

孕6月 孕期已经过半

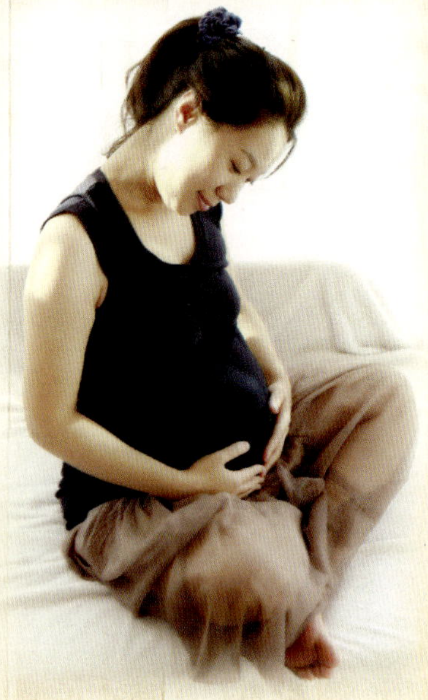

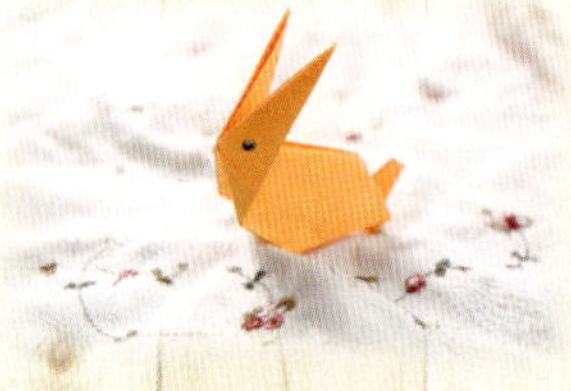

第八章

孕7月
孕妈妈身体越来越笨重

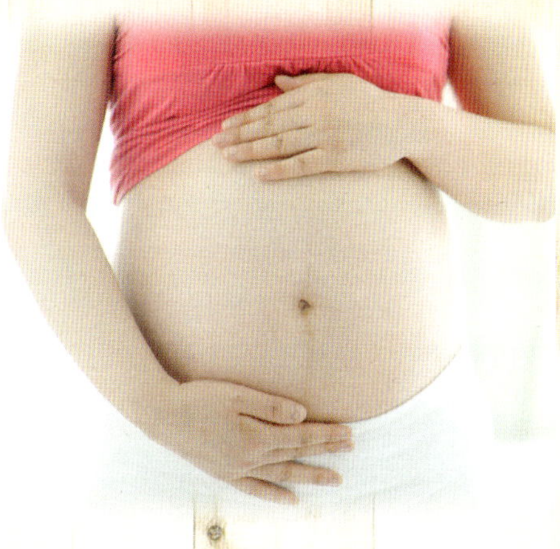

第九章

孕8月
进入妊娠关键期

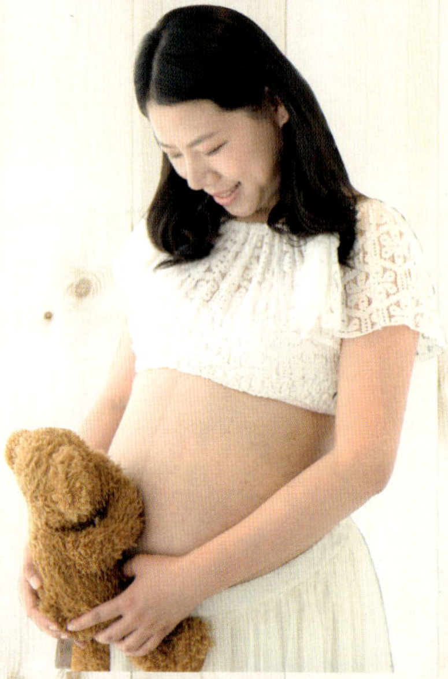

第十章

孕9月 做好迎接宝宝的准备

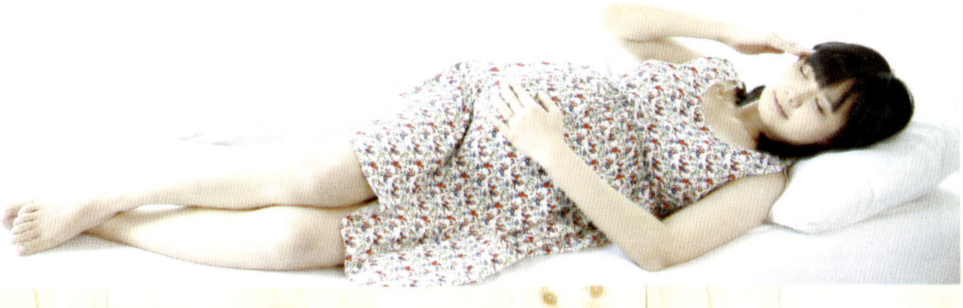

第十一章

孕10月
宝宝，我们一起加油

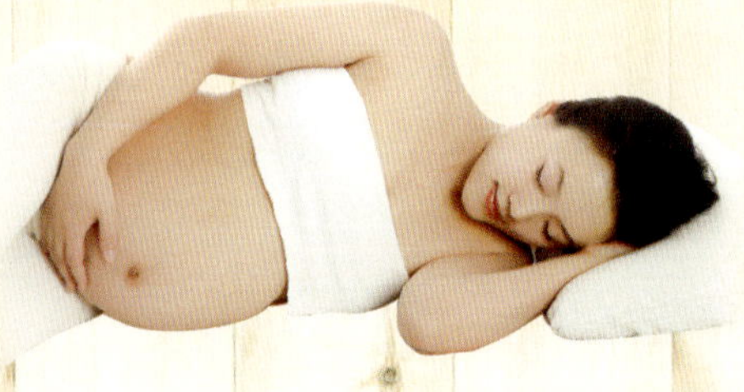

第一章

备孕

进行时

第1节

第1周 做好孕前体检

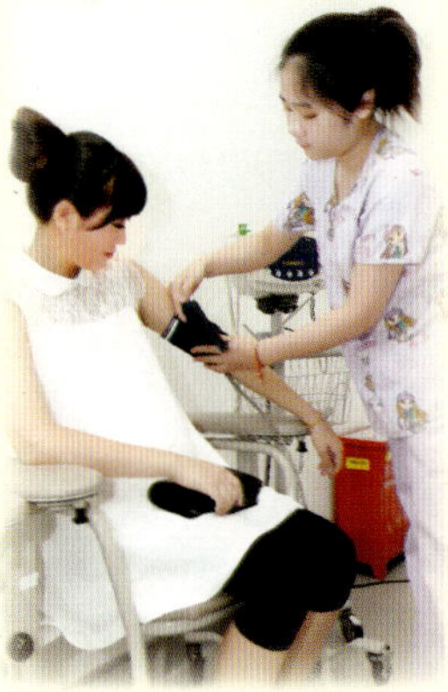

孕前检查最佳时间

孕前检查最好在怀孕前3～6个月。男性进行精液检查前通常需要禁欲3天，最好早点检查。女方的孕前检查时间最好是在其月经干净后3～7天之内进行，注意最好不要同房。

孕前检查项目

孕前优生优育检查除进行一般的体格检查（如身高、体重、血压、血糖；内科、外科、耳鼻喉、口腔、眼科），了解我们的全身状态外，还应进行以下检查：

● 男性需要做的检查项目

检查项目	检查目的	检查方法
精液常规检查	主要目的是看精子质量是否达标	精液检查
泌尿生殖系统检查	查看是否患有泌尿生殖系统疾病	物理检查
性病排查	以防万一	静脉血检查 尿道分泌物

● 女性需要做的检查项目

检查项目	检查目的	检查方法
血常规（血型）	能够尽早发现某些血液系统疾病，例如贫血。如在检查中被明确诊断为贫血，应在饮食中摄取足够的铁和蛋白质，或者服用铁剂，待治好后再怀孕	静脉血检查
尿常规	尿常规检查有助于肾脏疾患的早期诊断。患肾脏病的人如果怀孕，会增加患妊娠高血压综合征的概率。随着症状加重，有的人会出现流产或早产的情况，还有的人则必须进行人工引产，后果会非常严重	尿液检查
肝功能（两对半）	各型肝炎、肝脏损伤诊断。如果孕妈妈是肝炎患者，怀孕后会导致胎儿早产等，肝炎病毒还会直接传染给宝宝，需做好预防工作	静脉血检查
胸部透视	胸部透视可以诊断出结核病等肺部疾病。这类疾病在怀孕后会使治疗用药受到限制，而且活动性的结核常会因为产后的劳累而加重病情，还有可能传染给宝宝	胸部X线
妇科内分泌全套	包括促卵泡激素、黄体生成素等六个项目，月经不调的女性需要检测。如果孕妈妈患有卵巢肿瘤，即使为良性，也会给孕育带来危险。因为怀孕后子宫不断增大，会影响对肿瘤的观察，甚至带来流产、早产的遗憾，孕期全程需要做好监测	静脉血检查
白带常规	通过白带常规筛查滴虫、真菌、支原体、衣原体感染，阴道炎症，以及淋病、梅毒等性传播疾病。如发现患有性传播疾病，最好先彻底治疗，然后再怀孕	B超、阴道分泌物、宫颈涂片
优生四项（TORGH）	风疹病毒、弓形虫、巨细胞病毒、单纯疱疹病毒四项检查，可以预防流产及胎儿畸形	静脉血检查

第2节

第2周 重点补叶酸

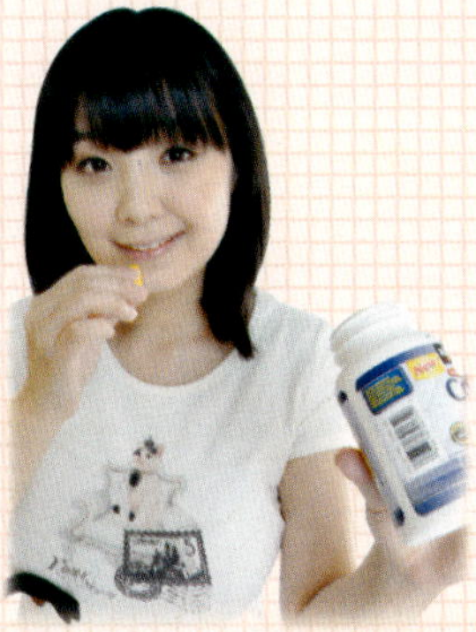

叶酸是什么

叶酸是B族维生素的一种，是细胞生长和繁殖不可缺少的营养素，虽是一种水溶性维生素，可它却是蛋白质和核酸合成的必需因子。

每天应该摄取多少

待孕妈妈应在怀孕前开始每天补充400微克叶酸。待孕妈妈应多吃新鲜的蔬菜、水果，在烹制食物时需要注意方法，避免过熟，尽可能减少叶酸流失。

对于有不良妊娠史、高龄及家族中有生育过畸形胎儿史等高危因素的待孕妈妈，最好在医生的指导下补充叶酸。

缺乏叶酸的危害

待孕妈妈早期缺乏叶酸，是儿童先天性疾病发生的原因之一，有可能造成胎儿先天性神经管畸形，包括无脑儿及脊柱裂。待孕妈妈在怀孕前就开始补充叶酸，可以减低胎儿发生唇腭裂及神经管畸形的发生概率。孕中、晚期叶酸缺乏，待孕妈妈易发生胎盘早剥、妊娠高血压综合征、巨幼细胞性贫血等情况；而胎儿易发生宫内发育迟缓、早产和出生低体重等问题，可影响胎儿的智力发育，还可使眼、口唇、腭、胃肠道、心血管、肾、骨骼等器官的畸形率增加。叶酸还是红细胞形成所必需的物质。怀孕期间身体对叶酸的需要量也因红细胞的迅速增殖而大量增加。叶酸缺乏将导致贫血，增大流产概率，宝宝也可能营养不良。

小贴士

食物来源

绿色蔬菜：莴苣、菠菜、番茄、胡萝卜、菜花、油菜等。

新鲜水果：橘子、草莓、樱桃、香蕉、柠檬、桃子、葡萄等。

动物食品：动物的肝脏、肾脏、禽肉及蛋类。

谷类、豆类、坚果类食品：豆制品、核桃、腰果、栗子、杏仁、松子、大麦、糙米等。

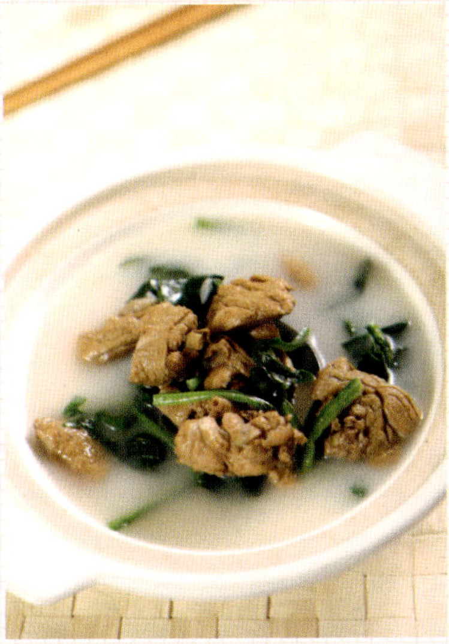

菠菜鸡煲

[材料]

鸡半只，菠菜100克，香菇4朵，葱、姜、冬笋、蚝油、酱油、糖、盐、植物油各适量。

[制作]

1 鸡洗净，剁成小块；菠菜洗净，用沸水焯一下，切段；香菇洗净，切成块；冬笋切成片。

2 锅中放油烧热后，用葱、姜爆香，加入鸡块、香菇块及蚝油翻炒片刻。

3 菠菜放在砂锅中垫底，将炒熟的鸡块及香菇块倒入，调入酱油、糖、盐，加清水煲约半小时即可。

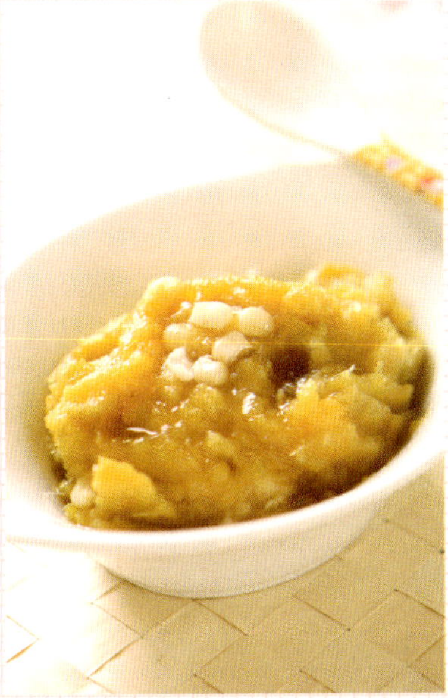

香蕉薯泥

[材料]

香蕉、红薯各50克，玉米粒10克，蜂蜜1小匙。

[制作]

1 香蕉去皮、用汤匙捣碎；红薯洗净，去皮，放入锅中蒸至熟软，取出压成泥状，放凉备用。

2 将香蕉泥、红薯泥与玉米粒混合，淋上蜂蜜即可。

第3节

第3周 做好心理准备

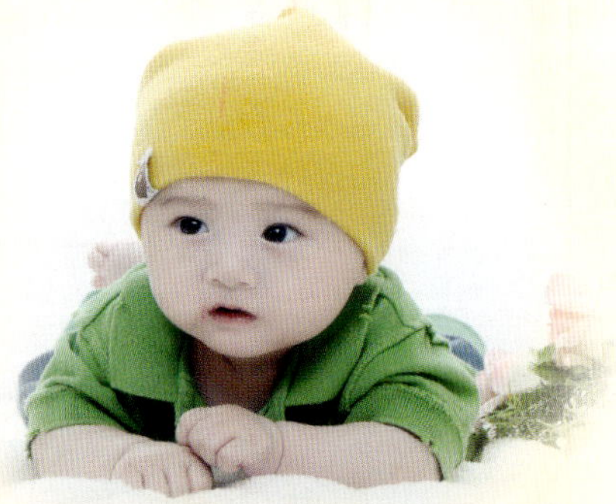

平静心情

怀孕会使女性在体形、情绪、饮食、生活习惯、对丈夫的依赖性等诸多方面发生变化，所有这一切都是生育一个健康宝宝必经的历程。所有想当妈妈的人都应以平和、自然的心境来迎接怀孕的到来。

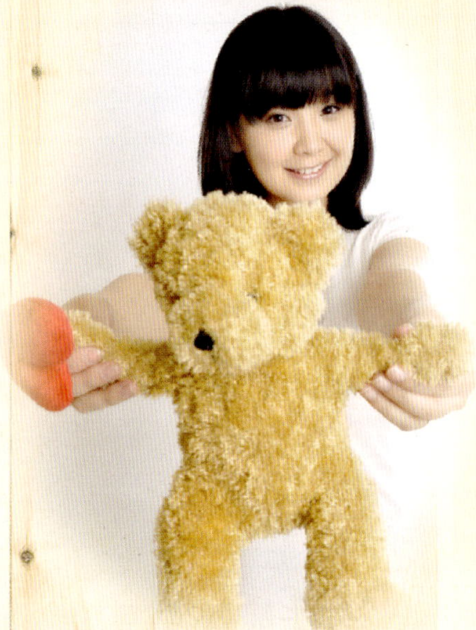

学习怀孕知识

了解如何才能怀孕及怀孕过程中出现的某些生理现象，如早孕反应，胎动，晚期的水肿、腰腿痛等。一旦有这些生理现象出现，才能够正确对待，泰然处之，避免不必要的紧张和恐慌。孕期，母体为了适应胎宝宝生长发育的需要，会发生不同程度的生理与心理变化。其中精神与神经系统的正常调节规律易被破坏而失衡，由此出现兴奋与抑制间的不协调。

不管你是正在盼望着怀孕，还是始终抱着顺其自然的想法，或是对可能发生的事情感到困惑、担忧、恐惧，甚至在你还没来得及做任何基本准备时已经怀孕，无论是哪种情况，一旦怀孕成为事实，就要愉快地接受它。

接受变化

小生命的诞生会使夫妻的二人世界从此变为三人世界，孩子不仅要占据父母的生活空间，而且要占据夫妻各自在对方心中的空间。

● 拉拢婆婆

怀孕后，你的妈妈会对你付出无私的爱，也许还会搬过来跟你同住，来帮你度过这段“艰苦岁月”。但如果远水解不了近渴，不要忘了，在你旁边还有亲爱的婆婆。婆婆毕竟是过来人，养育了你亲爱的丈夫。不妨把你的担心和苦恼告诉她吧，她会因你的虚心而增添对你的信任。即使以前有些芥蒂也会在你们真诚的交流中消散，不但有助于解除你的担忧，还增进了婆媳关系。

● 请教同事

亲朋好友聚少离多，同事关系在人们日常工作和生活中的地位日益重要起来，大家和睦相处，形成一个和谐一致、心情舒畅的工作环境是非常重要的。特别是可以请教有过孕史的女同事，她们也会乐于与你分享经验，并在工作中提供最大的帮助。

● 依靠闺蜜

你最重要的时刻怎么少得了闺蜜的支持！一些与老公都不可能说的情况，可以和闺蜜细细说来，一起去寻求解决的办法。可以一起制订合理的饮食计划，参加有益健康的运动。即使只是在一起喝喝茶、散散步，也能减轻你的心理压力。

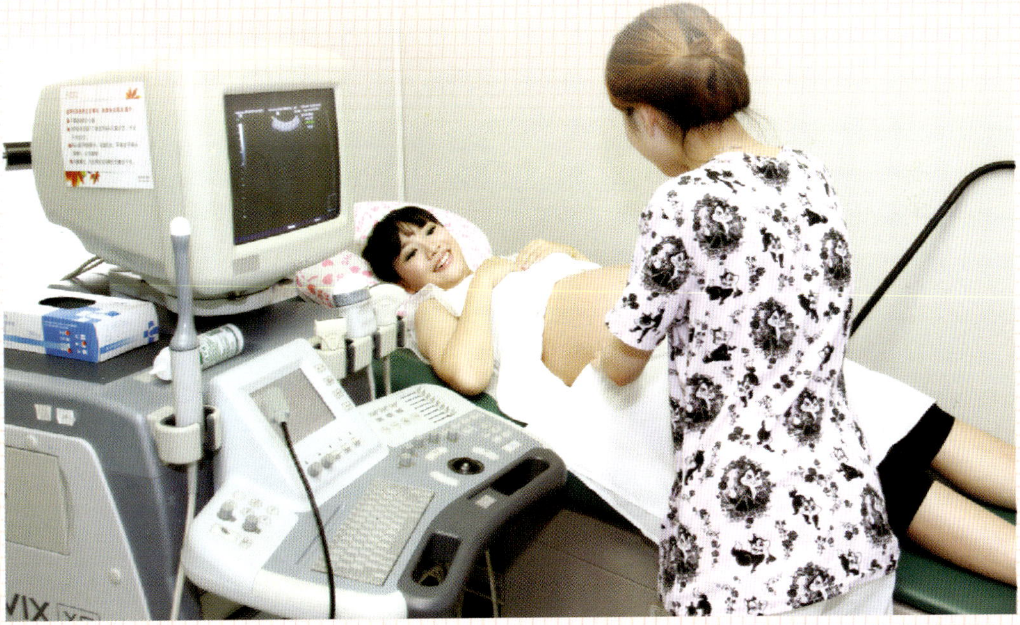

第4节

第4周 为怀孕做营养准备

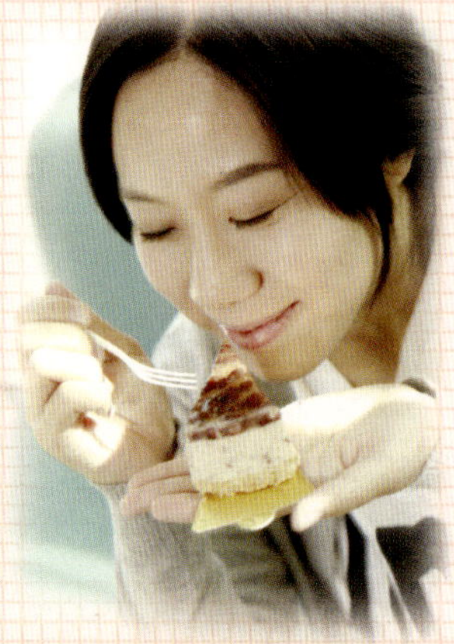

待孕妈妈的营养要加强

一般情况下待孕妈妈在孕前3个月至半年，就要开始饮食调理，每天要摄入足够量的优质蛋白质、维生素、矿物质、微量元素和适量脂肪，这些营养素是胎儿生长发育的物质基础。

项 目	原因及标准
保证热能，充足供给	最好在正常成人每天需要的7 000～10 000千焦的基础上，再加上约1 600千焦，为受孕和优生创造必要条件
保证优质蛋白质的供给量	每天摄取优质蛋白质40～60克，保证受精卵的正常发育。优质蛋白质是指容易消化吸收的蛋白质，如鸡、鸭、鱼、瘦肉、虾、鸡蛋、豆腐、豆制品等
要保证脂肪的供给	脂肪是机体热能的主要来源，其所含的必需脂肪酸是构成机体细胞组织不可缺少的物质，增加不饱和脂肪酸的摄入对怀孕有益
保证充足的营养素	新鲜蔬菜和水果含有丰富的维生素、矿物质及微量元素，其中以钙、铁、磷、锌、碘、镁最为重要

待孕妈妈饮食宜忌

● 待孕妈妈应该多吃的食物

待孕妈妈饮食应该多样化，这样才能营养均衡，提高受孕的概率。

水果和蔬菜	新鲜的水果最好，也可以制成果汁
糖类食品	面包、面条、大米、土豆等
蛋白质类	如瘦肉、鸡肉、鱼肉、蛋类、豆类等
鱼	每周至少吃两次，包括一些高脂鱼，但每周吃高脂鱼的次数不能超过两次。新鲜金枪鱼、鲭鱼、沙丁鱼、鳟鱼等都是高脂鱼
富含钙的食物	牛奶、奶酪、酸奶等这些食物中都富含钙
富含铁的食物	牛羊肉、豆类、干果、面包、绿色蔬菜、麦片等

● 待孕妈妈应该不吃或少吃的食物

辛辣食物	辣椒、胡椒、花椒等调味品刺激性较大，计划怀孕或已经怀孕的女性大量食用这类食品后，会影响消化功能。因此，建议尽可能避免摄入此类食品
腌制食品	这类食品含亚硝酸盐、苯并芘等，对身体很不利
含咖啡因的食品	准备怀孕的女性不要过多食用含咖啡因的食品。咖啡因作为一种能够影响女性生理变化的物质，可以在一定程度上改变女性体内雌、孕激素的比例，从而间接抑制受精卵在子宫内的着床和发育
烤牛羊肉	应尽量减少吃烤肉的次数和数量。因为牛羊肉在熏烤的过程中，炭火的呛烟中含有多种致癌物质，肉的营养也随之被破坏，而且未烤熟的肉还容易携带弓形虫

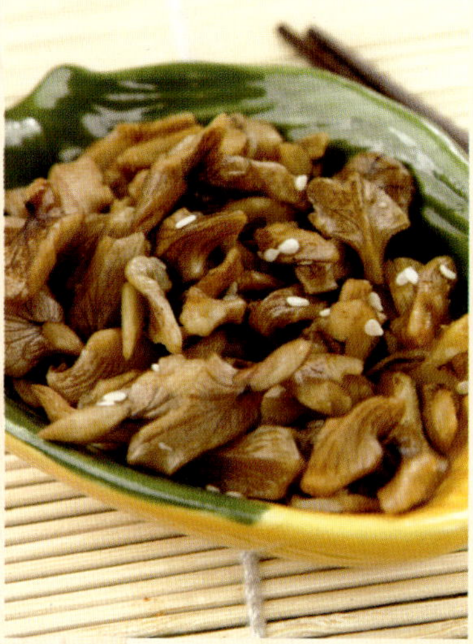

酥炸甜核桃

[材料]

核桃肉100克，盐1/4小匙，白糖、芝麻、柠檬汁各1小匙，植物油适量。

[制作]

1 核桃肉放入开水中煮3分钟盛起，沥干；芝麻洗净，沥干，下锅炒香。

2 坐锅点火，锅内加水，加入白糖、盐及柠檬汁，放入核桃，煮3分钟盛起，沥干水分。

3 另起锅，加油烧热至七八成热时，加入核桃炸至微黄色盛起，撒上芝麻即可。

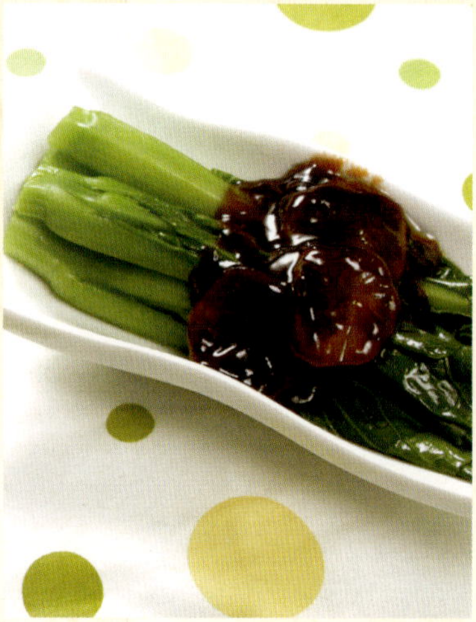

香菇菜心

[材料]

香菇50克，油菜心10根，酱油、白糖、味精、水淀粉、植物油各适量。

[制作]

1 香菇用温水浸泡后，剪去根，反复清洗干净，挤去水分，备用。

2 油菜心洗净，用油煸炒后摆入盘中。

3 锅内放油烧热，然后放入香菇略煸炒，再加入酱油、白糖，加盖烧煮入味。加入味精，用水淀粉勾芡，淋油，盛在油菜心上面即可。

鱼香肝片

[材料]

猪肝300克，葱、姜、蒜各少许，料酒、酱油、醋、白糖、泡辣椒、味精、植物油各适量。

[制作]

1 猪肝切成长约4厘米，宽约3厘米，厚约0.3厘米的片，加盐腌制；姜、蒜去皮，切成末；葱切成葱花；泡辣椒剁成碎末。

2 用料酒、酱油、醋、白糖、味精及少许清水调成味汁。

3 炒锅置大火上，加入植物油烧至七成热时，放进猪肝炒散后倒入泡辣椒、姜末、蒜末；待猪肝炒伸展时，下葱花、烹味汁，最后翻炒几下，起锅入盘。

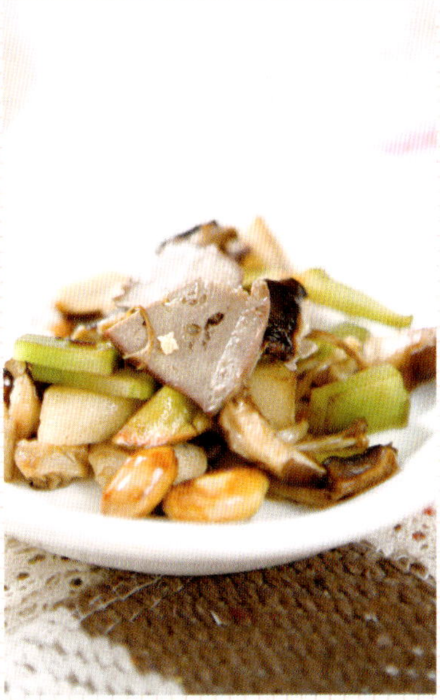

土豆炖兔肉

[材料]

净兔半只，土豆2个，粉丝150克，葱花、姜片各适量，盐1小匙，老抽1/2大匙，高汤2杯。

[制作]

1 将净兔用清水洗净，剁成大块，用沸水焯一下，去血水；土豆去皮，洗净，切成块；粉丝用清水泡软。

2 汤锅中加入高汤，放入兔肉块、土豆块烧开，再加入姜片、盐、老抽炖30分钟，然后放入粉丝继续炖5分钟，出锅时撒上葱花，即可食用。

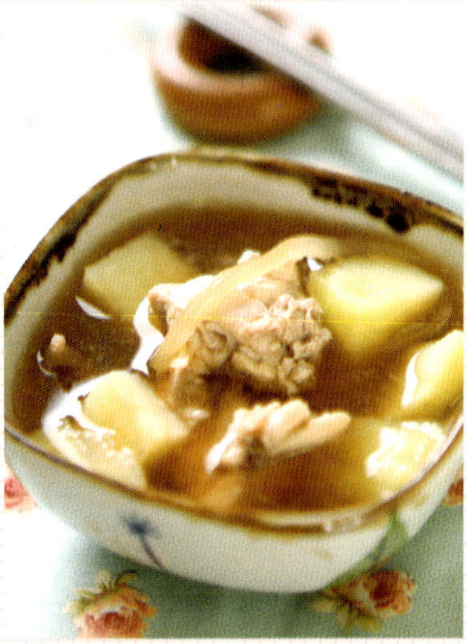

第5节

第5周 备孕男性的健康也很重要

备孕男性饮食中不容忽略的食物

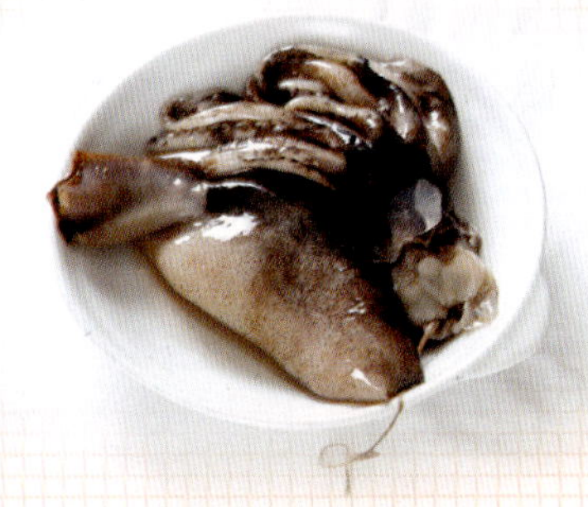

富含锌的食物：植物性食物中含锌量比较高的有豆类、花生、小米、萝卜、大白菜等；动物性食物中，以牡蛎含锌最为丰富，此外，牛肉、鸡肝、蛋类、羊排、猪肉等含锌也较多。

富含精氨酸的食物：精氨酸能够增强精子的活力，对维持男子生殖系统正常功能有重要作用。可多吃诸如鳝鱼、海参、墨鱼、章鱼、芝麻、花生仁、核桃等富含精氨酸的食物。

富含性激素的食物：适当增加一些富含性激素的食物，如羊肾、猪肾、狗睾丸、牛鞭、鸡肝等，能促进精原细胞分裂和成熟，对生精很有益处。动物内脏中含有较多的胆固醇，其中，约10%是肾上腺皮质激素和性激素，适当食用，对增强性功能有一定益处。

多吃蔬菜和水果：蔬菜和水果中富含维生素，这些营养物质是男性生殖生理活动所必需的。如果长期缺乏这些维生素，就可能导致精子减少或影响精子的正常活动能力，即使受孕，也容易导致胎儿畸形或死胎，严重的有可能导致不孕。

补充优质蛋白质、矿物质和微量元素：蛋白质是生成精子的重要原料，充足的优质蛋白质可以提高精子的数量和质量。人体内的矿物质和微量元素对男性的生育能力也有重要影响。

杀精食物有哪些

奶茶：目前市售的珍珠奶茶多是用奶精、色素、香精和木薯粉(指奶茶中的珍珠)及自来水制成。而奶精的主要成分氢化植物油是一种反式脂肪酸，会减少男性激素的分泌，对精子的活跃性产生负面影响，中断精子在身体内的反应过程。

咖啡：咖啡之所以具有提神醒脑的作用，是因为它所含的咖啡因刺激了人的交感神经。而主管人夜间生理、勃起等与性相关活动的副交感神经与交感神经属于表与里的关系。当交感神经活动频繁时，相对较弱的副交感神经就会受到压抑，临床表现则为性欲减退。

酒精饮料、碳酸饮料：含有酒精的饮料及一些碳酸饮料，都极易引起染色体畸变，造成胎儿畸形。

男性补精食谱

腐竹蛤蜊汤

[材料]

腐竹150克，蛤蜊300克，芹菜80克，盐2小匙，香油少许，高汤1500克。

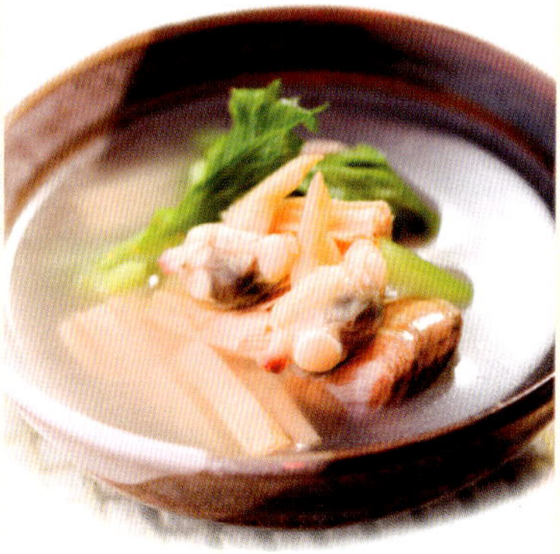

[制作]

1 将蛤蜊放入淡盐水中浸泡，使其吐净泥沙，再用清水洗净，沥干水分。

2 将腐竹洗净，用清水泡软，沥去水分，切成小段。

3 芹菜择去叶子，洗净，切成细末。

4 锅置火上，加入高汤烧沸，先放入腐竹段煮沸，再放入蛤蜊煮至壳开。

5 加入盐、香油及芹菜末煮至入味，出锅装碗即可。

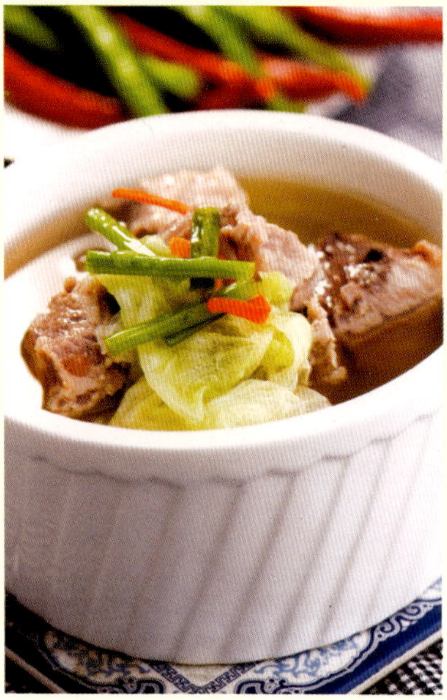

脊骨白菜煲

[材料]

白菜嫩叶500克，猪脊骨200克，盐2小匙，鸡精1小匙，胡椒粉少许，清汤适量。

[制作]

1 将白菜嫩叶用清水洗净，撕成大块，放入沸水锅中焯烫一下，捞出用冷水过凉，沥去水分。

2 将猪脊骨砍成大块，放入清水锅中烧沸，焯烫5分钟，捞出冲净，沥去水分。

3 净锅置火上，加入清汤，放入脊骨块，大火烧沸后，转小火煮约1小时。

4 放入白菜叶，加入盐、鸡精、胡椒粉煮约5分钟，出锅装碗即成。

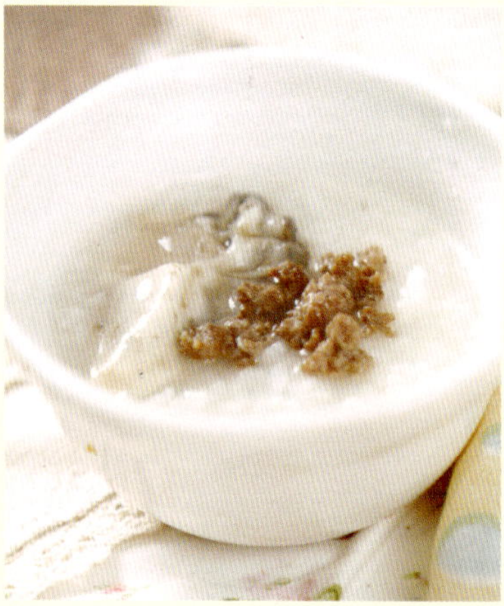

牡蛎粥

[材料]

糯米30克，牡蛎肉、猪肉各50克，料酒、盐、蒜末、葱末、胡椒粉各适量。

[制作]

1 糯米淘洗干净，备用；牡蛎肉清洗干净；猪肉切成细丝。

2 糯米下锅，加清水烧开，待米稍煮至开花时，加入猪肉丝、牡蛎肉、料酒、盐一同煮成粥，然后加入蒜末、葱末、胡椒粉调匀，即可食用。

第6节

第6周 孕前禁忌药品

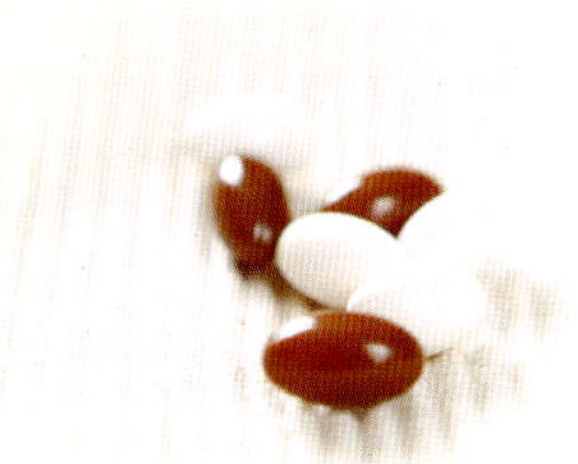

待孕妈妈在怀孕前如果生病，应根据情况合理用药。有些药物对治病有利，对怀孕却极为不利。夫妻双方在孕前服药，许多药物会影响精子与卵子的质量，或者使胎儿致畸。“用药问题”必须引起待孕夫妇的警惕。

西药

避孕药：待孕妈妈要提前6个月停服避孕药。因为在停药的前几个月，卵巢的分泌功能尚未恢复正常，子宫内膜也相对薄弱，不能给受精卵提供良好的孕床。

因此，应提前6个月停药，以代谢体内残留药物，恢复卵巢功能和子宫内膜周期。避孕栓、避孕药膜等化学药物，在有了明确的怀孕计划后，一定要停止使用。这种避孕方式，可以避免残留的化学药物危害到精子的健康。

待孕夫妻在孕前不妨选择避孕套、阴道隔膜这种不会损害精子、卵子质量，并且可靠性也很高的方式作为过渡。

解热镇痛药：阿司匹林或非那西汀可致骨骼畸形、神经系统或肾脏畸形。

镇静药：甲丙氨酯会导致发育迟缓、先天性心脏病；地西泮片会造成发育迟缓；苯巴比妥会致指短小，鼻孔通联；氯丙嗪会造成视网膜病变。

抗生素药：四环素类药，可致骨骼发育障碍，牙齿变黄，先天性白内障等；链霉素及卡那霉素，可致先天性耳聋，并损害肾脏；氯霉素可抑制骨髓造血功能，新生儿肺出血；红霉素能引起肝损害，磺胺可导致新生儿黄疸。

中药

中药成分复杂，对于生殖细胞的影响不容易被察觉，而许多人始终认为中药性温，补身无害，甚至随便去药房抓药使用，这都是极其危险的做法。待孕妈妈应该慎重服用的中药有：麝香、斑蝥、水蛭、商陆、巴豆、牵牛、三棱等，可致畸胎、死胎及流产。

第7节

第7周 待孕妈妈如何改善体质

瘦弱的待孕妈妈如何改善体质

如果待孕妈妈体重过轻，表现为消瘦、乳腺发育不良，将影响胎儿发育和产后泌乳，并且难以承受分娩所带来的体力消耗。因此应加强营养，尤其是含优质蛋白质和脂肪的食物，使体重接近正常水平后再受孕。

身体瘦弱的、营养状况较差的女性，根据自身情况可提前12个月开始加强营养。

● 气虚的待孕妈妈怎么吃

气虚者的特征一般为：说话无力、食欲缺乏、缺乏耐力、易头晕、疲劳、嗜睡、四肢无力、面色白、易出汗。在生活饮食中要注意保证三餐，不要一忙就忘了吃饭，并积极摄取一些有营养的食物，如鱼、蛋、肉、奶、蔬果。特别是要在每次生理期结束之后，吃些调养身体的补品，如人参、黄芪。

银耳花生仁汤

[材料]

银耳20克，花生仁100克，蜜枣、红枣各10粒，薏米15克，盐适量。

[制作]

1 红枣去核，蜜枣洗净，薏米清水浸过；将银耳浸开，洗净；花生仁用热水浸后去皮。

2 用清水煲滚，放入花生仁、蜜枣、红枣同煲，待花生煲好时，放银耳、薏米同煲。煲好后下盐调味，即可食用。

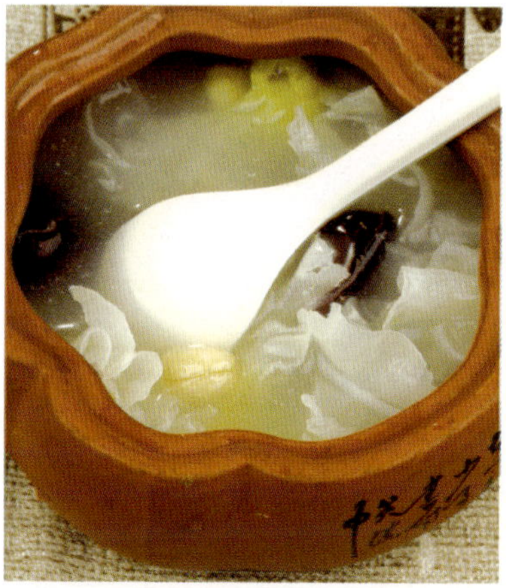

● 血虚的待孕妈妈怎么吃

血虚者的特征：面色苍白或蜡黄、嘴唇不红、指甲无血色，经血过少、贫血、时常心慌、失眠、头晕、眼花、手足发麻、四肢冷凉等症状。在日常饮食中应注意多吃些富含铁质的食物，如：葡萄、樱桃、苹果、深绿色蔬菜、鱼、蛋、奶、大豆、猪肝、鸡肝等。

杜仲腰子汤

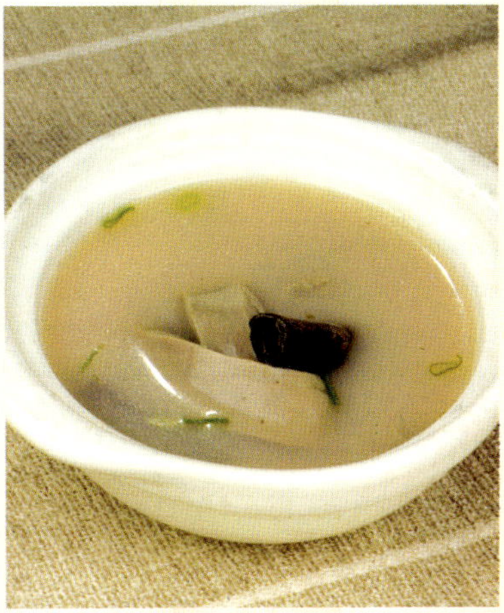

[材料]

杜仲30克，猪腰1只，盐、味精各适量。

[制作]

1 杜仲用干净纱布包裹；猪腰去筋膜，洗净，切开，去臊腺，再切成小薄片。

2 将杜仲、猪腰置锅中，放入清水适量，煮至肉烂。

3 加入盐、味精调味，再煮片刻即可。

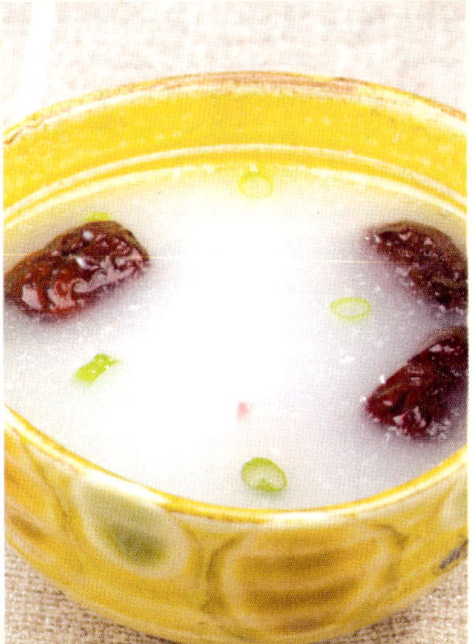

红枣生鱼汤

[材料]

生鱼1条，红枣10颗，猪瘦肉250克，陈皮1小块。

[制作]

1 将生鱼切好，洗净；红枣去核，洗净；陈皮浸软，刮去瓤，洗净；猪瘦肉洗净，切块。

2 将猪瘦肉放入开水中煮5分钟，取出沥干；另起油锅，放入生鱼煎至两面微黄，铲起。

3 锅中加适量清水煲开，放入全部食材，小火煲2.5小时，加盐即可食用。

过重的待孕妈妈如何调整体重

体重超重或过于肥胖，也会成为怀孕、分娩的不利因素，并成为妊娠高血压、妊娠糖尿病等疾病的危险因素。而在妊娠期间是不能采用节食减肥这一措施的，否则难以保证胎儿的营养和正常发育。

因此，这一类的待孕妈妈应在怀孕之前通过合理的营养，配合适当的体育锻炼，达到或接近理想体重，提高身体健康水平与适应能力之后方可受孕。

● 什么是女性的标准体重

女性的标准体重，一直是随着社会的物质条件与人类的生存状态而变化的。其中，还存在个体之间的差异，比如有的女性看上去很瘦，但体重并不轻；也有的看上去偏胖，但体重并不是很重。

所以这里提供一个大致的体重标准，供待孕妈妈们参考：标准体重（千克）＝身高－107.5（厘米）。若实测体重少于或超过标准体重的百分比在10%之内，还可以算是正常范围内的体重。

● 合理控制体重，待孕妈妈该怎么吃

身体营养状态相当好的人，不需要过多增加营养，但优质蛋白质、维生素、矿物质、微量元素的摄入仍不可少，只是应少进食脂肪及糖类含量较高的食物。

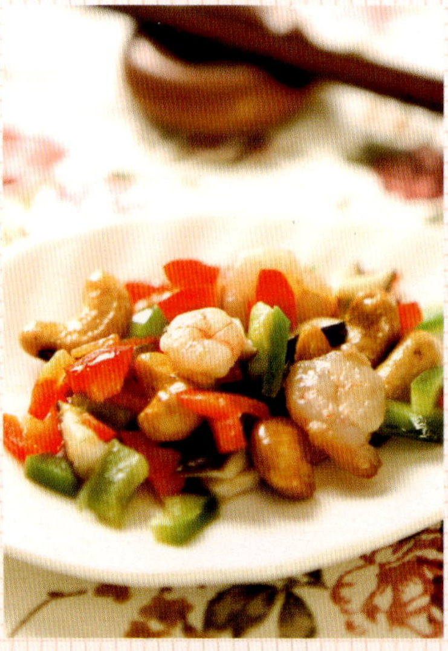

彩色虾仁

[材料]

虾仁300克，青辣椒、红辣椒各1个，香菇5朵，腰果、葱、姜、植物油各适量，盐、胡椒粉、香油各1/2小匙。

[制作]

1 将青辣椒、红辣椒去蒂洗净，去籽后切成丁；香菇洗净，切成丁；葱、姜切末。

2 炒锅烧热，加植物油，六成热时下葱末、姜末爆香，放入虾仁、辣椒丁翻炒，再加入料酒、盐、胡椒粉，最后加香菇翻炒片刻，出锅前撒入腰果，淋香油，即可食用。

第8节

第8周 孕前保持良好的生活细节

控制体重

准备要宝宝了，但你了解自己的体重吗？如果你的体重低于或高于标准体重的15%～20%，你就要注意啦！

● 标准体重计算

我国常用的标准体重计算公式为：男性标准体重（千克）＝身高（厘米）－105；女性标准体重（千克）＝身高（厘米）－107.5。若实测体重在标准体重的百分数上下10%之间为正常范围，大于10%为过重；大于20%为肥胖；小于10%为消瘦；小于20%为明显消瘦。比如你身高160厘米，那么你的标准体重为：160－107.5=52.5千克。若你的体重大于58千克就是过重了，小于47千克就偏瘦。

● 合理调整饮食

过胖或过瘦都是由于体内营养不均衡，缺乏锻炼造成的，一定要把控制体重作为计划中不可或缺的一项任务，无论过胖、过瘦都应积极进行调整，力争达到正常状态。过瘦的女性，应注意增加富含优质蛋白质和脂肪食物的摄取，多吃鸡、鸭、鱼、肉类、蛋类和大豆制品，增加自己的营养。

● 不要过度节食

体重超标的待孕妈妈不可采取节食的方式减肥。节食对身体危害极大，如果不能摄入维持身体正常运行的各种营养物质，如蛋白质、碳水化合物等，会影响身体的免疫能力。而且节食过度，会引起内分泌功能失调，导致生殖功能紊乱，严重的会影响排卵，导致不孕。因此最好根据营养师为你制定的合理的营养食谱，采用少食多餐的方法，细嚼慢咽，加上合理的锻炼，在适当调整体重的同时，为胎儿储备充足的营养。

打造舒适的居住环境

一个好的居住环境，不但有利于待孕爸妈的身心健康，同时，对胎儿的健康发育也有着积极的作用。

打造舒适的居住环境	
装修材料的选择要慎重	如果你正准备装修房子，那你一定要注意：装修材料中的有害物质，如甲醛、苯、甲苯、乙苯、氨等，无法在短时间内完全散发出去，因而会危及胎儿健康，增加先天性畸形、白血病的发病率。所以在装修时一定要注意选择有环保标志的产品，购买真正的绿色家具 刚装修完的新房，不要急于搬进去。为了确保安全，可请卫生防疫部门帮助检查装修后的房子内有害物质的含量是否超标。根据目前我国安全标准，苯不应超过2.4毫克/立方米，甲醛不应超过0.08毫克/立方米。装修好的房屋最好在有效通风换气3个月后，在室内嗅不到甲醛的异味时入住
保证空气质量	为了享有舒适安全的居室环境，一定要注意空气的流通，尽量少用空调，保持适当的温度和湿度。经常开窗换气，让新鲜空气不断流入，同时让室内的二氧化碳及时排出，减少空气中病原微生物的滋生。如果你的居室通风条件不好，应设法安装换气扇或做其他改善
卧具摆放有讲究	卧室要选择采光、通风较好的房间，床铺要放在远离窗户、相对背光的地方，因为在窗户下睡觉容易吹风着凉，从窗户照进来的太亮的光线也影响睡眠。要选棉麻织品的床单和被里，要有较好的透气性和吸湿性，必须符合卫生舒适的要求。枕头内的填充品和枕头的高低要适合，一般认为荞麦皮枕芯无论冬夏都适合，不会成为过敏原，可以大胆选用。不要忘了卧具要经常在阳光下晾晒，利用紫外线杀菌消毒
去蟑灭螨	蟑螂能携带的细菌病原体有40多种，以肠道致病菌为主，携带的寄生虫卵可达20多种，并能携带多种致病病毒和有毒的真菌，严重危害孕妈妈和胎儿的健康。螨虫的分泌物足以引起或加重过敏性哮喘、过敏性鼻炎和过敏性皮炎等变应性疾病，甚至导致死亡。60%左右成人哮喘和90%左右小儿哮喘都是以尘螨为发作诱因的。经常保持室内通风干燥，为孕妈妈和胎儿提供一个干净的生活环境

第9节

第9周 受孕与遗传

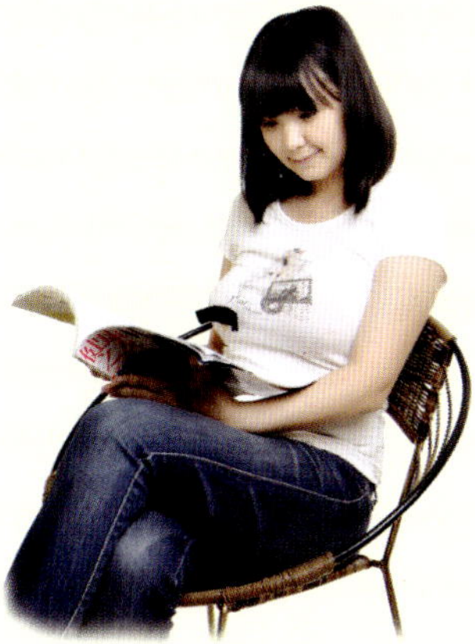

血型与遗传关系

人的血型分为A型、B型、O型和AB型4种。A型人的红细胞上有A抗原，B型者有B抗原，O型者无抗原，AB型者有A抗原和B抗原。

如果母子血型不合，可使母体产生抗体，致使胎宝宝及新生儿发生溶血症，待孕妈妈检测血型，不仅可以推出宝宝可能是什么血型，还可以避免溶血症，这也是检测血型的目的。

父母血型	子女可能血型	子女不可能血型
A*A	A，O	B，AB
A*O	A，O	B，AB
A*B	A，B，AB，O	
A*AB	A，B，AB	O
B*B	B，O	A，AB
B*O	B，O	A，AB
B*AB	A，B，AB	O
AB*O	A，B	AB，O
AB*AB	A，B，AB	O
O*O	O	A，B，AB

半数以上概率的遗传

● 肥胖

体型也属于多基因遗传。据统计，父母均瘦，宝宝也多为瘦型，仅有7%会胖；父母之一肥胖，宝宝有40%肥胖；父母都肥胖，宝宝有80%肥胖。肥胖的人往往有家族史，但环境因素对体型的影响也很大，出生后的生活条件、营养情况、运动情况、工作性质等因素均对体型均有作用。

● 鼻子

一般来说，鼻子大、高而宽呈显性遗传。双亲中有一个是鼻梁挺直的，遗传给孩子的可能性就很大。另外，鼻子的遗传基因会一直持续到成人阶段。小时候呈矮鼻梁的孩子，长到成人时期，也有变成为高鼻梁的可能。

● 青春痘

这个让少男少女耿耿于怀的容颜症，也与遗传有关。如果父母双方患过青春痘，子女的患病率将比无家族病史者高出20倍。

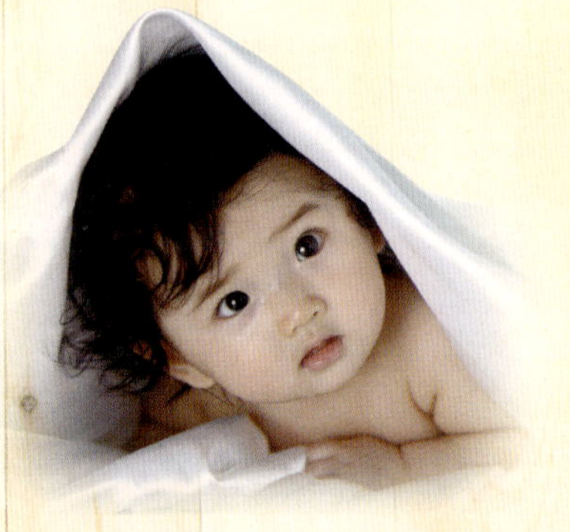

● 智商

一般来说，智力受遗传的影响是十分明显的，有人认为智力的遗传因素约占60%。如果父母的智力高，那么孩子的智力往往也高；父母智力平常，孩子智力也一般；父母智力有缺陷，孩子有可能智力发育不全。

这种遗传因素还表现在血缘关系上，如果父母同是本地人，孩子平均智商为102；而隔省结婚的父母所生的孩子智商会达到109；如果父母是表亲，则生出低智商的孩子概率会很高。

但是，不可否认，智力虽然受遗传因素影响，而后天的环境对智力也有极大的影响。后天教育、训练及营养等起决定作用。比如音乐世家对孩子自幼就有熏陶作用，但将一个音乐世家的孩子放到一个完全没有音乐的环境中去，那么这孩子也很难成为音乐家。

● 身高

身高属于多基因遗传，而且决定身高的因素35%来自爸爸，35%来自妈妈，其余30%则与营养和运动有关。假若父母双方个子都不高，那只剩30%的后天身高因素，也决定了你力求长个的尝试不会有很明显的效果。

接近百分之百的遗传

● 肤色

肤色的遗传往往让人别无选择。它总是遵循“相乘后再平均”的自然法则，给你打着父母“中和”色的烙印。比如，父母皮肤较黑，绝不会有白嫩肌肤的子女；若一方白、一方黑，那么，在胚胎时“平均”后便给子女一个不白不黑的“中性”肤色。

● 耳朵

耳朵的形状也是遗传的。而且大耳朵是显性遗传，小耳朵则为隐性遗传。父母中只要有一方为大耳朵，孩子就极有可能也长一对大耳朵。

● 秃顶

秃顶是遗传的，而且在男性身上为显性遗传，在女性身上为隐性遗传。

如果爸爸是秃顶，外祖父也是秃顶，男孩秃顶发生率大概是100%；如果爸爸不是秃顶，外祖父少秃顶，男孩有25%的可能会秃顶；如果爸爸不是秃顶，外祖父满头浓发，那孩子秃顶的可能性几乎为零。

● 下颚

下颚为显性遗传，有半数以上的遗传概率，子女们常毫无例外地长着酷似的下巴。比如即使父母任何一方有突出的大下巴，孩子要想长个小下巴是很难的。

● 双眼皮

眼睛的形状遗传自父母，而且大眼睛相对小眼睛而言是显性遗传，只要父母双方有一个是大眼睛，生大眼睛孩子的可能性就会大一些。一般来说，单眼皮与双眼皮的男女结婚，孩子极有可能是双眼皮。但如果父母双方都是单眼皮，在一般情况下，孩子也会是单眼皮。

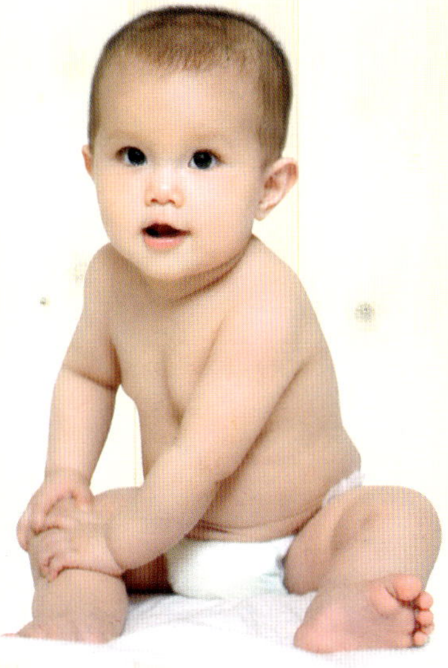

第10节

第10周 排卵期的计算方法

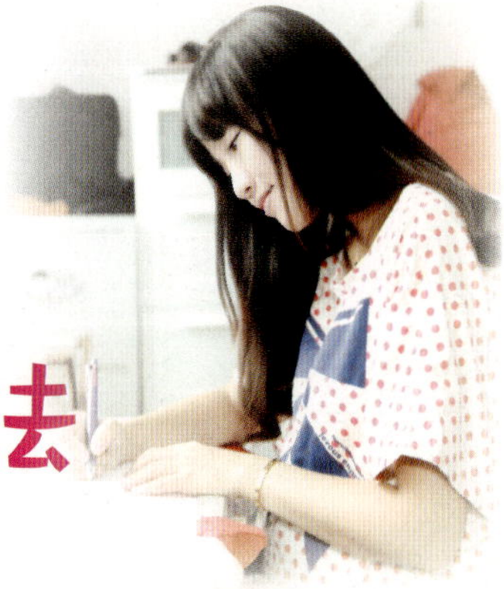

排卵试纸检测法

女性尿液中的促黄体生成激素会在排卵前24小时左右出现高峰值，而排卵试纸，就是通过测定这种峰值水平来确定排卵日期，待孕妈妈不妨去买张排卵试纸来测定自己的排卵期。

经期推算法

如果你是月经周期非常规律的女性，就可以利用经期推算自己的排卵周期。从月经来潮的第一天算起，下次月经来潮的14±2天就是排卵期。不过，由于女性的月经周期有时会随外界因素而变化，或者你本身月经就不规律，此时这种方法就会显得不够准确。

宫颈黏液观察法

到了排卵前1～2天，宫颈黏液分泌相对增多，可以看见少许乳白色的黏液，而且像鸡蛋清一样清澈、透明，用手指尖触摸能拉出很长的丝，阴道也变得越来越湿润。出现这样的白带表示马上要排卵了，一般持续3～5天。

体温测量法

这种测量法效果也比较明显，但操作时间长，需要每天早上起床后测量体温。月经期和月经后的7天内是持续的低温期，中途过渡到高温期后，再返回低温期，然后下次月经开始。中途的高温期就是排卵日。

B超监测排卵

一般在月经周期第10天开始去医院进行监测，通过B超观察卵泡直径的变化，连续监测可见在排卵前卵泡不断长大，从而推测排卵日期，当最大的卵泡消失时，提示发生排卵。

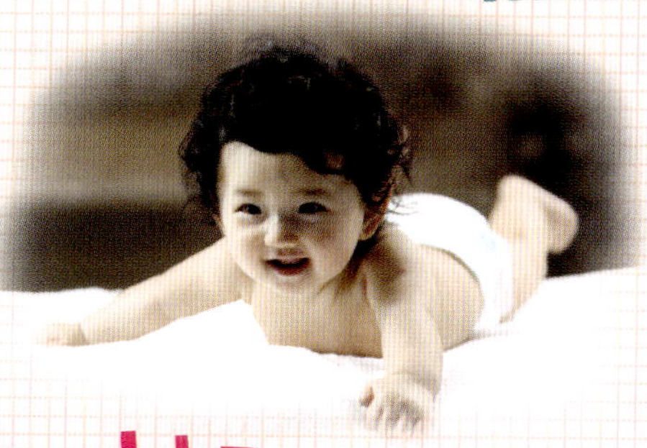

第11节

第11周 选择适宜的受孕时机

人体生理节律低潮时

人体处于生理节律低潮期时，身体易疲倦，情绪不稳，注意力难以集中，身体抵抗力下降。受孕时，如果夫妻一方处于高潮，另一方处于低潮，易生出健康和智力情况一般的宝宝；如果夫妻双方都处于低潮期或低潮与高潮期临界，易生出体弱、智力有问题的宝宝。

受孕后不重视做母血筛查

卵子随着年龄的增长而老化，特别是在35岁后老化加速，加之易受到病毒感染及放射线、噪声、微波辐射，以及环境污染和有害物质的影响而受损，形成畸形受精卵的概率大为增加。

受孕时未让妻子达到性高潮

性高潮会使精子在阴道中的运动能力增强，同时便于精液贮存于阴道内，还会促使闭锁的子宫颈口松弛张开，易于精子进入，使更多强壮而优秀的精子与卵子有结合的机会，形成优良的受精卵。

在性生活后阴道出血时受孕

此时受孕，孕早期有可能引起流产或畸胎，孕中期有可能导致胎膜早破、胎盘早剥，直接引起胎宝宝感染。

选择最舒适的季节

3～4月正是春暖花开的季节，春季气候温和适宜，风疹病毒感染和呼吸道传染病较少流行。孕妈妈的饮食起居易于调适，此时怀孕可以使胎宝宝在最初阶段有一个安全的发育环境，也有助于防止畸形胎儿的产生。另外，春季日照充足，有利于胎宝宝骨骼的生长和发育，还能促进人体的血液循环，起到杀菌消毒的作用。

9～10月份秋高气爽，气候温暖舒适，睡眠、食欲不受影响，而且秋季水果较多，此时怀孕有利于孕妈妈补充营养和胎宝宝大脑发育。预产期又是春末夏初，气候温和，有利于产后新妈妈的身体恢复和乳汁分泌。另外，进入冬季，宝宝逐渐长大，可避开肠道传染病等多种疾病的流行高峰期。

第12节

第12周 轻松受孕有诀窍

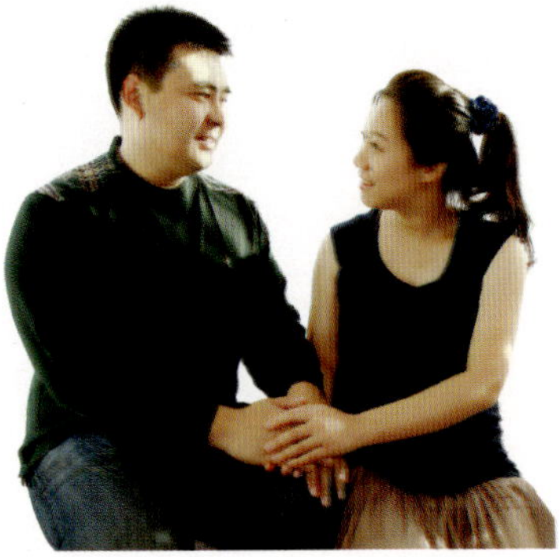

传承传统体位

现在生活追求变化，连最私密的性爱也不例外。其实在讲究刺激享受的同时，采用传统的男上女下的姿势，对怀上健康的宝宝更有利。科学证明，这种姿势使阴茎插入最深，因此能使精子比较接近子宫颈，对受孕最为有利。如果要加强效果，女性可以用枕头把臀部垫高，使子宫颈最大限度地接触精子。不过值得注意的是，有些女性子宫呈后倾后屈式，会影响精子进入子宫而导致不育，这时性生活采用后位式反而会提高受孕的概率。

保持爱的愉悦

受孕时的心理状态与优生有着密切关系。当人体处于良好的精神状态时，精力、体力、智力、性功能都处于高潮，精子和卵子的质量也高。性生活时没有忧郁和烦恼，夫妻双方精神愉快、心情舒畅，此时受精，易于着床受孕，胎儿的素质也好。同时，做丈夫的要重视妻子的感受并使妻子达到性高潮，这对于得到一个健康聪明的宝宝至关重要。

性生活后不宜马上洗澡

性生活后，待孕妈妈可能会想马上洗澡。如果想提高怀孕概率，建议还是在床上抬高双腿多躺一会儿，这样不但可以防止精液外流，还可以借助地球引力的力量帮助精子游动，提高受孕概率。

第二章

孕1月

恭喜你！怀孕了

孕1月计划一览表

月计划	执行方案	备 注
继续加强营养	摄入高质量的蛋白类食品、含叶酸的水果和蔬菜	正常的运动和休息也是必要的
怀孕早发现	继续观察基础体温及身体出现的异常反应	
远离危害	远离电磁污染，听音响、看电视时要保持一定的距离。尽量少用电脑、微波炉、手机等	
了解怀孕情况	阅读有关孕期保健和育儿的书籍或与新妈妈交流，以便于随时了解宝宝的发育情况	
补充营养	注意均衡饮食，保证充足的蛋白质、多种维生素、钙、铁等营养素的供给	
保持好心情欢迎宝宝	怀孕期间夫妻双方都要保持心情舒畅	

孕1月

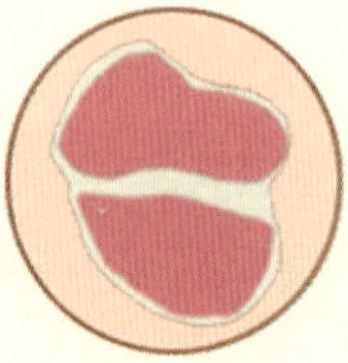

致畸物常作用的部位：
中枢神经系统、心脏

第1节

孕1周 开启10月孕程

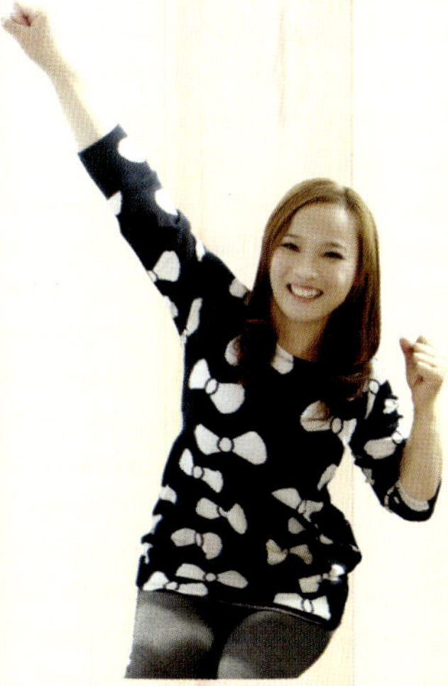

孕妈妈和胎宝宝的变化

01周

孕妈妈

子宫是女性生殖器官的一部分，孕育生命从子宫开始，子宫被称为宝宝的摇篮。当受精卵经过输卵管着床于子宫后，小小的生命就将在女性子宫内开始漫长地成长。待孕妈妈在此时还没有受孕，但如果观测基础体温，则会发现仍保持排卵期的较高温度而没有降低。

胎宝宝

当精子进入卵子时，通常在其中一条输卵管的上方，受精就发生了。受精的那一刻，胎儿的性别就已经确定。在4天的输卵管之旅中，细胞每天都通过分裂增加一倍，所以当这一组即将形成胎儿的细胞群到达子宫时，它已经至少有16个细胞大了。

培养最优质的精子

精子从产生到成熟大约需要3个月的时间，所以准爸爸至少要提前3个月保证精子的优质生长，为了宝宝能够健康、优秀，准爸爸，坚持一下吧！

● 补益精子，“小蝌蚪”活力十足

保证精子的质量，男性要尽量避免接触高温环境，如蒸汽浴室、汗蒸房，不将笔记本电脑放在膝盖上，不将手机放在裤子兜里；不穿紧身裤子，不长时间骑自行车。男性的体重也不能过重，太胖会增加腹股沟的温度，不利于精子的存活。

体重指数(BMI)=体重（kg）/身高的平方（m^2）	
正常范围	18.5≤BMI<24
体重过重	24≤BMI<27
轻度肥胖	27≤BMI<30
中度肥胖	30≤BMI<35
重度肥胖	BMI≥35

● 注重合理饮食

锌元素可以增加精子的活力，对精子的成熟和活动具有促进作用。可以通过食物摄取锌元素，如瘦肉、动物肝、蛋、乳制品、花生、芝麻、紫菜、海带、虾、海鱼、红小豆、荔枝、栗子、瓜子、杏仁、芹菜、番茄等。

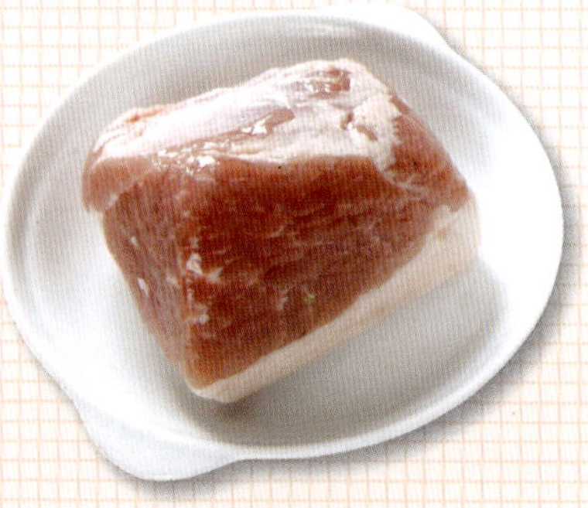

小贴士

精神压力过大不利于精子的成长，当准爸爸感觉精神压力大的时候，可以做一些能够使自己放松的事情，如散步、听音乐、读书等。需要注意的是，受孕之前，夫妻性生活不可以过度，准爸爸需要节制性欲，也不要频繁手淫。

培养最优质的卵子

卵子生活在每个女性的身体中，看不见，摸不着，也感觉不到。但是不可小觑它在受孕中所起到的巨大作用。

● 补益卵子，营养膳食

卵子的质量与女性的身体和精神状态有着密切的关系。女性如果月经正常、身体健康、体重适当、心情愉悦，卵子就会拥有一个良好的环境，质量也会相对较高。

另外，合理的营养膳食对提高卵子的质量也有助益。在日常饮食中增加蛋白质、脂肪的摄入量，并多吃一些富含维生素的食物。

食　物	作　用
黑　豆	可以补充雌激素，帮助子宫内膜和卵泡生长。将若干黑豆用清水浸泡12小时左右，然后煮至熟透，可少放一点盐。从月经结束后第一天起，每天吃4～7颗，连吃6天。排卵期停止食用
枸杞子、红枣	可以促进卵泡的发育。直接用枸杞子、红枣冲水，每天食用枸杞10粒、红枣3～5个

● 放松心情，愉快受孕

人在心情放松的情况下，体力、精神都处于较好的状态，性功能也不例外，所以一定要保持愉悦的心情，因为甜蜜的夫妻关系永远是孕育健康宝宝最重要的基础。在同房的时候，可以精心布置一下房间，点一盏温馨的香薰灯，听一听悠扬的音乐，都是可以放松心情的。

小贴士

经过长时间备孕却还没有怀孕的女性精神容易紧张，因此，在进行性生活时，丈夫可以增加前戏时间，给妻子讲一个小笑话，唱一首柔情的歌曲，以减轻妻子的压力。千万不要抱怨，不要提出生男孩或生女孩的要求。

第2节

孕2周 预约一个优质宝宝

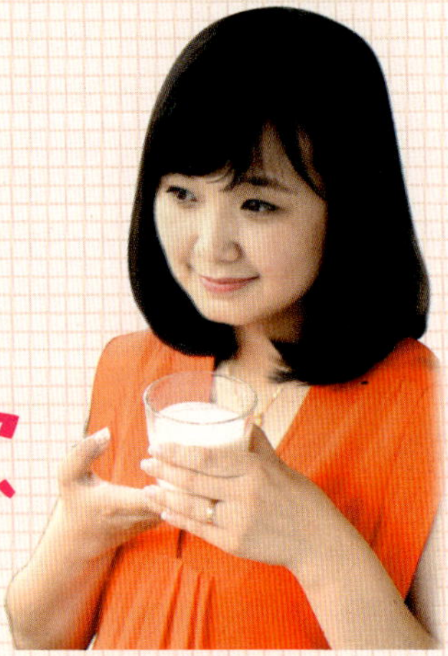

孕妈妈和胎宝宝的变化

02周

孕妈妈

待孕妈妈在怀孕第二周时，往往还不知道自己已经怀孕了。按照女性的生殖周期，子宫每个月都有月经周期，为受孕做准备，月经来潮的第一天就是月经周期的第一天。由于排卵通常发生在下次月经来潮前的第14天，所以两周后如果月经没有按时来，说明你已经怀孕两周了。

胎宝宝

精子和卵子结合，形成了受精卵。当细胞数目达到150个左右时，即产生分裂；到了受精后5～6日时即分为内胚叶、中胚叶、外胚叶等三个细胞群。另外，营养膜即将在胎盘与胎儿之间形成脐带，以母体摄取酸素和营养。

决定怀孕的瞬间

怀孕并不是从精子和卵子相遇开始的，而是从生成具有怀孕能力的卵子和精子的瞬间开始的。所以，怀孕期以40周计算，将准备产生新卵子的这一周视为怀孕第一周。

因此，待孕妈妈们从末次月经开始，应随时检查是否怀孕。待孕妈妈要精确计算自己的排卵日，最好在排卵日当天跟丈夫结合，而且在结合前的1～2周内，准爸爸应该禁欲。

全面加速进补营养

膳食营养的关键是全面补充营养，合理搭配膳食，避免营养不良或营养过剩。虽然在怀孕的第一周精子和卵子还没有真正结合在一起，但在饮食上也不能马虎大意，一定要遵循全面平衡饮食的原则。

● 蛋白质不可少

受孕前后，如果碳水化合物、脂肪供给不足，孕妈妈会一直处于饥饿状态，可能会导致胚胎大脑发育异常，影响胎宝宝的智商。孕妈妈应尽量选择易消化吸收、利用率高的蛋白质，如鱼类、乳类、蛋类、肉类和豆制品，每天应保证摄取150克以上的主食。

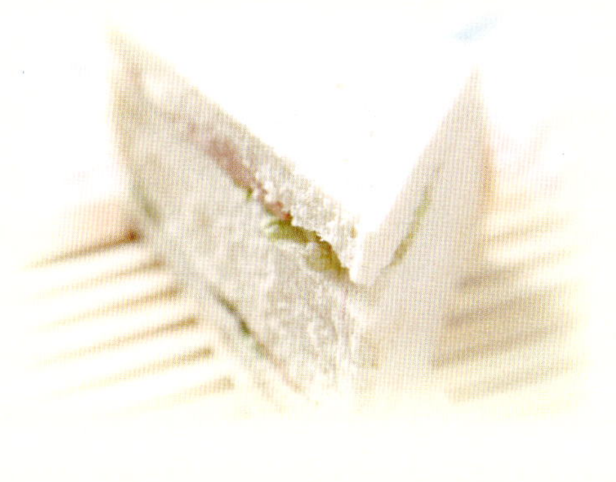

● 平衡合理的营养

食物品种应当复杂一些，注意荤素搭配、粗细结合、饥饱适度，不偏食、不挑食、不忌口，并根据个人活动量、体质及孕前体重决定摄入量和饮食重点，养成好的膳食习惯。

● 继续补充叶酸

叶酸是怀孕初期非常重要的营养成分。孕妈妈摄入叶酸不足时，容易发生贫血。怀孕期间多食叶酸，可以防治怀孕初期出现的胎宝宝神经缺损。因此，应从怀孕前开始摄取叶酸，且因叶酸在人体内的停留时间有限，所以应该每天摄取。

叶酸含量丰富的食物包括：各种水果、大豆、黄绿色蔬菜、五谷杂粮等。饮食营养均衡的情况下就可以摄取充分的叶酸。在摄取不足时，可以服用补充叶酸的保健食品或孕妈妈专用维生素。

世界卫生组织推荐孕妈妈每日叶酸的摄入量为0.4毫克，孕中期、孕晚期，每天补充0.4～0.8毫克。叶酸不宜摄入过多，一旦过量摄入，可影响体内锌的吸收，因此，在补充叶酸的同时，要注意补充锌元素。

第3节

孕3周 小种子“安家”了

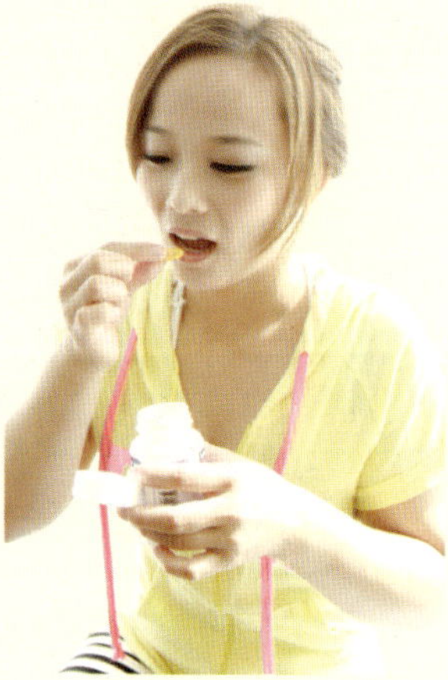

孕妈妈和胎宝宝的变化

03周

孕妈妈

到了这周，待孕妈妈才算是真正怀孕，受精卵已经进入子宫开始发育，在转移到子宫的过程中，有时会有轻微的流血现象，这是正常的。

本周待孕妈妈会出现类似感冒的症状，全身乏力的同时持续低热。

胎宝宝

受精卵从输卵管进入子宫，同时进行细胞分裂，在到达子宫时分裂为16个细胞，经过6次细胞分裂变成64个细胞。受精卵在受精4～5天后到达子宫，但它并不能马上着床于子宫壁上，而是在子宫内游荡3天，充分做好着床前的准备。

当受精卵在子宫内准备着床时，子宫壁为了迎接受精卵的到来，会变得柔软而厚实。

受精卵着床期的注意事项

受精卵经过3～4天的运动到达子宫腔，在这个过程中由一个细胞分裂成多个细胞，并成为一个实心细胞团，称为桑胚体。

1.不要任意服用药物，着床期间任意服用药物，有可能导致胎儿畸形。因此，着床期间若出现身体不适，应该立即去医院就诊，找出病因。

2.不可过度劳累，多休息，睡眠要充足，并应控制性生活，以免造成意外流产。

3.戒烟酒。着床期间饮酒，会延缓胎儿的发育，减轻胎儿出生时的体重；着床期间吸烟会导致胎儿畸形的发生，增加胎儿死亡率。因此，着床期间应该戒烟酒。

微量元素要跟上

孕前一直坚持补充叶酸的孕妈妈，此时也不要忘记补充多种微量元素。因为锌、铜等微量元素也参与中枢神经的发育。锌元素虽然在体内含量较少，但作用不容忽视。

● 补锌是重点

孕早期是胚胎形成、器官分化、初具人形的关键时期，如果母体内锌含量不足，会影响胚胎的发育和形成，有可能引发畸形胎。锌对孕妈妈本人的健康也十分重要，当孕妈妈缺锌时，会引起味觉减退、食欲不佳，从而影响各种营养物质的摄入，导致整个孕期营养不良。

孕妈妈可以从食物中摄取所需的锌，动物性食物含锌量较丰富，如动物肝脏、肉类、海产品。需要注意的是，如果孕妈妈由于锌需要量增加，或者妊娠反应导致营养物质的丢失等因素，以及膳食中的锌不能满足孕妈妈的需要时，应遵循医嘱服用锌制剂。

● 钙与维生素D同时补充

大多数人处于钙储存水平较低或缺钙的状态，尤其是那些经常在室内工作，缺乏日光照射的女性更容易出现这种情况。含钙量高的食物包括乳制品、深绿色蔬菜、蛋黄、海藻、芝麻、西瓜等，对于有足量乳类饮食摄入的孕妈妈，一般不需要额外补给钙剂。对于不常吃动物性食物和乳制品的孕妈妈，应根据需要补充钙剂。补钙的同时，还需注意补充维生素D，以保证钙可以得到充分吸收和利用。

● 不要忽略叶酸

孕前到孕早期期间，建议孕妈妈每天坚持补充至少0.4毫克的叶酸。进入孕中期、孕晚期之后，可以每天补充0.4～0.8毫克叶酸。需要注意的是，叶酸摄入量不宜过多，过量摄入叶酸（每天超过1毫克），可影响体内锌元素的吸收，反而会影响胎宝宝的发育。最好在医生的指导下选择、服用叶酸补充制剂。

第4节

第4周 测出怀孕

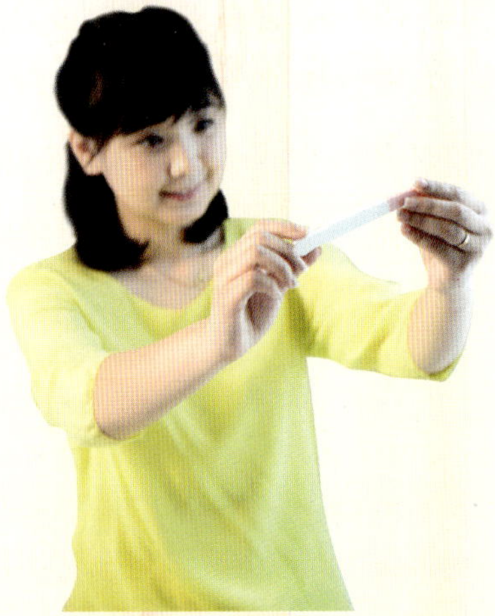

孕妈妈和胎宝宝的变化

04周

孕妈妈

你怀孕了！尽管试纸上显示的结果还很轻微，但此时胚芽已在你的子宫里着床了。现在子宫内膜受到卵巢分泌的激素影响，变得肥厚、松软，且富有营养，血管轻轻扩张，水分充足。受精卵不断分裂，移入子宫腔后形成一个实心细胞团，称为“桑胚体”，这时的受精卵就叫胚泡。当胚泡外周的透明带消失后，它会与子宫内膜接触并埋于子宫内膜里，这就是“着床”。

胎宝宝

胚胎在短短一周的时间里，体积增长10倍，心脏开始形成，胎儿的头部有了一个雏形，此时会出现一个小尾巴，将来会发育成骶骨和尾骨。脑、脊髓等神经系统及血液等循环器官的原型几乎都已出现。从第4周开始，出现了心脏的原基，虽然还不具有心脏的外形，但已在身体内轻轻地跳动。现在的胚胎已经一个活生生的小生命了。

不要忽视这些怀孕征兆

在你怀疑自己怀孕时，你的身体会自动验证是否正确。看看我们的身体是如何告诉我们已经怀孕了。但这些早期的征兆因人而异。

● 月经没来

这是最明显的征兆，但有些与怀孕无关的原因也会导致月经不规律，比如紧张、疾病、体重波动较大。

● 疲倦

不再有足够的精力应付习以为常的活动。典型的表现就是下班后或在上班的时候，你最想做的事就是睡觉。

● 盆腔和腹腔不适

腹部可能会出现微胀等不舒服感。下腹到盆腔都感到不舒服，但如果你只是一侧剧痛，就必须在产检时请医生仔细检查。

● 阴道微量出血

胚胎着床时可能会造成轻微出血，多数女性常常会误以为是月经来了。

● 情绪不稳

怀孕早期大量的孕激素使孕妇的情绪波动大，有时会情不自禁地流泪。

● 恶心和呕吐

恶心、呕吐可能会误以为是感冒，有的孕妈妈在怀孕3周后就感到恶心，大多数会在怀孕5～6周时才感到恶心。这种现象被称为“早孕反应”，在一天的任何时间都可发生，有的是轻微作呕，有的是一整天都会干呕或呕吐。早孕反应会在怀孕14～16周后自行消失。

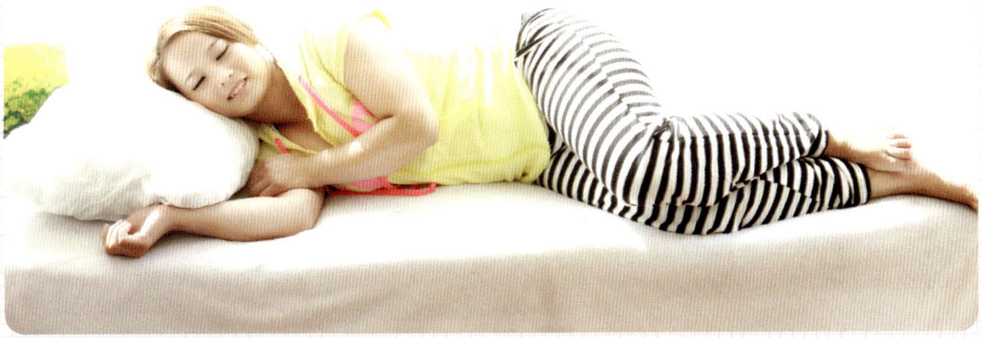

多久能用早孕试纸验孕

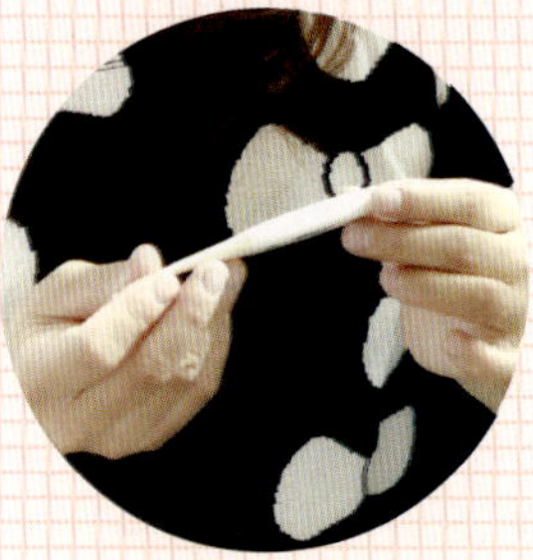

一般排卵是在月经周期的第14天左右，假设此时受精成功了，那么受精卵要产生绒毛膜促性腺激素，最快需要六七天，所以，若受精成功，在性生活后的10多天（月经前一周）即可测试。比较常见的情况是在月经超过7天后检测，怀孕时间越久，检测线就越明显。

如何使用早孕试纸

1.检测时注意尿液浸没试纸的长度。有时候尿液浸没检测试纸的长度过长可能使测试结果难以判断。

2.应掌握好测定时间。绒毛膜促性腺激素一般在受精卵着床几天后才会出现在尿液中，而且要达到一定量才能被检出。

3.如果你对测试结果拿不准，最好咨询医生，在医生的指导下完成测试。即使出现测试结果呈阳性但很不明显，你也该假设自己怀孕了，要去医院检查一下。

小贴士

使用早孕试纸时要注意

要特别注意包装盒上的生产日期，不要使用过期的早孕测试纸，以免影响准确性；为了降低早早孕测试纸不准确的概率，操作之前要仔细阅读早孕测试纸使用说明，然后再对照要求去做，不可简化程序；自测结果是阴性时，1周之后如月经仍未来潮，应该复查1次或及时就医。

试纸确认后，还要做B超检查

即使早孕试纸显示已怀孕了，建议孕妈妈也要在怀孕35天时去医院接受B超检查，以确定怀孕状态是否正常并推算预产期。另外，B超检查还能确定胚胎个数，排除异常妊娠。

怀孕7周以上时，利用B超检查能确认胎囊状态，如果B超检查中发现子宫体积变大，同时子宫内壁变厚，就能确认你怀孕了。

自我预测预产期

● 月经规律者预产期的算法

末次月经月份减3或加9（月份小于3时），日数加7。例如末次月经为2010年3月10日，月数加9，日数加7，预产期为2010年12月17日。用农历计算，则月份减3或加9，日数加15。若月经周期为25天，预产期则在原有天数上相应减5；若月经周期为40天，则预产期应在原有天数上加10。

● 根据基础体温曲线计算

将基础体温曲线的低温段最后一天作为排卵日，从排卵日向后推算264～268天，或者加38周。

● 忘了末次月经如何推算预产期

由胎动开始计算

感觉胎儿在体内（子宫）活动，称为“自觉胎动”。初次感觉胎动，一般是在怀孕19～20周（第5个月），因此加22周（即5个月又4天）才是预产期。

自觉胎动时间往往因人而异，所以这种算法并不精确。

以孕吐计算

大部分孕妇从第4周开始会有孕吐现象。在孕吐开始时，加250天即为预产期。但孕吐开始时间也会因人而异，并不能算准确的方法。

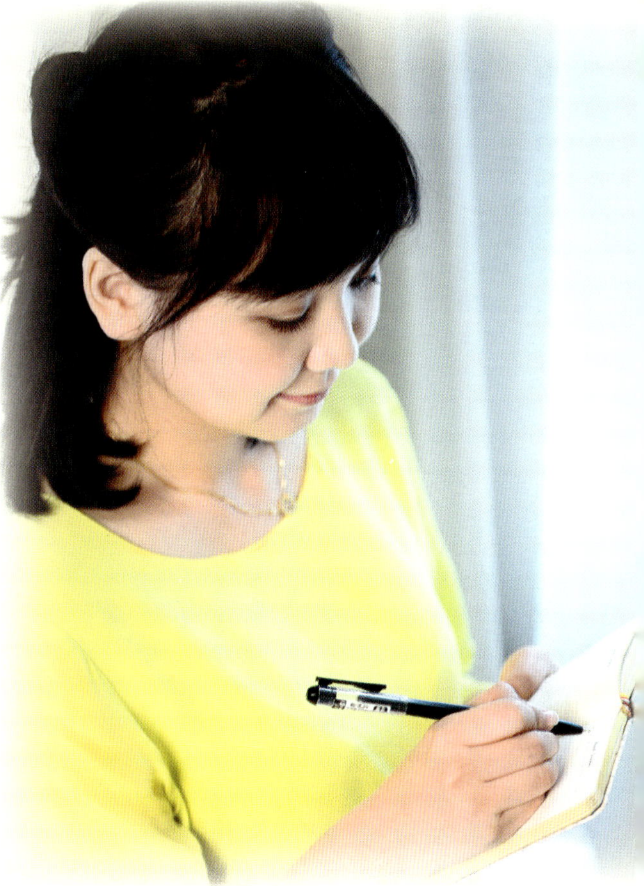

按孕早期妇科检查时子宫大小来推算

按B超检查结果来推算

月经不规律或忘记末次月经日期的女性，可以去医院咨询专业医师来计算预产期。医生做B超时，通过测胎头双顶径间、头臀长度及股骨长度，即可估算出胎龄，并推算出预产期。

第5节

孕1月饮食营养

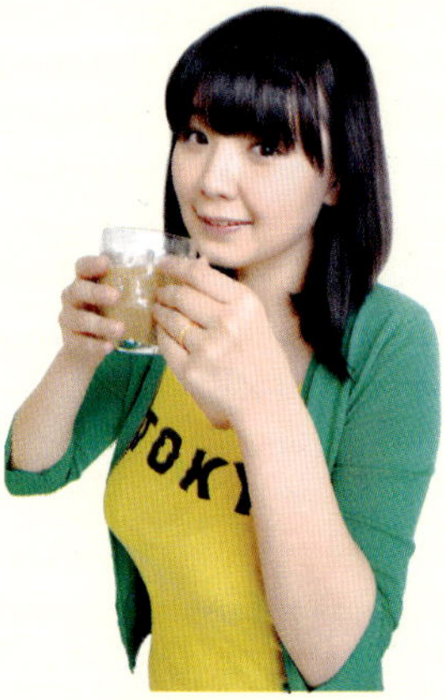

本月需要重点补充的营养

● 叶酸等维生素

胎儿神经管发育的关键时期在怀孕初期第17～30天。此时，如果叶酸摄入不足，可能引起胎儿神经系统发育异常。补充一定量的叶酸可以防止胎儿神经管畸形、唇腭裂等。维生素C可以帮助准妈妈吸收钙和铁。B族维生素有营养神经的作用。

补充叶酸的同时，要加强多种微量元素的摄取。比如微量元素锌、铜等都参与中枢神经系统的发育，可以适当吃一些香蕉、动物内脏。此外，瓜子、松子等坚果类食品，也都富含锌元素。

● 蛋白质

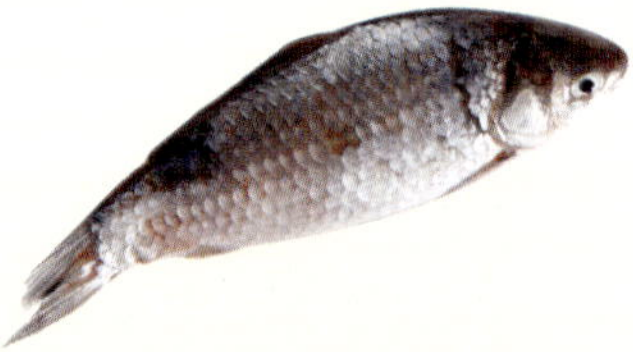

对于怀孕1个月的孕妈妈来说，本月蛋白质的供给不仅要充足还要优质，每天应摄取蛋白质60～80克，其中应包含来自鱼、肉、蛋、奶、豆制品等的优质蛋白质40～60克，以保证受精卵的正常发育。

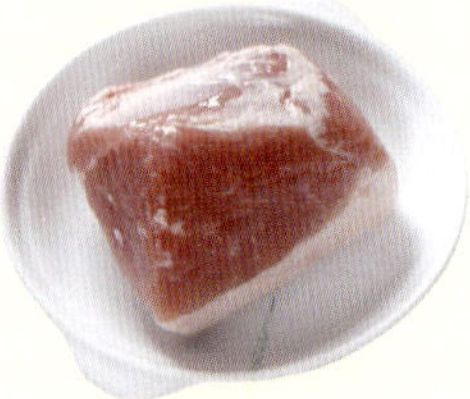

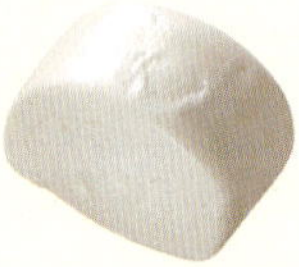

● 碳水化合物和脂肪

受孕前后，如果碳水化合物和脂肪摄入不足，可能导致胎儿大脑发育异常，出生后智商下降。因此，怀孕1个月时应保证每天摄入150克以上的碳水化合物。母体和胎儿需要的脂肪酸来自食物中的脂肪，特别在植物油中含量较高。

吃什么 怎么吃

● 主食

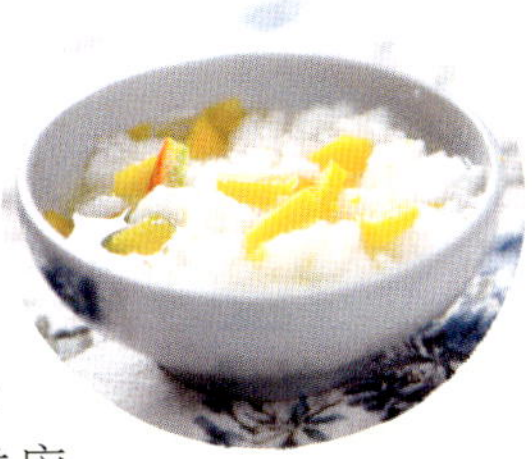

米、面不要过分精白，尽量采用中等加工程度的米面。主食不要太单一，米面、杂粮、干豆类应掺杂食用，粗细搭配，有利于获得全面营养和提高食物中蛋白质的营养价值。

● 蛋奶

鸡蛋中含有丰富的钙、铁、维生素B_1和维生素B_2，是孕妈妈比较理想的食物。奶类蛋白质的主要成分酪蛋白为含磷复合蛋白质，具有足够的必需氨基酸，也是一种完全蛋白质。奶中脂肪颗粒细小，易于消化吸收；尤其是奶含钙丰富，易吸收，是膳食中钙的良好食物来源，更适宜为孕妈妈补充钙。

● 动物性食品

尽量选择蛋白质含量高、脂肪含量低的品种。禽肉脂肪含量低，肉质细腻，蛋白质含量丰富，适合孕妈妈食用。鱼类肌肉纤维细嫩，蛋白质含量丰富，脂肪以不饱和脂肪酸为主，尤其深海鱼类脂肪中有丰富的二十二碳六烯酸（DHA），对胎儿脑和神经发育有益，孕妈妈应多食鱼类。

● 蔬菜、水果

应多选用绿叶蔬菜或其他有色蔬菜。孕妈妈膳食中2/3的蔬菜应为绿叶蔬菜。鲜豆类如豇豆、毛豆、四季豆等蛋白质含量丰富，并且其中所含的铁吸收率较高，也可选用。对竹笋一类无色、价高，且含草酸高的蔬菜应尽量少食或不食。

选择应季水果，价格实惠营养又能保证。例如，柑橘、枣及含抗坏血酸丰富的水果。

不宜吃的食物

甲　鱼	虽然它具有滋阴益肾的功效，但是甲鱼性味咸寒，有着较强的通血络、散瘀块作用，因而有一定堕胎之弊，尤其是鳖甲的堕胎之力比鳖肉更强
薏　米	薏米是一种药食同源之物，中医认为其质滑利。药理实验证明，薏米对子宫平滑肌有兴奋作用，可促使子宫收缩，因而有诱发流产的可能
螃　蟹	味道鲜美，但其性寒凉，有活血化瘀之功效，故对孕妈妈不利，尤其是蟹爪，有明显的堕胎作用
桂圆、荔枝	极易助火，动胎动血，甚至引发流产

孕1月营养食谱

什锦菠菜

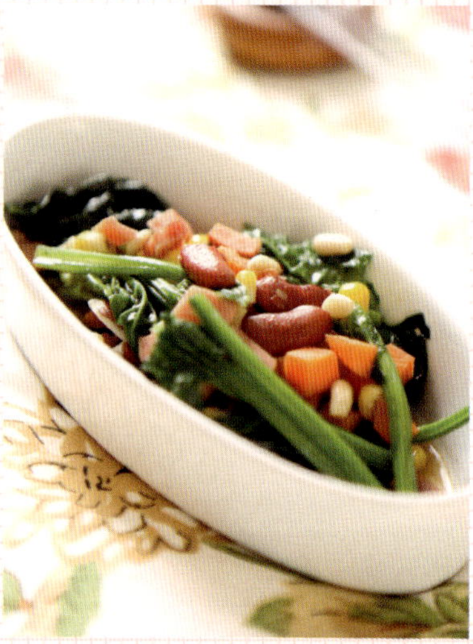

[材料]

菠菜300克，玉米粒、火腿、胡萝卜、腰豆、松子仁各适量，姜末少许，盐1小匙，水淀粉、植物油各1大匙。

[制作]

1 将菠菜洗净，切段，在沸水中焯一下，捞出装盘；腰豆煮熟；火腿、胡萝卜切丁。

2 炒锅烧热，加植物油，六成热时下姜末爆香，下入火腿丁、胡萝卜丁、玉米粒、松子仁、腰豆翻炒，炒熟后加盐，出锅前用水淀粉勾芡，浇在菠菜上，即可。

红烧豆腐

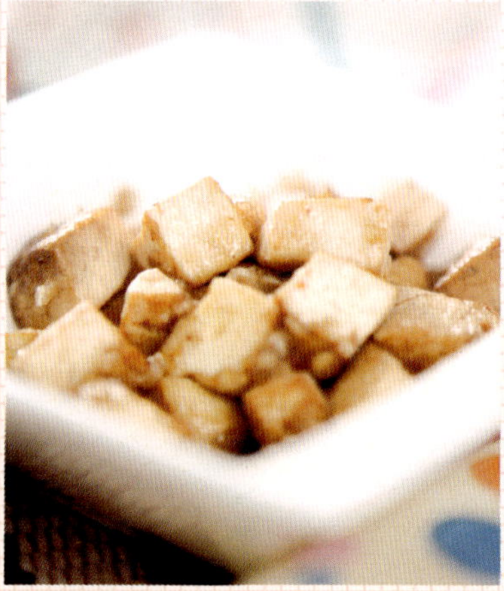

[材料]

豆腐300克，葱、姜共20克，水淀粉、酱油、花椒、盐、味精、植物油各适量。

[制作]

1 将豆腐切成小块，放入油锅内炸至金黄色；葱切段，姜切丝。

2 锅内倒植物油烧热，放入葱段、姜丝炝锅，再加入酱油、盐，把豆腐块倒入锅内炖20分钟，用水淀粉勾芡，出锅盛盘。

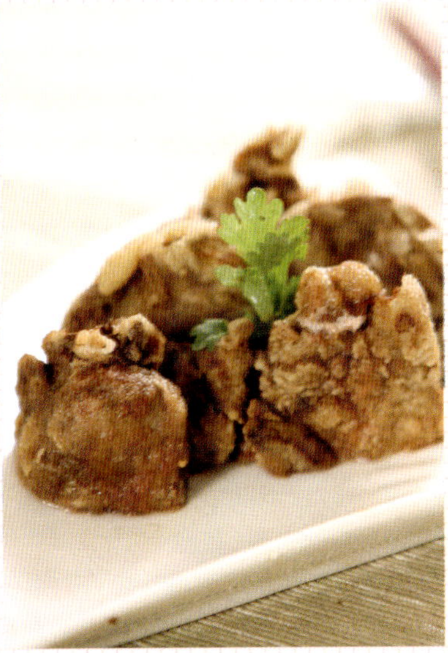

酥炸鸡肝

[材料]

鸡肝300克，蛋黄2个，淀粉、盐、姜汁、料酒、生抽、香油、生粉、植物油各适量。

[制作]

1 蛋黄、淀粉拌匀成蛋浆。

2 鸡肝切去油脂，洗净，沥干水分，切为小块，加入盐、姜汁、生抽、香油、料酒，拌匀腌30分钟，然后蘸上蛋浆，再蘸生粉。

3 锅置火上，放入植物油，烧热，将准备好的鸡肝放入油锅中炸两分钟盛起，再放入油中炸脆上碟。

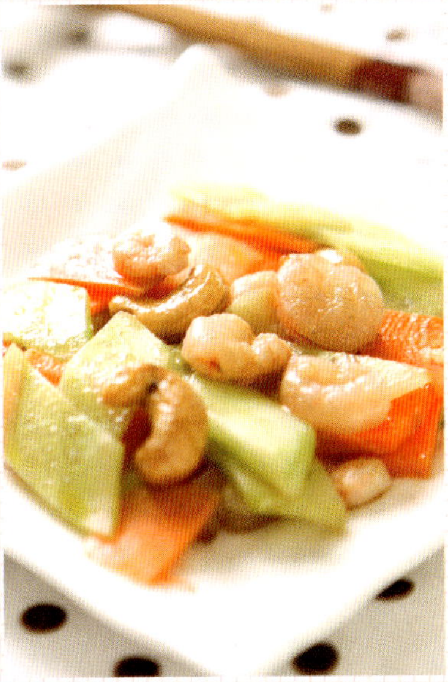

青瓜炒虾仁

[材料]

黄瓜250克，腰果50克，虾仁150克，胡萝卜1根，葱花适量，盐1小匙，植物油1大匙。

[制作]

1 黄瓜洗净，去皮，切成片；胡萝卜洗净，切成同黄瓜片大小相仿的片；虾仁用沸水焯一下，捞出控水。

2 炒锅烧热，加植物油，六成热时将腰果下入锅中炸熟，捞出沥油。

2 锅中油至八成热时，放葱花爆香，倒入黄瓜片、胡萝卜片、腰果、虾仁翻炒均匀，最后加盐调味，即可食用。

第6节

孕1月保健要点

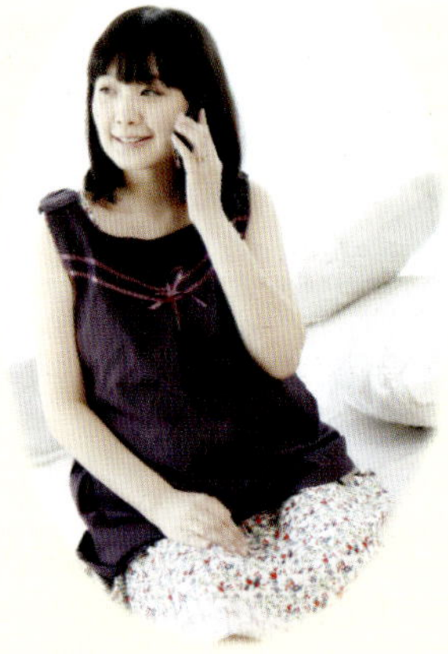

建立良好的生活方式

● 远离影响怀孕的化妆品

孕前1个月时，孕妈妈把美容品、化妆品暂时放在一边，留下简单的护肤品。尽量避免使用祛斑霜、粉底霜等化妆品，因为这类化妆品中铅、汞含量较多，同时也含有大量的重金属，孕前进入母体后，会对日后的胎宝宝造成一定的危害。染发剂也会引起细胞染色体的畸变，从而诱发皮肤癌、乳腺癌和胎宝宝畸形。化学冷烫精也会影响孕妈妈体内胎宝宝正常的生长发育。

● 避免与宠物接触

孕妈妈已经怀孕了，如果家里有猫、狗，要尽量避免孕妈妈与宠物接触。主要原因是要避免弓形体感染，这种感染可致流产、畸胎。建议将宠物用具全部移除，家中消毒。

● 控制工作强度

孕妈妈每天站立时间不应超过3小时；在工厂里操作机器，应避免操控剧烈震动或需要用力的机器；避免强度较大的体力劳动，如提重物，推、拖或清洗物品等；避免重复单调的工作，如流水线工作；避免在噪声或高温等环境中工作。如果需要整天在电脑前工作，可以适当站起来活动一下，做脖颈、手臂、肩膀及下肢的运动。

● 睡眠充足

人在睡眠时，体内会产生一种被称为胞壁酸的睡眠因子，可促使白细胞增多、巨噬细胞活跃、肝脏功能增强，从而将侵入体内的细菌及病毒消灭。孕期需要比平常更多的睡眠时间，每天保证8～10小时的睡眠。最好在晚上9点多入睡，睡前饮一杯热牛奶，睡前4～6个小时内避免情绪兴奋。最好每天中午再睡1～2个小时。

● 禁烟酒

如果夫妻双方或一方经常吸烟、喝酒，都会影响精子和卵子健康发育，甚至导致精子和卵子异常；孩子出生后，容易出现记忆力差或记忆障碍，从而影响宝宝正常发育和将来的学习。

● 进行户外活动

每天上午10～11点、下午1～3点，室外气温较高，空气质量较好，孕妈妈应在此时间段出来活动30～60分钟。尽量不要到人员密集、空气不易流通的环境中，以减少感染的机会。

● 合理饮食

孕妈妈要有意识地补充各种维生素和微量元素，通过饮食提高免疫力。多从食物中补充铁、锌、维生素A和维生素C等微量元素。充足的蛋白质、适量的维生素和矿物质具有免疫调节功能。

孕妈妈防辐射必读

● 微波炉、电磁炉的辐射

有关科学报告指出，在微波炉中，食物的分子被高频的电磁波振动，产生热量，可以烹熟食物。但是如果微波炉密封不好，电磁波也同样会振动旁边使用者身上的分子！由此可见，在孕早期，有可能会导致胚胎畸形。电磁炉发射的电磁场很高，比冰箱高出上千倍，甚至上万倍，可能会对孕妈妈造成伤害。

面对这种缺乏确定结论的情况，专家建议：孕妈妈应当避免接触微波炉、电磁炉。孕期，丈夫要主动承担做饭的责任，让妻子和未来的宝宝远离危害。

● 电脑的辐射

电脑周围会产生高频电磁场，孕早期长期使用电脑可影响胚胎发育，增加流产的危险性。另外，长时间坐在电脑前，会影响孕妈妈自身心血管、神经系统的功能，盆底肌和肛提肌也会因劳损影响正常分娩。

● 复印机的辐射

孕妈妈使用复印机时，身体距离机器30厘米为安全距离。目前市面上较新型的复印机把有辐射的部分装在底盘上，这种复印机对身体危害较小。

● 电视机的辐射

一般来讲，电视机在出厂前都已做了严格检测，其电离辐射率不超过0.5毫伦，不至于对人造成放射线的危害。但放射线本身是一种能量，它产生的二次效应的能量传递，将对人体产生危害。

科学家对每周接近荧光屏20小时的70多位孕妈妈进行的调查结果表明，其中20%的孕妈妈发生自然流产。因此提醒孕妈妈，不要一有时间就坐在电视机前，而应多到室外活动，每天看电视不宜超过3小时。

第7节

孕1月
胎教小课堂

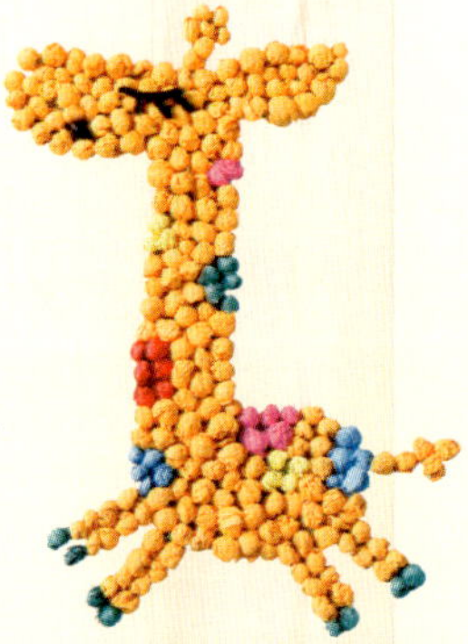

准备胎教用品

等待是一种折磨，但是可以通过胎教的准备工作调整孕妈妈和准爸爸的心态。

◎一张高质量的音乐光盘。
◎几本介绍怀孕知识的书籍。
◎学会几首欢快的童谣。

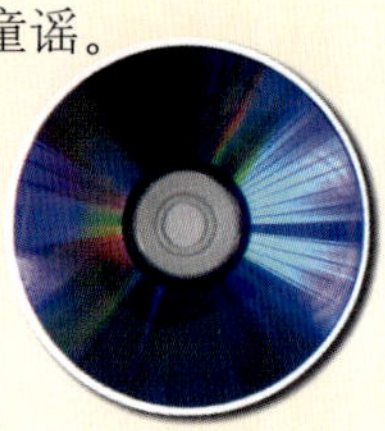

看一本书

孕妈妈可以购买一些绘本来阅读。

细腻幽默的文字，搭上清新自然插图的胎教绘本，最能诠释母子间深情的爱意。孕妈妈可以通过自然的风景、可爱的动物、星星、云彩等向胎儿传递母爱。

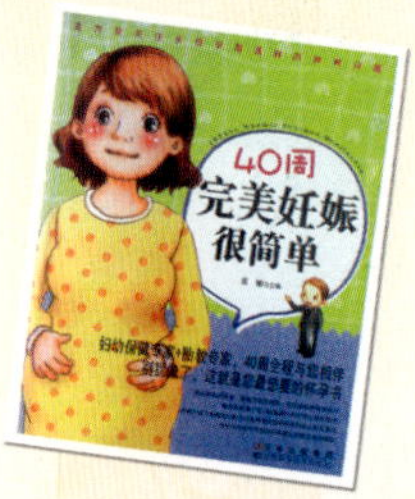

准备一本胎教日记

送给宝宝最珍贵的礼物——胎教日记。

准备一本胎教日记，这将是用10个月的时间给宝宝的诞生准备的一份最珍贵的礼物。这本饱含孕妈妈和准爸爸的爱和关怀的日记本，将是宝宝一生的珍藏。

看漂亮宝宝的照片

怀孕时应该多看漂亮、可爱的宝宝照片。

看到这些照片，想象一下自己宝宝的样子，是一件非常开心的事情。

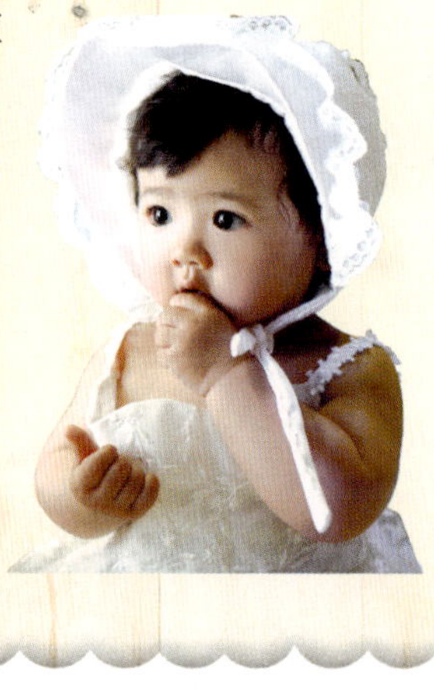

第三章

孕2月

安心面对早孕反应

孕2月计划一览表

月计划	执行方案	备　注
减缓妊娠反应	早晨醒来可以先吃一些含蛋白质、碳水化合物的食物，如温牛奶加苏打饼干，然后再去洗漱，就会缓解症状	谨慎使用止吐类药剂
小心病毒感染	尽量去人少的公共场所，注意环境卫生	
注意出行安全	选择合适的交通工具，小心谨慎	最好有人陪伴
申请减轻工作量	与上司和同事协商减轻工作量，远离影响宝宝发育的工作岗位	遇到困难时向同事求助
补充营养	注意均衡饮食，保证充足的碳水化合物、叶酸、维生素等多种营养元素，稀饭能补充因恶心、呕吐失去的水分	
调节心情	如果常常感到忧郁，你可以通过做一些自己喜欢的事情来调节心情	

孕2月

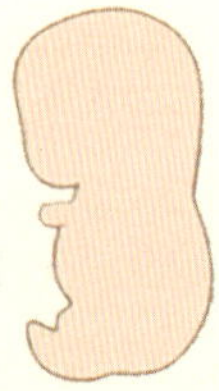

致畸物常作用的部位：
肢体、眼、耳、牙、颚、外生殖器

第1节

孕5周 早孕反应知多少

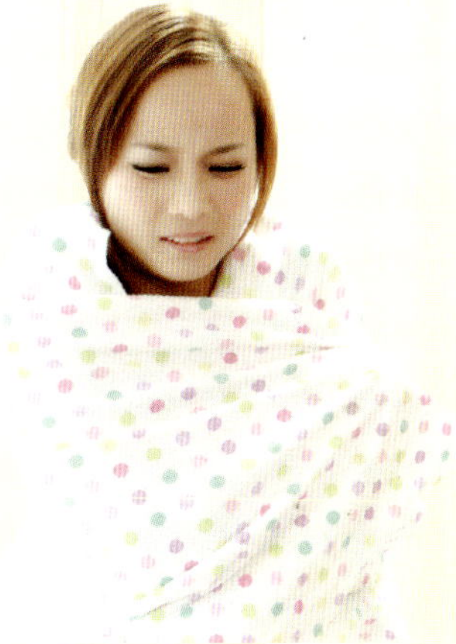

孕妈妈和胎宝宝的变化

05周

孕妈妈

这时，绝大部分孕妈妈没有怀孕的主观感觉。孕妈妈可能会有轻微的不适感，可能出现类似感冒的症状，如周身乏力、发热或发冷、困倦嗜睡、不易醒、有时会感到疲劳等。这意味着你马上就要进入一个丰富多彩的孕期生活了。

胎宝宝

从形状上看，胎儿可以分为身躯和头部两部分。胎儿背部有一块颜色较深的部分，这部分将发展成为脊髓，胎儿的手脚像植物发芽一样伸展开来，神经管两侧出现凸起，这在今后将发展为脊柱、肋骨和肌肉。虽然超声波无法听到胎心音，但毋庸置疑，胎儿心脏已经开始跳动了。

遇到这些早孕反应怎么办

许多女性在妊娠期间都会发生程度不同的妊娠反应，并出现诸多病理性或生理性的症状。其中大部分属于正常现象，适当休息、调节饮食后症状会减轻乃至消失。面对痛苦的妊娠反应，如何消除或缓解呢？

● 恶心、呕吐、吃不下

日常饮食可采用少食多餐的办法，虽然吃了吐，但吐了还要吃。注意多吃一些对胎儿发育、特别是对大脑发育有益的食物，如蛋、鱼、肉、牛奶、动物肝脏、豆制品、海带、牡蛎及蔬菜、水果等，以确保蛋白质、维生素、无机盐等各种营养素的充分摄入。食物要清淡，尽量不吃太咸、过于油腻或有特殊气味的食物；饼干、面包及苏打饼等食物可缓解孕吐反应。吃完点心后1个小时左右再喝水。

有些孕妈妈对一些特定的气味相当敏感，一闻到便有想吐的感觉。所以，对那些气味最好敬而远之，尽量避免接触，例如，油烟味、油漆味、汽油味、鱼腥味等。

● 四肢无力、易疲倦

疲倦感的产生，主要由于体内黄体酮水平增高，而黄体酮恰恰有镇静的作用。另外，妊娠早期新陈代谢速度加快，这样就容易感到疲惫，有时甚至控制不住自己，想要马上睡觉。

要少吃，最好是不吃冰冷和不易消化的食物。适当减少运动量和工作量，怀孕初期应该充分休息。多补充电解质可减轻头晕及四肢无力的症状。

● 失眠

随着胎宝宝的不断长大及孕妈妈体内的激素水平发生变化，许多孕妈妈都会有失眠的困扰。另外，由于害怕分娩的痛苦而过于紧张和恐惧等都是失眠的常见原因。孕妈妈可以白天进行适当的锻炼，睡前散散步、听听音乐，用温热水洗脚，睡前喝杯牛奶等，学会调整好睡眠，切记不可滥用镇静剂和其他药物，以免影响胎儿的健康发育。每天晚上10点钟左右准时入睡，逐渐建立身体生物钟的正常节奏。

● 胸口灼热

在妊娠早期出现“胃灼热”感，一般不须治疗，只要饮食上注意少食多餐，多吃易消化的高纤维素食物，少吃甜食及高脂肪食物，并适当进行户外活动，保持精神上的轻松愉快。症状明显时喝杯牛奶或吃点食物则可使“胃灼热”感减轻或消失。

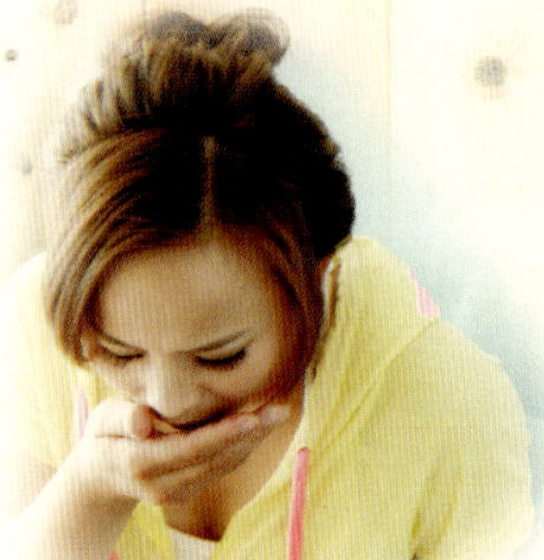

第2节

孕6周 胎宝宝逐渐呈现雏形

孕妈妈和胎宝宝的变化

06周

孕妈妈

体重会增加400～750克。子宫略为增大，如鸡蛋般大小，子宫质地变软。这期间孕妈妈的心理变化和生理变化交织在一起，形成了孕妇特有的行为心理反应。体内除了女性激素发生改变外，肾上腺激素分泌亢进，这可能会使孕妈妈心理比较紧张。

胎宝宝

胚胎的生长发育已由分化前期进入分化期，即受精后的15～56天是胚胎器官的高度分化和形成期，在三胚层中，每一个胚层都分化为不同的组织。此时，胚胎的身长约0.6厘米，重量为2～3克，如果仔细观察，头和躯干已经能分辨清楚了，长长的尾巴逐渐缩短。

远离宫外孕

● 何为宫外孕

正常情况下卵子和精子在输卵管中结合成受精卵，然后游走到子宫腔内着床。然而，由于某些原因影响，也有可能导致受精卵在子宫腔外“安家落户”，这种现象就被称为宫外孕。其中宫外孕发生在输卵管中的比例最大，占到了95%左右，也有的发生在卵巢和腹腔中。

● 导致宫外孕的原因

引发这一现象的主要原因是输卵管狭窄或功能不健全。由于输卵管、腹腔、卵巢等部位的组织薄、供血差，满足不了受精卵的发育，因而容易导致剥离流产或破裂出血，甚至危及生命。

● 宫外孕的症状

症　状	用药原则
腹　痛	下腹坠痛，有排便感，有时呈剧痛，伴有冷汗淋漓。破裂时患者突感一侧下腹撕裂样疼痛，常伴恶心、呕吐
停　经	输卵管妊娠流产或破裂前，症状和体征均不明显，除短期停经及妊娠表现外，有时出现一侧下腹胀痛。检查时输卵管正常或有肿大
阴道出血	常是少量出血
晕厥与休克	由于腹腔内急性出血，可引起血容量减少及剧烈腹痛，轻者常有晕厥现象，重者出现休克
其他症状	可能有恶心、呕吐、尿频等症状。宫外孕的症状常常是不典型的，有的病人因大出血而发生休克，面色苍白，血压下降

● 宫外孕什么时候破裂

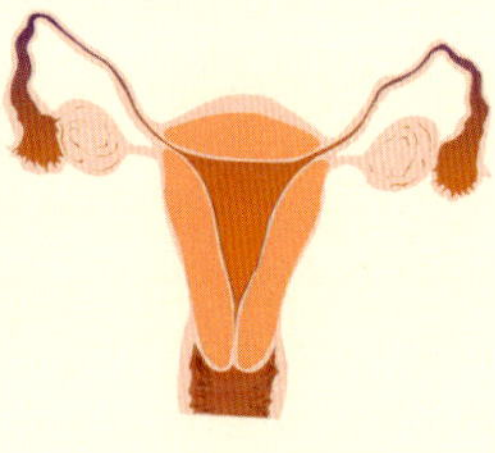

宫外孕破裂后患者会感到剧烈腹痛并伴有大量内出血，出现面色苍白、脉搏细速、血压下降等休克现象。一般情况下宫外孕在怀孕后第6～8周的时候破裂，宫外孕破裂可以穿破输卵管壁或自输卵管伞端向腹腔流产，威胁孕妇的生命。如果女性怀孕后出现剧烈腹痛、大量出血等现象，就要考虑可能为宫外孕破裂，必须及时对症处理，以免带来危险。

第3节

孕7周 预防流产

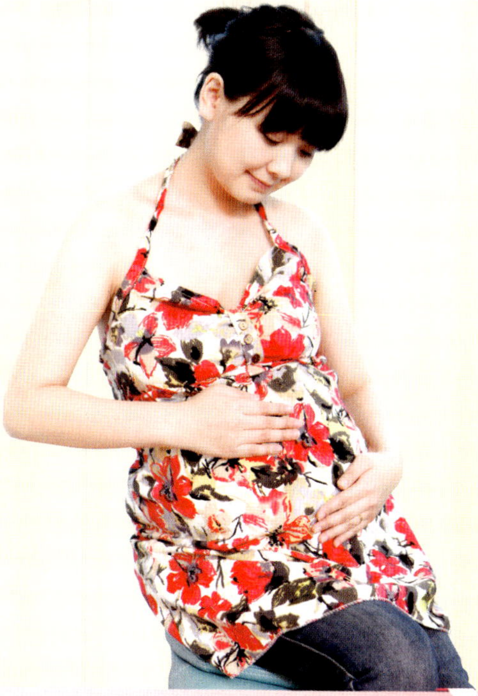

孕妈妈和胎宝宝的变化

07周

孕妈妈

生命的种子已种植在身体内，由于激素的作用，你可能觉得自己的身体有了一种异样的充实感。同时你也开始变得慵懒，在白天也感到昏昏欲睡。从心里厌倦多说话，不愿做家务，只希望静静地待在家里。需要提醒孕妈妈，此时的你最好不要外出旅行，过量的运动容易引发流产。

胎宝宝

能很清楚地看到小黑点一样的眼睛和鼻孔，胎头将移动到脊柱上面，而且尾巴也逐渐缩短，已能分辨出手和肩膀；心脏明显地划分为左心室和右心室，心脏以每分钟150次的速度快速跳动；胎儿的腹部生成了即将形成肝脏的凸起，胃和肠初显雏形，同时形成了盲肠和胰腺。

胎宝宝害怕的事

藏在孕妈妈肚子里的胎宝宝虽然安全，但是有些东西如果不注意还是有可能影响胎宝宝的健康及安全。让我们来了解一下胎宝宝到底怕什么。

事件	影响	对策
噪声	突然的巨大声响会使胎宝宝受到惊吓，长期的噪声会使孕妈妈烦躁不安、影响睡眠	怀孕期间最好离开噪声大的环境，多聆听一些轻快、悦耳的音乐
烟酒	过量的酒精可能导致宝宝生长迟滞、神经发育异常、畸形、智力受损。香烟可能会造成出生婴儿体重过轻、早产、胎死腹中等危险	不喝酒、不抽烟、不吸二手烟
孕妈妈情绪过度不安	孕妈妈长期情绪不佳、烦躁可能会使胎宝宝生长迟滞	尽量保持愉快的心情，必要时应寻求医生的帮助
药物	严重的错误用药可能会造成胎宝宝畸形、器官发育异常，甚至死亡	不是所有的药物都会对胎宝宝造成影响，怀孕期间使用药物需要谨慎
母体不健康	孕妈妈不健康，会造成胎宝宝异常，甚至有死亡的危险	细心照顾自己的身体，生病时要积极就医，减少并发症的发生
放射线	不当的放射线照射有可能使胎宝宝发生流产、畸形、心智发育迟缓等问题	接受X射线等检查之前，要留心自己是否已经怀孕，必要时应先验孕再做检查。如果怀孕期间须接受X射线检查或其他放射线的治疗，应该明确告知医生，医生会选择最安全的方式
营养不良	孕妈妈营养不良可能造成胎宝宝营养吸收不足，进而导致发育障碍、智力受损等问题。如果孕妈妈偏好某种食物，宝宝出生后也容易偏食	孕妈妈应保持适当、均衡的饮食习惯

续表

事件	影响	对策
高过敏食物	孕妈妈吃太多易过敏食物可能会导致本身出现过敏现象，进而诱发胎宝宝的过敏体质，出生之后成为过敏儿的概率会增大	避免进食容易引发过敏的食物，以减少胎宝宝过敏的概率
宠物	宠物的粪便中可能有一种会传染给人的“弓形虫”。若孕妈妈受弓形虫感染，易导致胎宝宝畸形、脑部发育迟缓等	怀孕期间最好不要饲养小动物
未接受定期产检	不进行定期产检不能预防早产、并发症、胎盘早前剥离等各种危害胎宝宝的事件发生	事先做好计划，定期接受产检

防止流产的生活守则

1.节制性生活：在孕早期，胎盘的附着尚不牢靠，性生活时腹部受到的挤压和宫颈受到的刺激均会诱发宫缩，宫缩非常容易导致流产，所以孕早期应节制性生活。

2.防止外伤：孕妈妈出门最好穿平底鞋；孕期尽量不要外出旅游；避免振动的工作环境；做家务时避免危险性动作，如登高。

3.摄取均衡的营养：远离烟酒，远离易造成流产的食物，不吃辛辣的食品，尽量少食多餐，须保证大便通畅，避免肠胃不适。

4.充分休息，切勿过度劳累：不要做过重的体力劳动，尤其是增加腹压的负重劳动，如提水、搬重物。

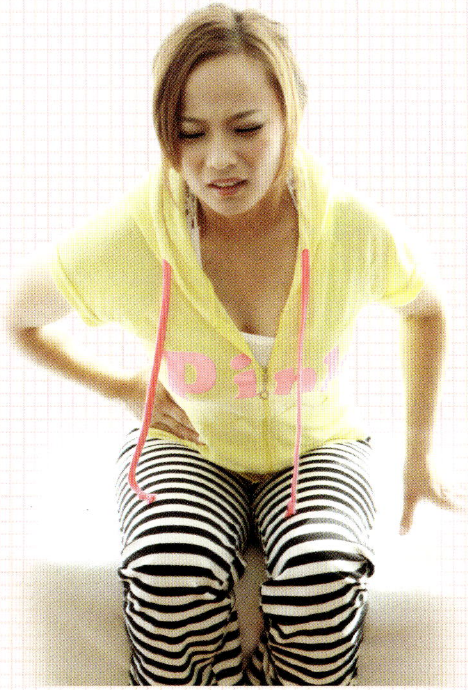

第4节

孕8周 给胎宝宝一个好的生长环境

孕妈妈和胎宝宝的变化

08周

孕妈妈

在本周内，胚胎开始有了第一个动作，遗憾的是孕妈妈感觉不到。现在孕妈妈情绪波动很大，有时会很烦躁，但必须注意，怀孕6～10周是胚胎腭部发育的关键时期，如果孕妈妈的情绪过分不安，会影响胚胎的发育并导致腭裂或唇裂。在怀孕3个月之内，孕妈妈一定要坚持补充叶酸和微量元素。

胎宝宝

胚胎像一颗豆子，大约有1.4厘米长。现在胚胎已经有了一个与身体不成比例的大头。胚胎的面部器官十分明显，眼睛就像两个明显的黑点，鼻孔大开着，耳朵有些凹陷。当然，眼睛还分别长在两个侧面。手脚已经分明，大体上像个人形了。此时胚胎的心脏已经划分成左心房和右心房，并开始有规律地跳动，每分钟大约跳150次，比孕妈妈的心跳要快一倍。

怎样控制自己的情绪

● 生理上的作用

从生理上，女性怀孕后身体负担加重，感到许多不适，如疲劳、心慌、失眠、恶心、呕吐等；到孕中、晚期，不断增加的体重使孕妈妈行动越来越不方便，容易产生饥饿、心痛、疲劳、经常上厕所等现象，这些都是不小的负担。孕妈妈在生理上感觉不好受，所以也容易发生情绪波动。

● 心理上的作用

从心理上，妈妈的角色与为人妻、为人女有很大不同，孕妈妈要为此做很多心理准备。另外，目前有关胎宝宝畸形报道的增多，也使孕妈妈对能否顺利怀孕、平安分娩倍感焦虑。有的时候，孕妈妈会为即将拥有一个可爱的宝宝而倍感幸福，可不一会儿，又会被忧愁所折磨。虽然很想要个宝宝，可是宝宝带来的负担并不轻松。有了宝宝后工作怎么办？什么时候恢复上班？要是把宝宝带到足够大再恢复工作，自己就已经落后了，还能找到好工作吗？在经济上能承受吗？自己从没带过宝宝，要是宝宝健康出现问题怎么办？还有将来宝宝的入托入学，以至以后他的前途怎么办？仔细想想，问题可真是一大堆，给孕妈妈本来美好的梦想与期待蒙上一层挥之不去的阴影。

● 自我“减负”

转移法

离开令孕妈妈感到不愉快的环境，尽快消除烦恼。

呼吸法

当孕妈妈感到焦躁不安时，深呼吸，全身放松，双眼微闭，用鼻子慢慢吸气，再通过鼻子或嘴慢慢呼出来，反复呼吸2分钟。

告诫法

想象胎宝宝正在看着自己，告诉自己不要生气，不要着急，让生活慢下来。

● 注意躲避噪声

交通噪声

汽车、火车、飞机等交通工具会发出很响的声音，非常嘈杂，是严重的噪声污染。

建筑噪声

装修房屋或建筑工地上发出的噪声也会令人心烦意乱，但这种噪声并不会一直持续下去，随着工程的结束，会恢复往日的宁静。

生活噪声

商场、饭店、娱乐场所发出的声音都属于噪声。

生产噪声

工厂里机器的轰鸣声一般都比较大，长期在这样的环境下工作，对人的听力和神经都会造成一定的伤害。

第5节

孕2月饮食营养

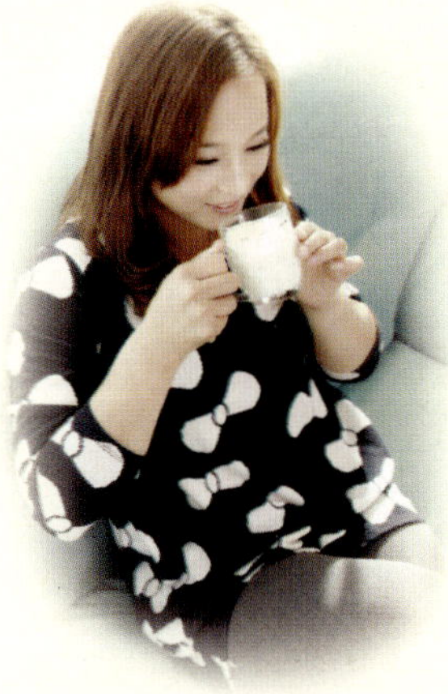

本月需要重点补充的营养

孕早期是妊娠反应最强烈的一个时期，常伴有呕吐、头晕、疲乏等症状。所以这个时期的饮食以口味清淡为主，多喝汤、粥，以减轻妊娠反应。怀孕第二个月所需营养，除了注意补充叶酸和蛋白质，还要注意钙和维生素D的补充。

● 补充蛋白质

每天的供给量以80克左右为宜。怀孕两个月内，对于蛋白质的摄入，不必刻意追求一定的数量，但要注意保证质量。今天想吃就多吃一点，明天不想吃就少吃一点，顺其自然就好。

● 继续补充叶酸

孕2月是胎儿脑神经发育的关键时期，脑细胞增殖迅速，最易受到致畸因素的影响。叶酸是胎儿神经发育的关键营养素，在此关键期补充叶酸，可使胎儿患神经管畸形的危险性减小。但人体不能合成叶酸，只能从食物中摄取，加以消化吸收。孕妇每天补充400～800微克叶酸才能满足胎儿生长需求和自身需要。菜花、油菜、菠菜、番茄、蘑菇、豆制品、坚果中都含有丰富的叶酸。

● 补充碳水化合物和脂肪

怀孕两个月，如果实在不愿意吃脂肪类食物，就不必勉强自己，人体可以动用自身储备的脂肪。此外，豆类食品、蛋类、奶类也可以少量补充脂肪。含淀粉丰富的食品不妨多吃一些，以提供必需的能量。

小贴士

饮食一点通

可以考虑以植物蛋白代替动物蛋白，豆制品和菌类等食品可以多吃一些。在背包和办公室放一些核桃仁、榛仁之类的坚果，随时吃几粒，有助于补充蛋白质，也有利于胎儿大脑发育。

吃什么 怎么吃

● 多吃能预防贫血的食物

本阶段对孕妇来说，最容易缺乏的成分就是铁。如果缺铁，就容易导致贫血，并会增加难产的可能性。虽然大部分孕妇会服用补铁营养品，但是怀孕初期还不需要服用。如果怀孕初期服用补铁营养品，反而容易加重恶心和呕吐症状，所以应该尽量通过食物摄取铁元素。富含铁元素的食品有猪肝、鸡肝、牛肝、鱼类、贝类、豆类等，而且人体对于这些食品的吸收率也很高。

● 多吃鱼

鱼类营养丰富，含有易被人体吸收的钙、碘、磷、铁等无机盐和微量元素，对大脑的生长、发育和防治神经衰弱症有着极高的效用，是孕妈妈应当经常食用的美味佳肴。

● 适当吃点补脑的核桃

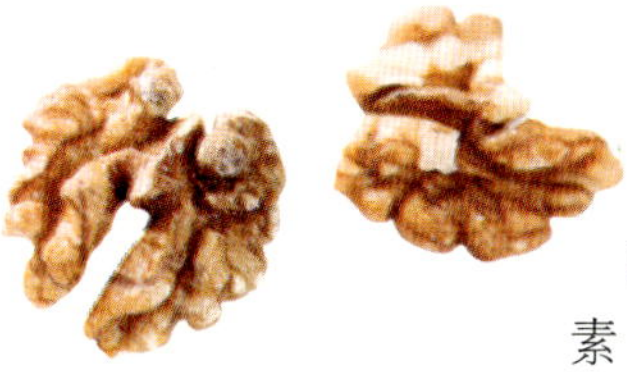

核桃含有丰富的不饱和脂肪酸和蛋白质，较多的磷、钙和各类维生素，还含有碳水化合物、铁、镁、硒等。中医认为，核桃有补肾固精、温肺止咳、益气养血、补脑益智、润肠通便、润燥化痰等作用。孕妈妈常吃核桃可防病健身，有利于胎儿健脑。

● 多补充水分

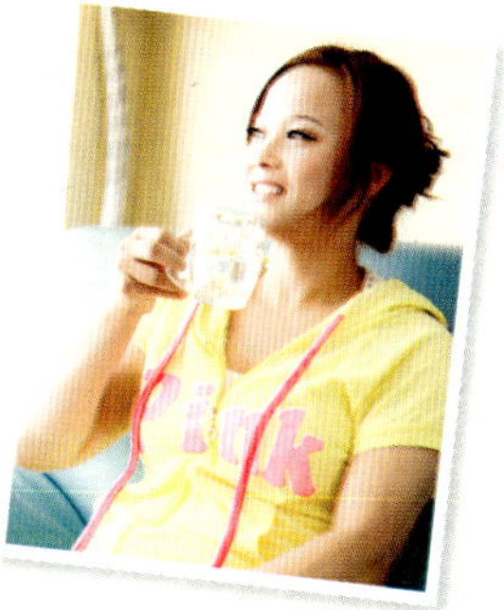

怀孕两个月补水非常重要，特别是早孕反应严重的孕妈妈，因为剧烈的呕吐容易引起人体的水盐代谢失衡。

● 吃些开胃的食物

孕妈妈的孕吐反应有轻有重，如果孕吐很严重，就会影响食欲，也就直接减少了供给胎儿的营养。所以，首先要打开孕妈妈的胃口，吃些开胃的食物。适量吃些酸味能刺激胃分泌胃液，且能提高消化酶的活性，促进胃肠蠕动、增加食欲，有利于食物的消化与吸收，所以，多数孕妈妈都爱吃酸味食物。从营养学角度来看，孕妈妈吃些酸性食物，确实能够满足母亲和胎儿营养需要，但不宜过多食用。

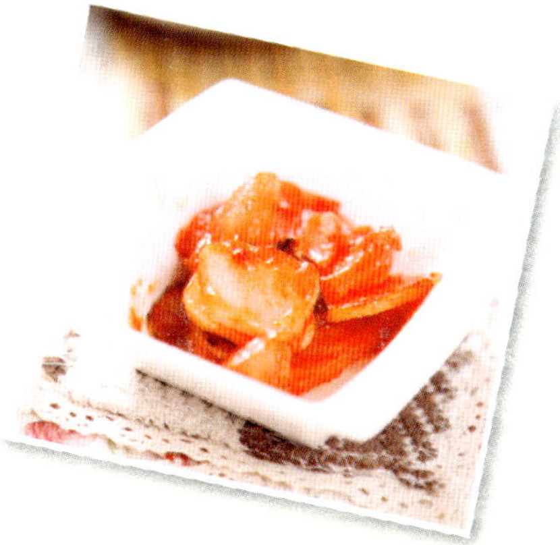

不宜吃的食物

● 酸性食物

虽然酸味食物具有一定的开胃功效，但妊娠早期的胎儿耐酸度低，若母体摄入过多的酸性食物，就会影响胚胎细胞的正常分裂增殖，容易诱发遗传物质突变，导致胎儿畸形。如果孕妈妈确实喜欢吃酸性食物，可选择无害的天然酸性食物，如番茄、樱桃、橘子、葡萄及草莓等。

● 浓茶

有的孕妈妈平日里喜欢喝茶，但在怀孕后，一定要注意不能多喝茶。因为茶叶中含有大量的鞣酸，它可以和食物中的铁元素结合成一种不能被机体吸收的复合物。孕妈妈若过多地喝茶，就有导致贫血的可能。对于孕妈妈来说，白天喝一两杯淡淡的绿茶并无大碍，但切记晚上不能饮用浓茶，以免引起失眠。

● 可乐

可乐是碳酸类饮料，孕妈妈常饮可乐容易造成骨质疏松。此外，可乐中含有的咖啡因很容易通过胎盘的吸收进入胎儿体内，给胎儿的大脑、心脏等器官造成伤害。可乐还含有大量的蔗糖，若孕妈妈吸收过多的蔗糖还易导致妊娠糖尿病。

● 饮酒

酒精会使胎儿发育缓慢、智力低下、性格异常，并且造成某些器官的畸形。饮酒较多的孕妈妈，新生儿有1/3以上的可能性会存在不同程度的缺陷，如脸蛋扁平、鼻沟模糊、指趾短小，甚至发生内脏畸形和先天性心脏病。在妊娠的前3个月，酒精对胎儿的影响会更大。因此，孕妈妈不应饮酒。

小贴士

注意烹饪方式

油炸食物不仅热量及油脂含量高，还含有害物质，孕妈妈要少食用。应多选择蒸、煮、炖等方式烹制出来的食物。

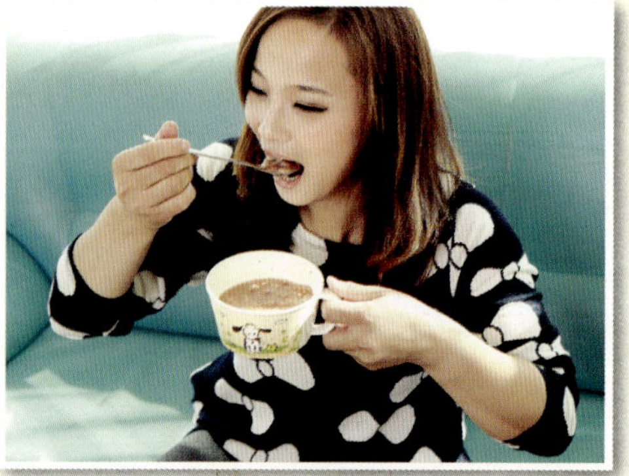

孕2月营养食谱

胡萝卜牛腩饭

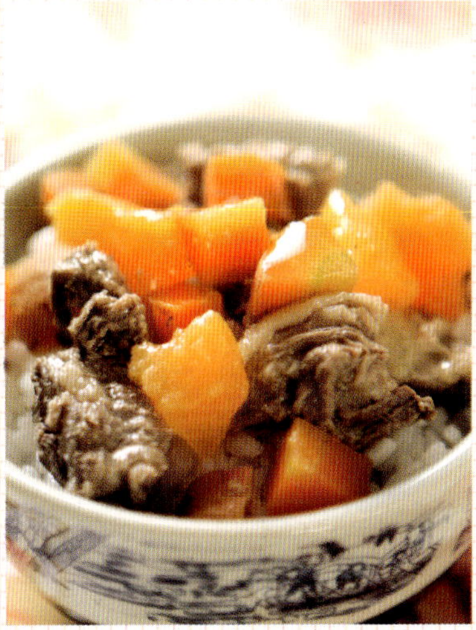

[材料]

米饭、牛肉各100克，胡萝卜、南瓜各50克，高汤、盐各适量。

[制作]

1 胡萝卜洗净，切块；南瓜洗净，去皮，切块，待用。

2 将牛肉洗净，切块，焯水。

3 倒入高汤，加入牛肉，烧至牛肉八分熟时，下胡萝卜块和南瓜块，加盐调味，至南瓜和胡萝卜酥烂即可。

4 饭装盆打底，浇上烧好的牛肉即可。

腊肠炒双笋

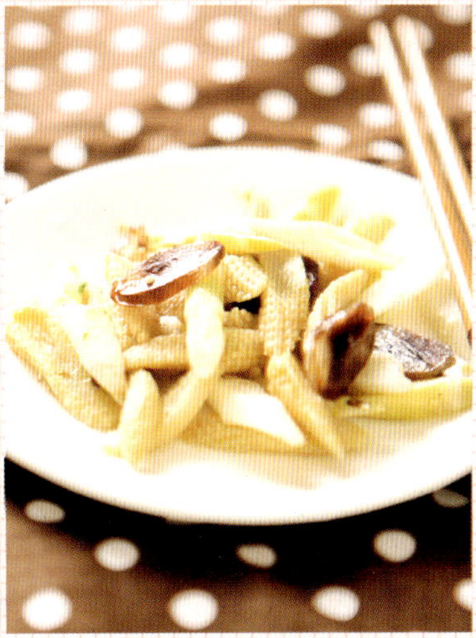

[材料]

腊肉50克，玉米笋罐头1罐，竹笋2个，尖椒1个。葱末、姜末各适量，盐1/2小匙，酱油1/2大匙，植物油1大匙。

[制作]

1 玉米笋、竹笋洗净，切片，分别用沸水焯一下断生，捞出控水；尖椒洗净，切条；腊肉切薄片。

2 炒锅烧热，加植物油，六成热时放葱末、姜末爆香，放入玉米笋片、竹笋片、腊肉片、尖椒条，加入盐、酱油调味，翻炒炒匀，即可食用。

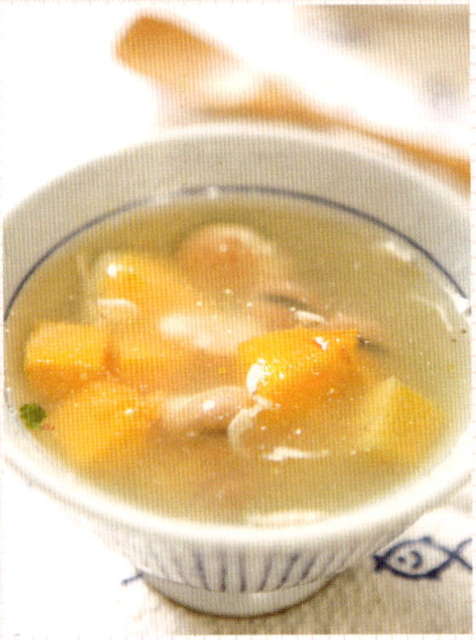

方便南瓜汤

[材料]

南瓜1个，虾米50克，青蚕豆30克，葱花适量，高汤1/2杯，豆瓣酱、植物油各1大匙。

[制作]

1 将南瓜用水洗净，剖开两半，除去籽及瓤，切成块；虾米用清水泡软；青蚕豆洗净，用热水焯熟。

2 炒锅烧热，加植物油，放葱花爆香，加豆瓣酱炒出香味，再放入南瓜块、青蚕豆炒匀，倒入高汤。盖上盖，焖煮至南瓜软熟，即可食用。

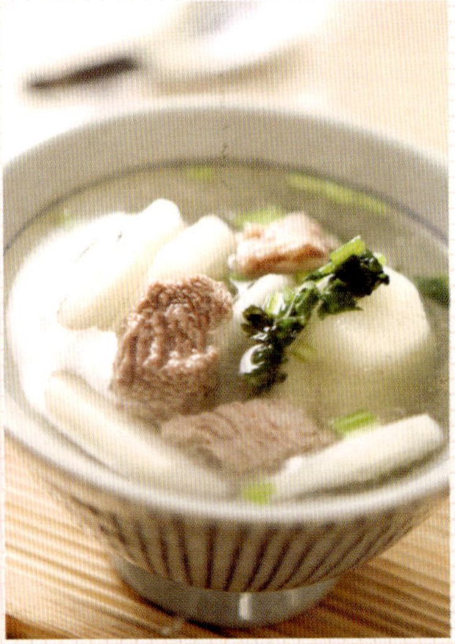

牛肉萝卜汤

[材料]

牛肉150克，白萝卜200克，香菜末10克，姜末1小匙，小苏打、淀粉各少许，香油、盐各适量。

[制作]

1 将牛肉洗净，切成薄片，放入碗中，加小苏打、少许盐、姜末和淀粉拌均匀，使之入味儿；白萝卜洗净，切成薄片。

2 用大火将水烧开，放入白萝卜片煮开，煮至白萝卜透明后下牛肉片搅散再开锅即关火，加盐、香油调味儿，撒入香菜末即可。

第6节

孕2月保健要点

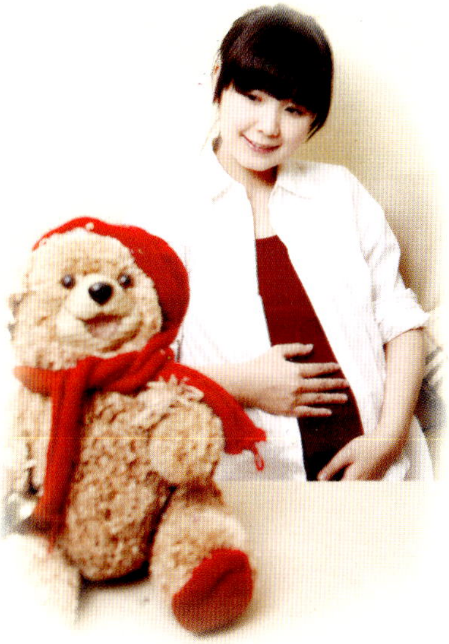

警惕病理性腹痛

孕早期的病症腹痛与怀孕引起的腹部不适难以区别。因此，如果孕妈妈出现比较严重且持续的腹痛，就需要及时去医院诊治了。

● 宫外孕：大多一侧腹痛且伴有出血

当腹痛加重的同时还伴有出血症状时，有可能是发生了宫外孕。受精卵着床于输卵管上形成子宫外孕时，如果持续怀孕，有可能导致输卵管破裂，而且流出的血液会积蓄在腹中。这时，孕妈妈会感觉到下腹痛或不舒服。输卵管破裂时，虽出血不多，但是腹部会突然感觉剧痛。

● 阑尾炎：腹部有压痛、恶心、呕吐

盲肠的位置会随着怀孕周数增加而向上推挤，疼痛的位置也随之改变。阑尾炎初期一般会出现下腹部压痛、恶心、呕吐、腹部肌肉紧绷等。

● 子宫肌瘤或卵巢囊肿：绞痛、腹部膨大

子宫肌瘤可能在孕期内长大，会导致孕妈妈肌瘤扭转或变性坏死，直接影响胎宝宝发育。因子宫肌瘤而产生的腹痛来得比较突然，痛点一般也固定，属于肌瘤局部疼痛。出现腹部不适、绞痛、腹部异常膨大等时可能是卵巢囊肿。如果症状比较严重，并且持续时间比较长，同时伴有出血的话一定要尽早就诊。

● 先兆流产：下腹疼痛或剧痛，伴有流血

孕妈妈需要留意，少量出血并伴随着下腹部的疼痛，很可能是流产的前兆。

需要注意的问题

● 出行安全

孕2月是胎盘不稳定期，很容易发生流产，孕妈妈一定要注意。出门时尽量避开交通高峰时段，使出行更便利。如果孕妈妈是有车一族，在这一阶段还是让准爸爸当“免费司机”吧！

● 禁止性生活

从孕2月开始到孕12周以前，孕妈妈一定要避免性生活，特别是有习惯性流产史者，更应绝对禁止。这时期胚胎和胎盘正处在形成时期，胎盘尚未发育完善，是流产的高发期。如果此时受性活动的刺激，易引起子宫收缩，加上精液中含有的前列腺素，更容易对孕妈妈的产道形成刺激，使子宫发生强烈收缩。

● 避免冷水刺激

孕妈妈在洗衣、淘米、洗菜时不要将手直接浸入冷水中，寒冷刺激会增加诱发流产的危险。如果厨房没有厨宝，最好准备几副橡胶手套。

● 不宜多用洗涤剂

在孕早期，如果孕妈妈过多使用洗发精、洗洁精等洗涤剂，它们会被皮肤吸收，贮存在体内，使受精卵外层细胞膜变性，引发流产。

如果女性经常使用洗涤剂，吸收达到一定浓度时，在受精48小时后，会导致受精卵细胞变性死亡。

● 避免观看刺激性节目

不要观看恐怖电影或带有大量暴力场面的电视剧，孕妈妈心理及精神上的压力和刺激会影响到胎宝宝的发育。

孕2月又是胎宝宝发育的关键时期，所以孕妈妈一定要避免过度的精神刺激。

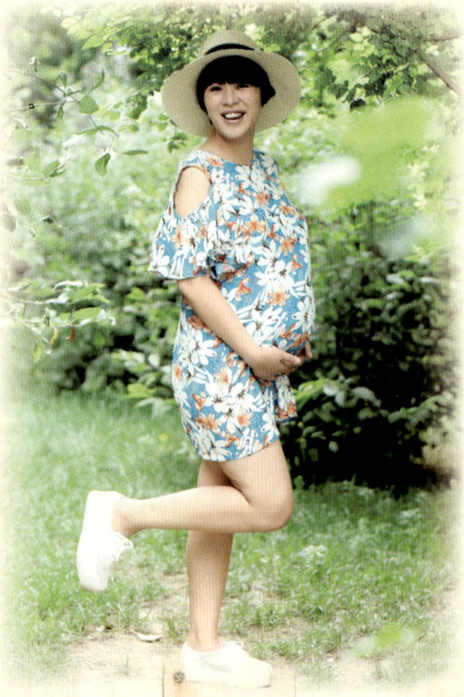

孕期的合理工作

边工作边孕育着胎宝宝，并不是一件容易的事情。得到周围人的理解，保持良好的人际关系是重要的前提。怀孕后，有时会在不知不觉中给周围的人带来麻烦，周围人都在协助你工作，自己更要做好自己的事情，不给同事添麻烦。

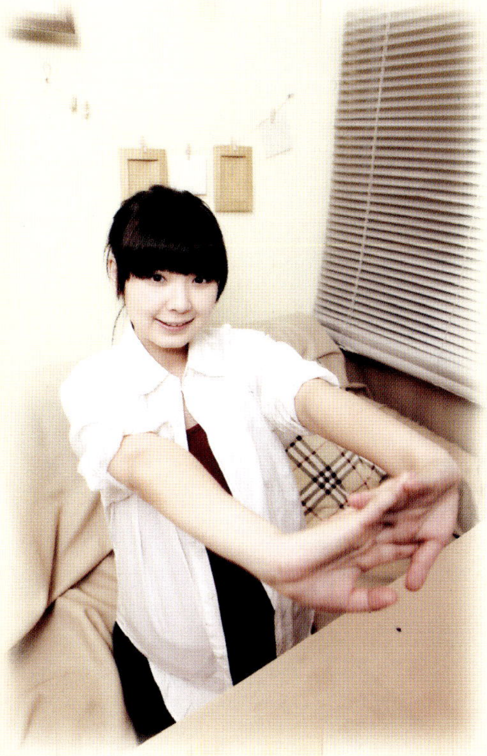

● 要尽早报告给上司

知道怀孕后，要尽早报告给上司。商谈好什么时候停止工作，什么时候复职。做好之后的工作进程安排，自己休产假时的继任者的安排等。绝对不要勉强工作。

● 交接工作

如出现因身体不适等原因而比预定时期提早休产假的情况，就要早早交代好工作，和后任同事做好充分交接，保证在自己休假期间工作顺利进行。

小贴士

1.准备好产假期间的工作安排。

2.与外部情况相关的工作计划要留有余地。

3.与后任同事做充分交接。

4.在产假期间也应收集与工作相关的信息，进行学习。

5.不要急于复职，和准爸爸商量后再慎重决定。

日常生活中的动作姿势规范

● 上下楼梯

怀孕期间，孕妈妈上下楼梯时要看清台阶，一步一步地慢慢上下，整个脚掌都必须踩在台阶上，不可只用脚尖踩楼梯，也不要猫腰或过于挺胸腆肚，只需伸直背就行。尤其孕后期，隆起的肚子遮住了视线，上下楼梯时，更要注意千万别踏偏或踏空，踩稳了再走。

● 高处取物

孕妈妈在高处取物时，要注意不要用双脚的脚尖点地，以防止因站立不稳而摔倒。另外，也不要过高地抬起手臂，避免抻到。如果是摘取晾晒的衣物，也要注意地面是否湿滑，防止滑倒。如果在高处的物体过重，还是建议孕妈妈不要高处取物的。日常生活中的小细节是非常重要的，希望孕妈妈们一定倍加小心。

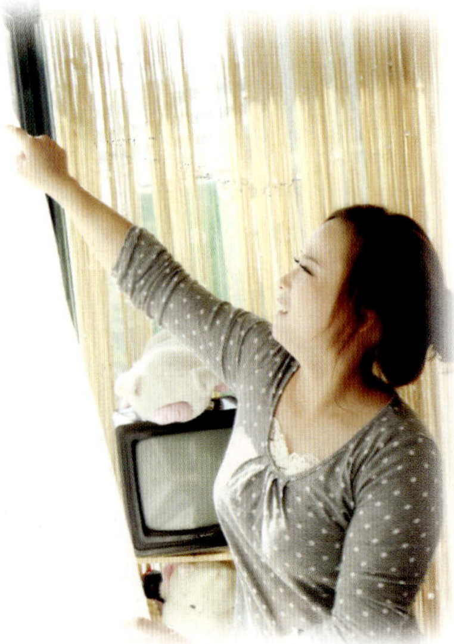

● 蹲下拿东西

孕妈妈将放在地面的东西拿起或将东西放在地面时，不要采取不弯膝盖，只弯腰的姿势和动作。要屈膝落腰，完全蹲下或单腿跪下，把要拿的东西紧紧地靠住身体，之后再站起来。

● 移动重物

孕妈妈在移动重物时，要量力而行，注意不要将肚子顶在重物上，尽量使用身体的侧面接触物体。另外，也不要使腰部用力过大，避免抻到。除非是紧急状况，一般不建议孕妈妈独自移动重物，避免发生危险。

● 正确的走路姿势

1.视线斜向上45°：走路的时候眼睛不要看地面，视线应该呈斜上45°，这样一来，能使视野更加开阔，同时也能看到很多美丽的风景。

2.下巴放松。

3.嘴巴闭合，用鼻子呼吸。

4.走路时扭动骨盆：感觉一下自己的双脚是直接长在胸部下面的，有了这样的感觉之后，走路的时候就能够自然地扭胯了。

5.脖子伸直。

6.肩膀下沉，手臂前后摆动：肩膀下沉，不要弓背，手臂前后摆动。在这种状态下，背部的肌肉可以得到很好的放松。

7.穿运动鞋：散步的时候，一定要穿休闲的运动鞋，这样可以减轻膝盖的负担。

第7节

孕2月 胎教小课堂

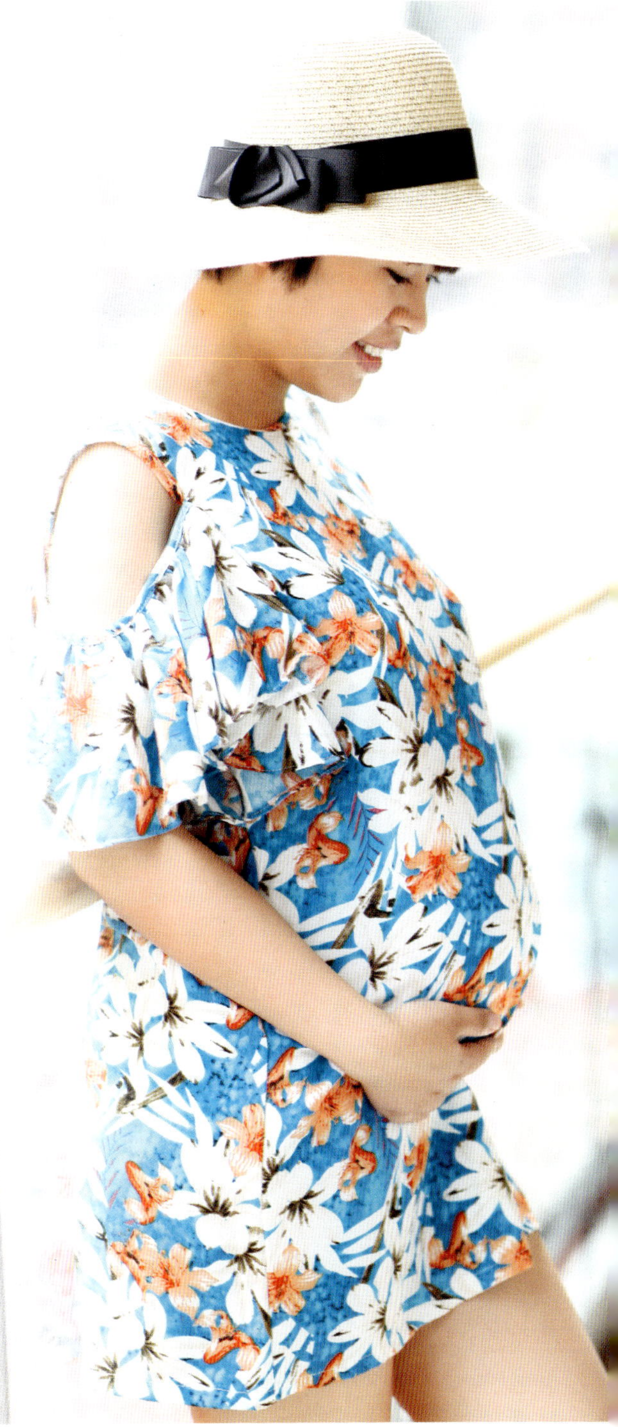

给胎儿取个小名

为了便于日后进行胎教，这时应该给宝宝取个好听的小名。在跟宝宝说话时可以叫着宝宝的名字。

一般小名都取自孕妈妈对自己宝宝的直觉和想象，以及孕妈妈的美好寄托。小名可以是大名的最后一个字的叠词，也可以另外取，像果果、嘟嘟、冬冬、雨雨、可可等，都是非常不错的小名。

布置未来孩子的房间

孕妈妈可以买一些饰品来装扮宝宝的房间，边布置边想象宝宝将来在房间里的情形。

当然孕妈妈还可以自己动手做一些漂亮、可爱的小饰品。集中精力做一件事情时，可以暂时忘记身体的不适。但要注意劳逸结合，不要强求一定要做很多，每天做一点，时间控制在半小时左右。

适当进行想象胎教

找一张自己最喜欢的风景照片，想象自己置身其中的感觉，以达到舒缓情绪的作用。

想象常常可以舒缓孕妈妈的情绪，例如心理学上就有一种放松的方法是通过引导词的作用让人想象森林、海洋、海岛，从而引导人们通过想象放松心情，孕妈妈也可以利用这种方法进行想象胎教。

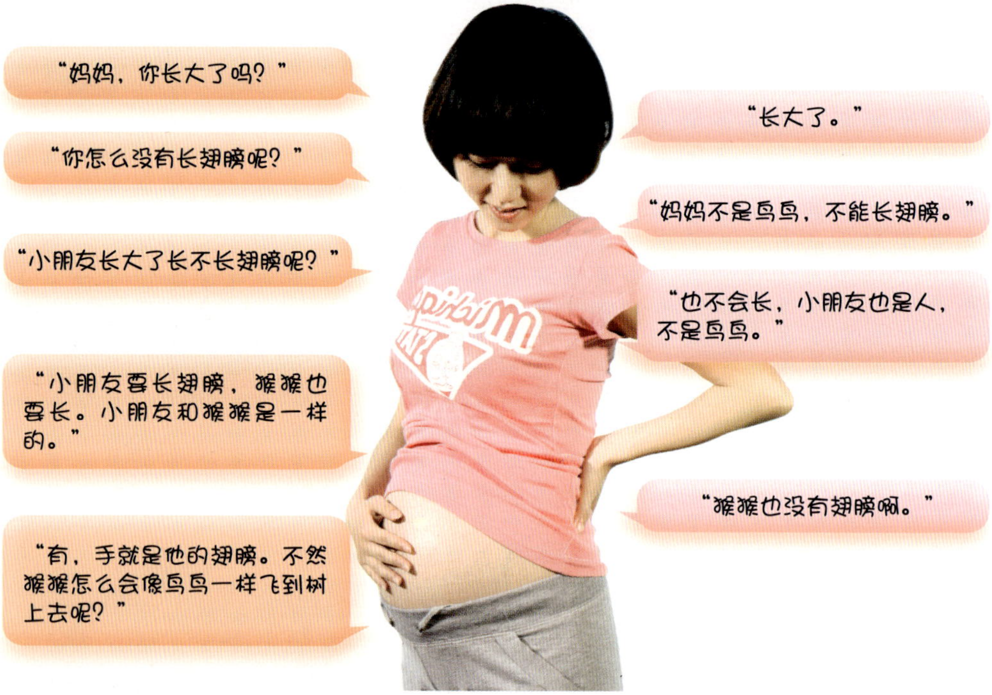
“妈妈，你长大了吗？”
“长大了。”
“你怎么没有长翅膀呢？”
“妈妈不是鸟鸟，不能长翅膀。”
“小朋友长大了长不长翅膀呢？”
“也不会长，小朋友也是人，不是鸟鸟。”
“小朋友要长翅膀，猴猴也要长。小朋友和猴猴是一样的。”
“猴猴也没有翅膀啊。”
“有，手就是他的翅膀。不然猴猴怎么会像鸟鸟一样飞到树上去呢？”

第四章

孕3月

顺利度过危险期

孕3月计划一览表

月计划	执行方案	备 注
安 胎	有见红但无腹痛或腹痛轻微者，可以先卧床休息；如没有好转，应立即去医院检查，可吃一些有安胎养血作用的食品	如果伴有组织物排出，应立即去医院，并把阴道排出的组织物一并带去检查
预防胸部胀痛	使用新的孕期乳罩，并不时更换	开始学习胸部按摩操
预防水肿	需要减少食盐量，控制钠的吸收	从现在开始预防可减轻中期水肿痛苦
警惕宫外孕	下腹一侧有隐痛或酸坠感，而且孕早期出现不规则的阴道出血等异常现象时，要及时就医	妇科检查时会发现子宫增大与妊娠的月份不符合
补充营养	注意均衡饮食，保证充足的蛋白质、维生素、钙、铁等营养素的供给	
第一次产前检查	全套检查，清楚地了解胎儿发育情况	孕12周

孕3月

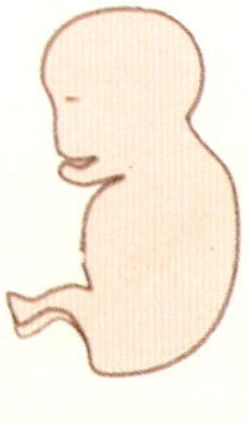

致畸物常作用的部位：

脑

第1节

孕9周 记得为宝宝建立档案

孕妈妈和胎宝宝的变化

09周

孕妈妈

由于子宫在迅速地扩张，孕妈妈可能第一次有腹部疼痛的感觉，这种情况在许多孕妇身上都曾发生过。这时你可能因为恶心和呕吐的原因不愿吃东西，在早孕反应很强烈时，要找些自己想吃的东西来吃。此时由于子宫成长壮大后压迫膀胱，孕妈妈排尿的次数可能会大大超过平时。

胎宝宝

胚胎大约有2.2厘米长，手指和脚趾间看上去有少量的蹼状物。胚胎的器官特征开始明显，各个不同的器官开始发育，各种复杂的器官都开始成长，牙床和腭开始发育，耳朵也在继续成形，胎儿的皮肤像纸一样薄，血管也清晰可见。从现在开始到20周，胎宝宝将迅速成长。

如何建立围产保健手册

● 及时建档很重要

建档一般是在怀孕3个月前后进行，建档的同时要做第一次产检。医院要求孕妈妈建立个人病历，主要是为了能够更加全面地了解孕妈妈的身体状况及胎宝宝的发育情况，以便更好地应对孕期的一切状况，并为以后的生产做好准备。

在建立孕妈妈保健手册（卡）时，应进行一次包括血常规、尿常规、肝功能、肾功能、B超、体格检查等项目的全面身体检查。有病史的孕妈妈还要加查心电图等项目。孕妈妈在办理好保健手册（卡）后，可到选定的医院建立病例档案。

● 建档需要带的证件

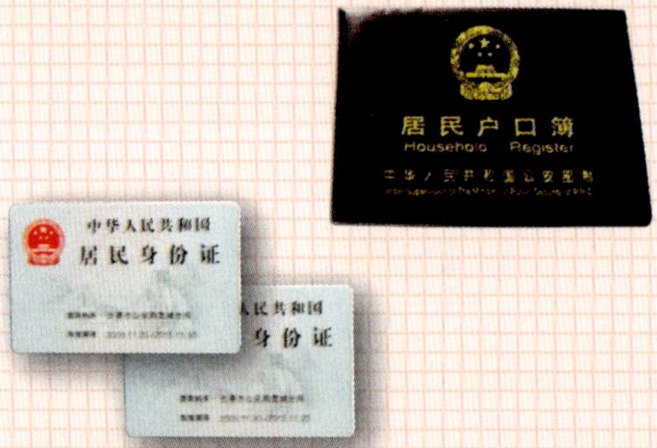

一般来说，建档需要带上身份证，参加医疗保险的需要带上社保卡，有的医院还要求带上准生证及社区出具的一些证明。不同医院的要求不尽相同，建档之前最好打电话咨询清楚，避免因遗漏证件而来回奔波。

小贴士

固定看一位专家或医生

建议孕妈妈在孕期的检查中，最好能够固定看一位专家或医生，这样医生就会针对你的个人情况，给出一些比较适合你的较好的建议。即使孕期出现突发情况，也能做到心中有数，积极应对。

一次办好准生证

男女双方均可办理准生证，只要双方证明齐全，哪一方办准生证都不是问题。需要注意的是，各地办理准生证所需材料、要求、流程可能会有差异，仅供参考。

● 备好所需证件

1.夫妻的户口本原件及复印件（需要复印户主页和本人页）。
2.夫妻的身份证原件及复印件（正反两面都要复印）。
3.结婚证原件及复印件。
4.夫妻双方近期1寸免冠照片各数张。

第一步

在丈夫户口所在地填写申请表格，并开具《婚姻状况证明》，盖上居委会和计生办的公章。

所需准备：夫妻双方各自的身份证、户口本、结婚证原件及复印件。

第二步

到妻子户口所在地开具《婚姻状况证明》，盖上居委会和计生办的公章。

所需准备：夫妻双方各自的身份证、户口本、结婚证原件及复印件，妻子的1寸近照，夫妻结婚证照片。

第三步

在到丈夫户口所在地计生办领取准生证，盖上居委会、计生办和丈夫档案所在处的公章。

所需准备：申请表格，夫妻双方各自的身份证、户口本、结婚证原件及复印件，夫妻双发的《婚姻状况证明》。

第四步

拿着领取到的准生证到妻子户口所在地居委会盖章。

所需准备：申请表格，夫妻双发各自的身份证、户口本、结婚证原件及复印件，夫妻双方的《婚姻状况证明》。

第2节

孕10周 缓解抑郁情绪

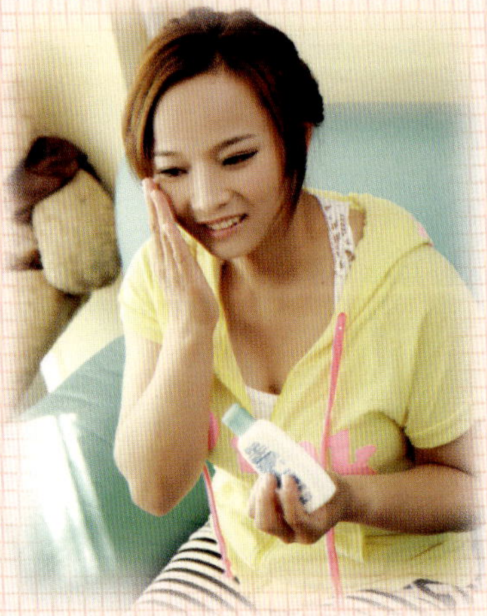

孕妈妈和胎宝宝的变化

10周

孕妈妈

孕妈妈的形象开始发生很大改变，乳房开始长大，你需要更换大一些的胸罩了，腰围也开始变大。此时孕妈妈的食欲突然改变，从前一直爱吃的东西却不爱吃了，一直不想吃的东西倒想尝一尝。鼻子变得敏感，有时会对平时没有任何反应的食品或气味产生一阵阵的恶心，尤其以早晨起床时最为严重。

胎宝宝

现在胎儿所有的器官、肌肉、神经都开始工作了。牙齿的原基已经出现，神经管鼓起，大脑在迅速发育，脑下垂体和听觉神经也开始发育。虽然仅从外表上还分不出男女性别，然而内、外生殖器官的原基已能辨认。手部从手腕开始变得稍微有些弯曲，双脚开始摆脱蹼状的外表，眼帘已能覆盖住眼睛。

孕期抑郁症小测验

是否抑郁，一测便知（在对应的症状前面打✓）

□	每天大部分时间对所有或大多数平时感兴趣的活动失去了兴趣
□	体重显著下降或增加（正常体重的5%），食欲显著降低或增加
□	每天失眠或睡眠过多，白天昏昏欲睡
□	每天精神亢奋或萎靡不振
□	每天感到疲劳，缺乏精力
□	每天感到自己没有价值，或者自罪自贬
□	每天注意力和思考能力下降，做决定时犹豫不决
□	脾气变得暴躁，经常发脾气
□	有反复自杀的意念或企图
□	认为永远不可能再有属于自己的私人时间
□	和朋友、邻居都很淡漠，几乎没有交往过
□	害怕离开家或独自在家

自我治愈抑郁小妙招

● 告诫法

想象着胎宝宝正在看着自己，告诉自己不要生气，凡事没有完美。

● 美容法

经常改变自己的形象，换一个发型，穿上自己喜欢的衣服，保持良好的心境。

● 协调法

每天和丈夫在宁静的环境中散散步，说说夫妻间的甜言蜜语。

● 呼吸法

当心情烦躁时深呼吸，放松全身，微闭双目，用鼻子慢慢吸气，以5秒钟为标准，再用10秒钟通过嘴慢慢呼气，反复呼吸3分钟，放松心情。

第3节

孕11周 准爸爸的爱

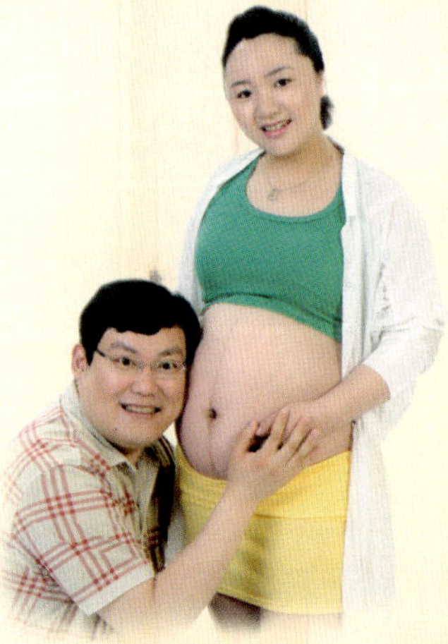

孕妈妈和胎宝宝的变化

11周

孕妈妈

你的情绪波动很大，刚刚脸上还是晴空万里，可能一会儿就变成乌云密布了；感到什么事情都懒得做，常为一些鸡毛蒜皮的小事而苦恼或烦躁不安。孕妈妈不必为这种变化莫测的情绪感到不安，因为这都很正常，这是孕期雌激素作用的结果。至于早孕反应的程度因人而异，有的很严重，有的孕妈妈反应不是很明显。

胎宝宝

此周胎儿的身长会达到4厘米，形状和大小像一个扁豆荚。胎儿的体重约10克，胎儿的眼皮开始黏合在一起，直到27周以后才能完全睁开。他（她）的手腕已经成形，脚踝发育完成，手指和脚趾清晰可见，手臂更长而且肘部变得更加弯曲。耳朵的塑造工作也已经完成，而且胎儿的生殖器官开始发育，胎盘已经很成熟，可以开始工作了。

准爸爸必修课

进入怀孕后期，孕爸爸的作用变得特别重要。为了安抚敏感的妻子，准爸爸必须更加细心地关怀，还要随时按摩妻子的身体和腿部，舒缓孕期不适，分担妻子的压力，这也是做准爸爸的责任。

● 给妻子按摩的最佳时间

一般来说睡觉前按摩的效果最佳，有助于孕妈妈松弛神经，改善睡眠。

● 贴心按摩的要诀

部位	方法
头部	1.双手放在头部两侧轻压一会儿，有助放松，然后用手指轻揉整个头部 2.双手轻按前额中央位置，向两侧轻扫至太阳穴 3.轻按眼部周围 4.双手轻按两颊，再向上扫至太阳穴 5.双手放在下巴中央，然后向上扫至太阳穴 6.将示指及中指沿着耳部四周前后轻按
肩背	1.双手按压在肩上，慢慢向下滑落至手腕位置 2.双掌放在肩胛中央位置，向外及往下轻压
手部	1.用手托着手腕，另一只手的指头轻按捏手腕至腋下 2.同样托着手腕，另一手上下扫拨手腕至腋下 3.双手夹着手臂，上下按摩手腕至腋下 4.最后轻轻按揉每只手指
脚部	1.用手托着脚掌，另一手的指头轻轻按捏小腿至大腿 2.同样用手托着脚掌，另一只手上下扫拨小腿至大腿 3.双手夹着脚部，上下按摩小腿至大腿 4.最后可轻轻按揉每只脚趾

第4节

孕12周 激动人心的第一次产检

孕妈妈和胎宝宝的变化

12周

孕妈妈

身体会有明显变化，阴道内乳白色的分泌物明显增多，乳房进一步增大、胀痛，乳晕、乳头出现色素沉着。同时小便频繁，腰部有压迫感。这个时期最容易发生流产，所以，孕妈妈做任何事情都必须量力而行，并要避免精神过度紧张，积极预防感冒及其他传染病。有半数以上的孕妈妈此时仍有早孕反应，同时也出现了胎动，会给你带来意外的喜悦。

胎宝宝

胎儿身长已达6厘米，体重达到14克。胎儿尾巴已经消失，躯干和腿都长大了，头部已经长出鼻子、嘴唇、牙根和声带等，已更像人的脸面，眼睛上已长出眼皮。胎儿开始产生吸吮、吞咽和踢腿的动作。此时胎儿的细微之处已经开始发育，他（她）的手指甲和绒毛状的头发已经开始出现。本周已能够清晰地看到胎儿脊柱的轮廓，脊柱神经开始生长。

产检的准备

序号	准备物件
1	身份证
2	围产保健手册
3	医疗保险手册
4	费用

小贴士

可以把宝宝的第一张B超片贴在妊娠日记本上。

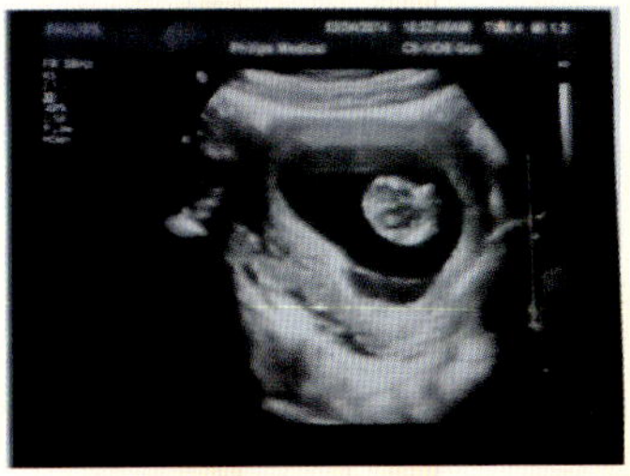

产检的项目

● 定期产检项目

年龄	职业	预产期
身高	体重	血压
宫高	腹围	胎心
月经史	孕产史	手术史
心电图	家族病史	丈夫健康状况

● 特殊产检项目

序　号	产检项目
1	尿常规
2	血常规（凝血功能、血型、甲乙丙肝抗体、艾滋病抗体、梅毒抗体、肝功能、风疹病毒、弓形虫抗体、巨细胞病毒）
3	阴道检查
4	颈后透明带扫描（NT）
5	绒毛活检

第5节

孕3月饮食营养

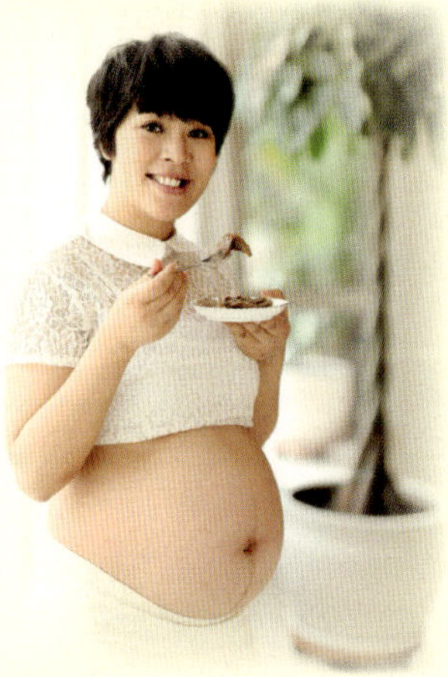

本月需要补充的营养

怀孕3个月还会有早孕反应出现，所以饮食一般以清淡、容易消化的食物为主。可以少食多餐，每一顿稍微少吃点，分成几顿吃，这样能促进吸收、降低早孕反应的刺激。

● 保证蛋白质的摄入

孕3月要尽量保证孕妈妈的蛋白质摄入量，可以多方面摄入，植物蛋白质和动物质蛋白都可以。

● 保证碳水化合物的摄入量

摄入量与上个月基本相同，脂肪可以动用人体的储备，但应保证碳水化合物的摄入量。可以将各种米、面、杂豆、薯类等五谷杂粮混合烹调，也可将谷类与蔬菜、水果混合制作，既有营养又能增加食欲。

● 不要忽视维生素

在妊娠早期如果缺乏维生素A、B族维生素、维生素C、维生素D、维生素E，可引起流产和死胎。所以不要忽视维生素的摄入。

● 补充叶酸仍是重点

孕3月仍然是胎儿脑发育的重点阶段，所以要继续补充叶酸，来降低胎儿神经管缺陷的发生率，可以补充叶酸片制剂，直到这个月结束。

由于天然的叶酸极不稳定，容易受阳光、加热的影响而发生氧化，长时间烹调会将其破坏，因此人体真正能从食物中获得的叶酸并不多。

小贴士

烹饪时要注意以下事项：买回来的新鲜蔬菜不宜久放；淘米时间不宜过长，不宜用力搓洗，不宜用热水淘米；熬粥时不宜加碱；做肉菜时，最好把肉切成碎末、细丝或小薄片，急火快炒；最好不要经常吃油炸食品。

吃什么 怎么吃

怀孕10～12周被称为“胚胎期”，如果孕妈妈缺乏营养，胎儿就不能正常地形成手脚的骨骼，易导致畸形。在这种情况下，早孕反应也会加重，而且容易导致流产。

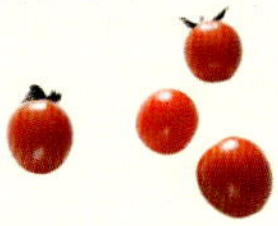

● 吃点粗粮

孕3月孕妈妈容易发生便秘，应增加膳食纤维含量较丰富的粗粮和蔬菜的摄取，如红薯、芹菜等。膳食纤维主要存在于蔬果类、豆类、全谷类和菌类中。

● 选择自己喜欢的食物

孕妈妈应尽可能选择自己喜欢的食物，不必刻意多吃或少吃什么。若妊娠反应严重，影响正常进食，可在医生建议下适当补充复合维生素片。同时，为保证蛋白质的摄入量，在有胃口的时候多补充些奶类、蛋类、豆类食物。孕吐严重的孕妈妈，如果食欲不佳，尽量选择自己想吃的食物。

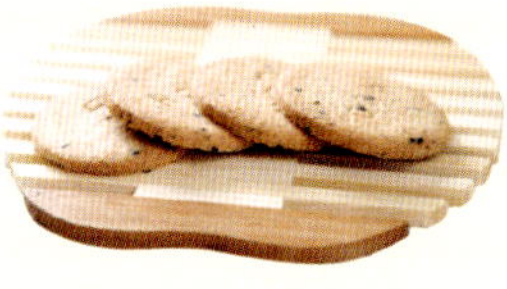

● 适当增加肉类和豆类食物

对孕妈妈来说，最容易缺乏的必需元素就是铁质。大部分孕妈妈都服用补铁口服液，但在孕早期尚不需要服用。最好的方法是通过食物补充，含铁较多的食物有鱼、贝类、牡蛎、豆类、黄绿色蔬菜和海藻类等。摄取以上食物的同时，最好进食富含蛋白质、B族维生素、维生素C的食物，因为这3种物质有助于人体吸收铁质。

● 准备一些小零食

零食的卫生是孕妈妈选择的首要条件，所以街边地摊上出售的各种小食品应该放弃；还有一些零食会对孕妈妈的身体造成不利影响，如高热量的冰激凌、太甜的小点心及经过防腐处理的罐头食品，这些都不应该被划在孕妈妈零食选择的范围之内。可以考虑用一些更加营养和天然的食品来当做零食，比如果汁、新鲜水果，番茄、黄瓜一类可以直接生吃的蔬菜等，小点心可以选择一些手工制作的美味饼干、核桃仁、花生等。总之，孕妈妈在怀孕期间是可以吃零食的，而且适当进食一些小食品可以安抚孕妈妈的情绪，对母体和胎儿的健康都有好处，只是吃零食时要以卫生、营养、健康和适量为原则。

● 饮食宜清淡

孕3月的孕妈妈膳食仍以清淡、易消化吸收为宜，要少吃油腻的食物，应尽可能选择自己喜欢的食物，为保证蛋白质的摄入，可适当多补充一些奶类、蛋类、豆类、坚果类、鱼肉、贝类食物。

不宜吃的食物

● 太咸的食物

从现在开始，需要减少食盐摄入量，因为食盐中含有大量的钠。在孕期，如果体内的钠含量过高，血液中的钠和水会由于渗透压的改变，渗入到组织间隙中形成水肿。正常情况下，每日的盐摄入量以5~6克为宜。

● 长时间熬制的骨头汤

动物骨骼中所含的钙质，不论多高的温度也不能溶化，过久烹煮反而会破坏骨头中的蛋白质。骨头上的肉熬久后，肉中的脂肪会析出，增加汤的脂肪含量。

● 生鱼片

有的孕妈妈经常食用生鱼片来补充营养。其实孕妈妈最好是少食或不食生鱼片、生肉类食品。因为这类食品所含的营养不易吸收，且未经过烹饪，病菌也不易被杀死，对胎儿和孕妈妈都不利。

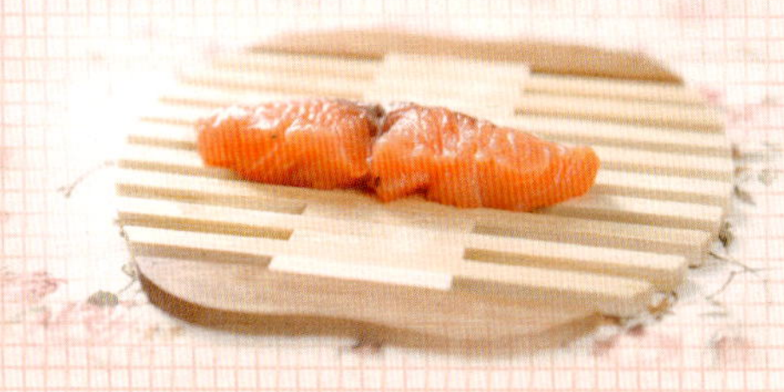

● 方便面、饼干

有的孕妈妈因为工作比较繁忙，经常吃方便面、饼干之类的方便食品。这样其实对孕妈妈和胎儿都极为不利。方便食品含有一些食品添加剂，营养也不全面，如果在孕早期长期缺乏脂肪酸，会严重影响胎儿大脑的发育。

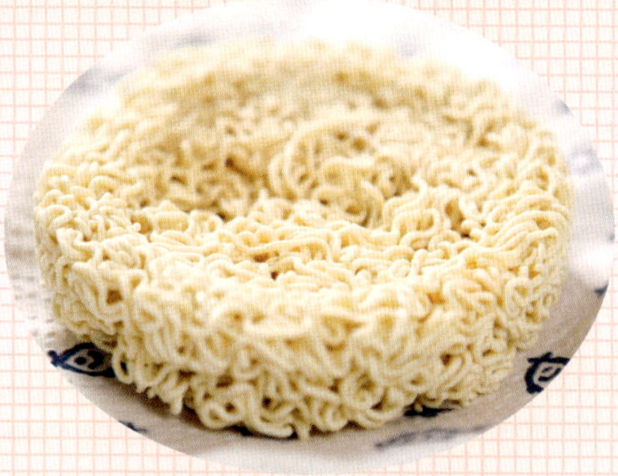

● 辛辣有刺激性的食物

有的孕妈妈喜欢吃非常辛辣的食物，觉得这样可以开胃。其实这样不好，辛辣刺激性食物经消化吸收后，可从胎盘进入胎儿的血液循环中，妨碍胎儿的生长发育或直接损害某些器官，如肺、支气管等，从而导致胎儿畸形或患病。

孕3月营养食谱

煎鳕鱼

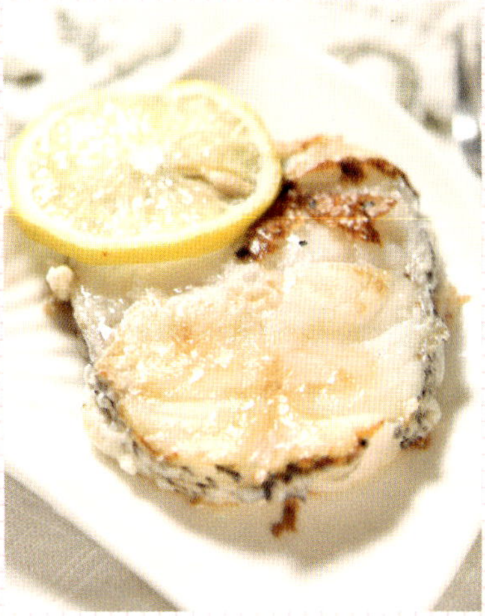

[材料]

鳕鱼400克，鸡蛋1个，柠檬汁、淀粉各适量。

[制作]

1 将鳕鱼洗净，切块。

2 鳕鱼块内加入盐腌制片刻，挤入少许青柠檬汁。

3 将备好的鳕鱼块裹上蛋清和淀粉。

4 锅内放油烧热后，放入鳕鱼煎至金黄色，装盘时点缀柠檬片即可。

青瓜拌玉米笋

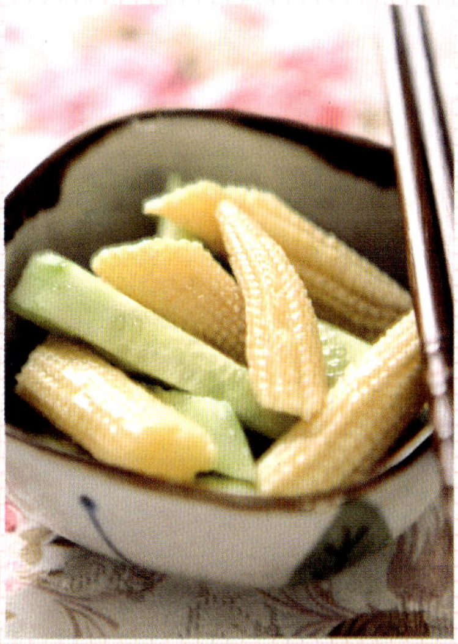

[材料]

玉米笋罐头1罐，黄瓜1根，盐1小匙，葱油2小匙。

[制作]

1 将罐装玉米笋倒出，用清水冲洗干净，用沸水焯熟，捞出控水；黄瓜洗净，去皮，切粗条。

2 将玉米笋、黄瓜条、盐、葱油拌匀入味，即可食用。

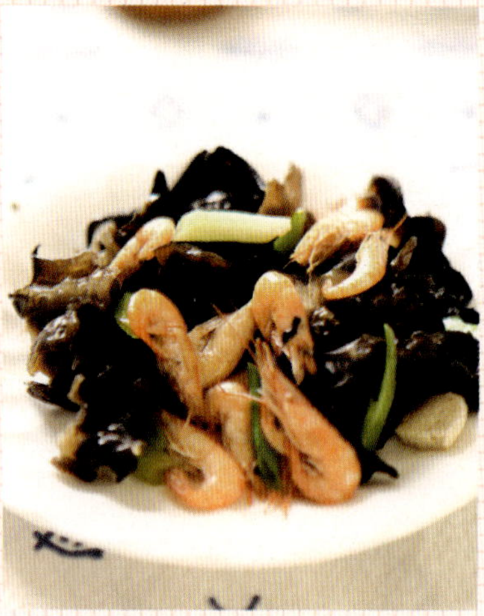

木耳香葱炒河虾

[材料]

小河虾150克，干木耳50克，香葱2棵，盐1小匙，香油少许，植物油2大匙。

[制作]

1 小河虾用清水洗干净，除去泥沙杂质，用沸水焯熟，捞出控水；木耳用清水泡发，去蒂洗净，撕小朵；香葱洗净，切段。

2 炒锅烧热，加植物油，六成热时放入葱段爆香，再加入小河虾、木耳翻炒，加入盐翻炒入味，出锅前淋香油即可。

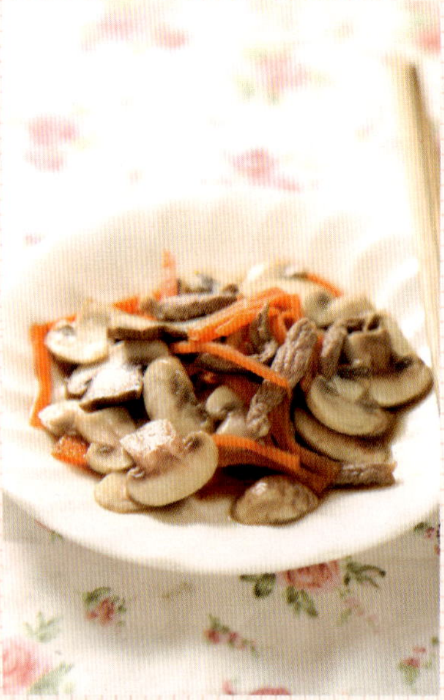

蚝油牛肉

[材料]

口蘑150克，牛肉200克，胡萝卜半根，蚝油、酱油各2小匙，料酒1小匙，姜丝、香油各少许，高汤、淀粉各适量，植物油2大匙。

[制作]

1 口蘑洗净，切片；胡萝卜洗净，切丝；牛肉切细丝，加少许酱油与淀粉，拌匀上浆。

2 炒锅烧热，加植物油，三成热时放入牛肉丝炒散，捞出沥油。

3 锅中下入姜丝爆香，再下入胡萝卜丝、口蘑片，接着放入牛肉丝、高汤、蚝油、酱油、料酒翻炒，出锅前勾芡，淋入香油，即可食用。

菜叶包饭

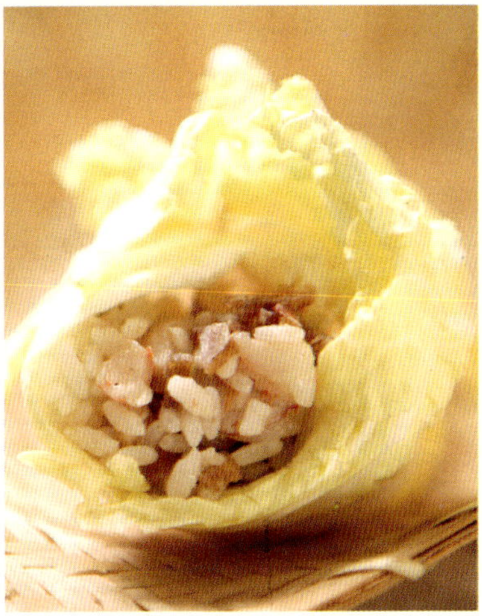

[材料]

大米150克，腊肠、瘦猪肉、香菇、虾仁各适量，大白菜叶1张，植物油1大匙，酱油、盐各适量。

[制作]

1 将大米用清水淘洗干净，焖成米饭；大白菜叶洗净。

2 将腊肠、瘦猪肉、香菇、虾仁切成细末，加酱油、盐炒熟。倒入焖好的米饭，翻炒均匀后，用大白菜叶包好，即可食用。

鸡肉炒三丁

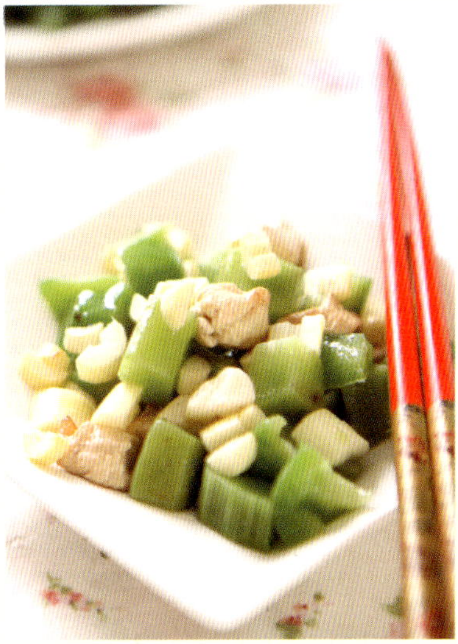

[材料]

鸡胸脯肉200克，笋、莴笋各1根，青辣椒、鸡蛋各1个，酱油、醋各1小匙，泡辣椒末1大匙，盐2/5小匙，姜末、蒜泥、葱花、水淀粉、盐各适量，高汤5大匙，植物油500克（实耗30克）。

[制作]

1 鸡蛋取蛋清；鸡胸脯肉切小块，用盐、蛋清、水淀粉抓匀上浆；笋、莴笋削去外皮，切丁；青辣椒洗净，去蒂、去籽，切丁。

2 盐、酱油、醋、高汤、水淀粉调成芡汁。

3 炒锅烧热，加植物油，四成热时放入鸡块滑散，放入笋丁、莴笋丁炸熟，捞出沥油。

4 锅中留少许底油，放入泡辣椒末爆香，再加姜末、蒜泥炒出香味，然后放入鸡肉丁、笋丁、莴笋丁、青椒丁、葱花翻炒均匀，即可食用。

第6节

孕3月保健要点

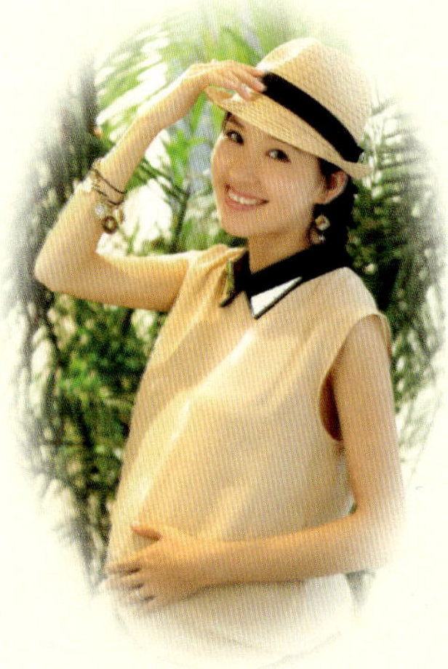

日常生活应注意

这个月，孕妈妈的阴道分泌物往往增多，应注意外阴清洁，每天用清水擦洗，保持局部的卫生。此外，还容易发生便秘或腹泻。这个月最容易发生流产，因此，日常生活中做事时不要劳累过度，防止腹部受到压迫。即便早孕反应较少，也不要逞强去做激烈的体育活动。这个时候是胎宝宝最易致畸时期，孕妈妈们谨防各种病毒和化学毒物的侵害。如果胃口不好，要吃得精，饮食上要清淡、爽口，多吃蛋白质含量丰富的食物及新鲜水果、蔬菜等。如果呕吐得厉害，要去医院检查，可以采用输液治疗。如果感到腰酸、腰痛，可吃一些阿胶，将10克阿胶与适量白一起糖加水蒸食。

孕妈妈不要穿紧绷的衣服

孕3月不要穿腰部紧绷的裙子，也不能像平常一样穿牛仔裤。不要认为这并不要紧，当你勉强拉上拉链，会使整个身体紧绷。怀孕并非普通发胖，而是腹中的胎宝宝在不断地成长。绝对不要勉强穿着过紧的衣服。压迫腹部，会导致下半身水肿，而更严重的是影响胎宝宝的发育。

孕妈妈应注意晒太阳

要经常开窗通风，以保持室内空气新鲜，但应避免大风吹。孕妈妈还应经常晒太阳，以便身体对钙、磷等重要元素的吸收和利用。天气好时，可到室外多走动，接触阳光。天气不好时，也可在室内有阳光的地方接受日光照射。冬季每天至少应晒太阳半小时以上。

不宜进行性生活

在怀孕前3个月，胎盘还没有分泌出足够的孕激素，胚胎组织附着在子宫壁上还不够牢固，若在此期间性交，可引起盆腔充血、机械性创伤或子宫收缩而诱发流产。怀孕4个月后，胎宝宝发育快，羊水量增多且张力加大，过多或粗暴的性交可使胎膜破裂，羊水流出而流产。

口腔卫生很重要

孕妈妈如果有口腔疾病，不仅容易引起并发症，而且会影响胎儿发育，为了自己和胎儿的健康，请孕妈妈注意口腔护理。

● 做好口腔检查

孕妈妈除了要做常规的血常规检查、尿常规检查、肝肾功能检查、超声检查外，最好还要进行口腔检查。当孕妈妈进入妊娠期的时候，很容易发生口腔疾病，不仅会引起并发症，还会影响胎儿的正常发育。另外，为了保护胎儿，孕妈妈不能用药，这会加大口腔疾病给孕妈妈带来的痛苦。为了妈妈和宝宝的健康，请注意口腔护理。

● 使用软毛牙刷

很多孕妈妈不重视刷牙这样的小事。有些孕妈妈抱怨道："刷牙时稍微一用力就会出血。而如果不用力，牙齿上便会残留牙石或软垢。"其实这种情况并不难解决，孕妈妈只要用软毛且刷头小的牙刷及温水即可。

● 保持口腔卫生

1.早晚必须各刷一次牙，餐后及时用漱口水漱口。刷牙可根据自己的情况来选择牙膏，如果有龋齿，要选用含氟或含锶的牙膏；齿龈出血、水肿者，宜选用能消炎止血的药物牙膏；若是由于吃酸性零食过多而引起牙齿过敏，可以嚼含川椒粒，或者选用脱敏牙膏。

2.在孕期经常去口腔科进行检查，彻底洗牙。如果有龋齿、牙龈炎、牙周炎，应及早进行治疗。

3.如果患有口腔炎、口角炎，应充分摄取维生素B_2；牙龈出血，多吃富含维生素C的食物。

4.当需要拔牙时，时间一定要在怀孕的3个月以后、7个月进行。因为在怀孕的头3个月拔牙，容易加重孕吐，甚至诱发流产；而在怀孕7个月后，因身体笨重不便与医生配合，而且有引发早产的可能。不是治疗上必须拍时，一定不要拍牙齿X光片。必须拍时，应在腹部围上"铅橡皮围裙"，以防放射线危害孕妈妈和胎儿。

5.平时可做上下叩齿动作。这样不仅能增强牙齿的坚固性，同时可增加口腔唾液分泌量，其中的溶菌酶具有杀菌、洁齿作用。

● 不要使用药物

孕妈妈如果牙齿出现病症，要避免的药物有镇静剂、止痛药、抗生素，尤其是四环霉素，它会导致胎儿的牙齿生长发黄。无论使用何种药物，都必须听从医生的建议。

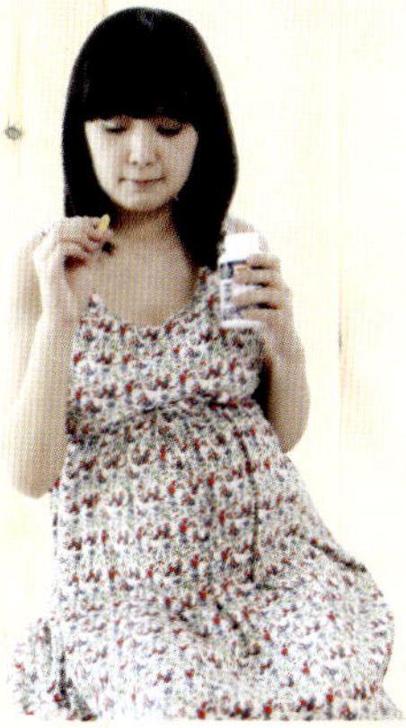

第7节

孕3月 胎教小课堂

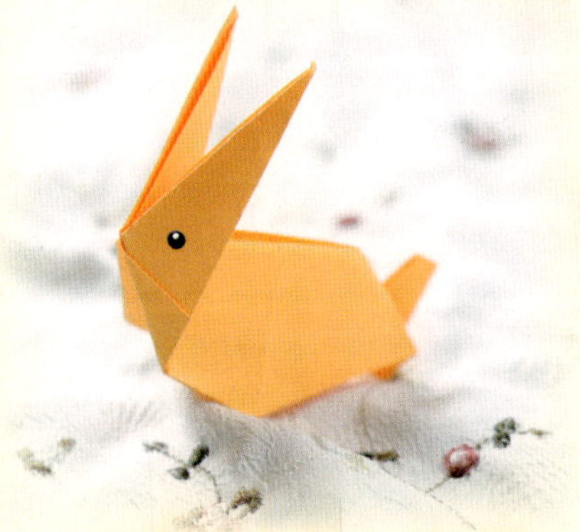

进行美学胎教

可以布置几幅小的风景图，放上几个色彩淡雅的靠垫。

简单的布置可以改变心情。布置的原则是色调简单、典雅优美，建议可以在居室放一束鲜花，给人生机盎然之感。

做自己喜欢的事情

保持平和、宁静、愉快和充满爱的心理，感觉到幸福安心，是胎教的意义所在。

在孕妈妈情绪不好时，可以考虑做一些自己喜欢做的事情。比如听音乐、做手工、唱歌等。不要勉强自己做不喜欢的事情，这样不利于坏情绪的排解。

适当做做手工

孕妈妈可以在孕期学做一些情趣手工。

比如剪纸，贴画，也可以做一些实用的日常用品，比如婴儿袜子、婴儿帽等。

开始抚摸胎教

进行抚摸胎教时，如能配合对话胎教等方法，效果会更佳。

抚摸胎教须定时进行，开始时每周3次，以后逐渐增多，每次5～10分钟。抚摸时动作要轻柔、舒缓，不能用力太强。如果胎儿反应太过强烈，如用力挣脱蹬腿，应立即停止抚摸。

适当做些家务

孕期只静不动不可取，运动要适度，要有选择，并且要感觉愉快才是最好。散步依然是最好的运动胎教方式。

这一阶段，孕妈妈应该已经习惯早孕反应所带来的不适，还在继续工作的孕妈妈要一边克服早孕反应，一边注意自己的身体。例如，不要提重物、不要匆忙赶车、不要过于疲劳、不要让自己受寒，使胎儿有个良好的生长环境。但是孕妈妈可以适当做些家务，劳动可以改善睡眠、增加食欲、增加体力、预防过胖、减少便秘。

第五章

孕4月

进入舒心的孕育阶段

孕4月计划一览表

月计划	执行方案	备注
适度运动	在孕中期孕妈妈开始感到精力有所恢复，原来十分疲惫的身体开始有些活力了。此时可以适当打乒乓球、打排球、快步走、慢跑等	锻炼的前提是孕妈妈没有先兆流产现象，身体素质不错，否则一定要请教医生
预防水肿	需要减少食盐量，控制钠的吸收	从现在开始预防可减轻中期水肿痛苦
预防阴道炎	应注意保持外阴部的清洁。内裤应选用纯棉织品，并每天用温和的皂液清洗阴部，内裤洗净后最好在日光下晒干	
补充营养	注意均衡饮食，保证充足的蛋白质、多种维生素、钙、铁等营养素的供给	
控制体重	孕期在补充营养的同时也要注意避免体重增加过快或过多	便于孕妈妈产后恢复美丽容颜和健康体形

孕4月

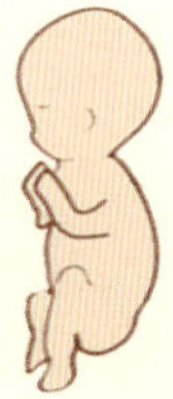

致畸物常作用的部位：脑

第1节

孕13周 你已经是个标准孕妇了

孕妈妈和胎宝宝的变化

13周

孕妈妈

孕妈妈的基础体温仍然保持升高的状态，出现小便频繁、便秘，腰部有沉重感。乳头及外阴部位色素沉着加重，白带显著增多。腹部从肚脐到耻骨会出现一条垂直的妊娠纹，脸上会出现黄褐斑，这是怀孕的特征，在分娩结束后就会逐渐淡化或消失。到了12周，孕妈妈发生流产的机会也相应地减少了。

胎宝宝

胎儿的大脑体积越来越大，占了整个身体的一半，胎儿成长的关键器官也将在这两周内完成。胎儿现在大约7厘米长，手指、脚趾已经完全分开，一部分骨骼开始变得坚硬，并出现关节雏形。从牙齿到指甲，胎儿都在快速生长着，时而踢腿，时而舒展身姿，看上去好像在跳水上芭蕾。

不容忽视的各种疼痛

孕妈妈在孕早期可能会有一些轻微的头痛、腹痛等现象，这些都是正常的妊娠反应。但在孕中、晚期出现的疼痛孕妈妈应该引起重视。

疼痛	具体内容
头痛	孕3月后出现头痛，伴有血压升高、水肿严重的情况应该及时就医
胸痛	发生于肋骨之间的胸痛，可能是由于缺钙或膈肌抬高所致，可适当补钙
腹痛	下腹两侧的抽痛是由于子宫圆韧带拉扯而引起的，没有什么危险，可以不用在意。但如果是下腹感觉到规则的收缩且疼痛，就要怀疑是不是由于子宫收缩引起的腹痛，要尽快就医，确诊是否为流产前兆
腰背痛	这是孕妈妈为了调节身体平衡，过分挺胸而造成的。所以孕妈妈要适当减少站立，经常变换体位，适当活动
骨盆区痛	随着子宫的增大，骨盆关节韧带处于被压迫牵拉的状态，常会引起疼痛，这种疼痛一般在休息后即可减轻
腿痛	孕妈妈有时会感到腿痛，这种腿痛一般是腿部肌肉痉挛引起的，往往是因为缺乏钙质或B族维生素所致
臂痛	孕晚期，当孕妈妈把胳膊抬高时，往往感到一种异样的手臂疼痛感，这是由于压迫脊柱神经的缘故。孕妈妈平时应避免做牵拉肩膀的运动和劳动

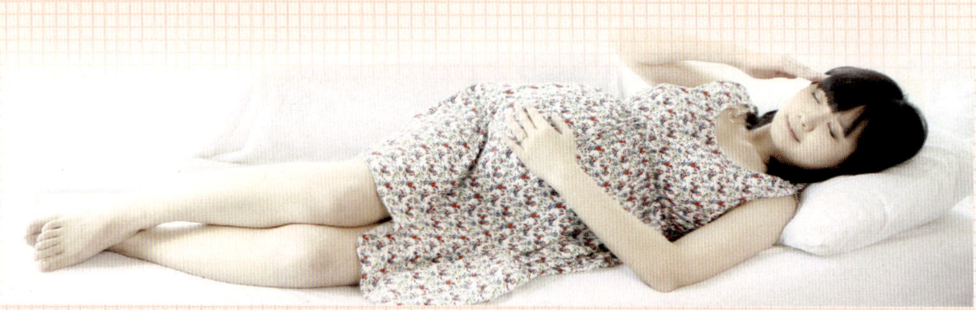

第2节

孕14周 孕妈妈可以快乐出游

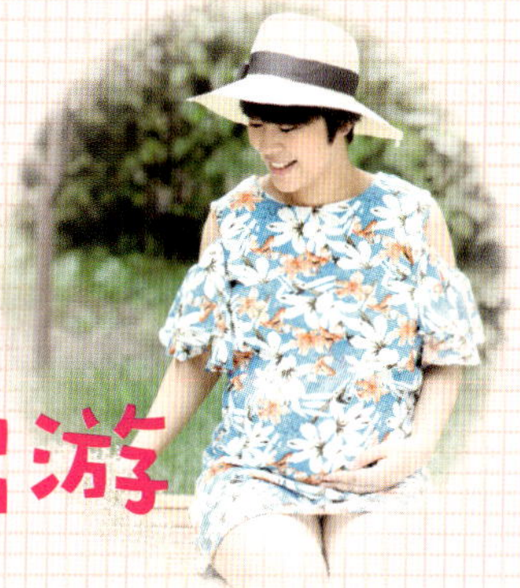

孕妈妈和胎宝宝的变化

14周

孕妈妈

腹部变大了，乳房更加胀，乳晕与乳头颜色更暗。腰部也会感到酸痛，腿足水肿。此外，阴道黏膜增厚，分泌物增多，而且容易便秘或腹泻。此时需要穿孕妇装了，还要经常做些适当的运动，比如可以有目的地做一些孕妇操，每天还可以让老公陪你一起散散步，因为这是最安全的运动。

胎宝宝

胎儿身长大约9厘米，体重比上周稍有增加。额部更为凸出，两眼之间的距离拉近了，眼睑仍然紧紧地闭着。肝脏开始工作，肾脏日渐发达，血液循环开始进行。随着生殖器官的发育，男女生殖器官的区别更加明显，男婴开始形成前列腺，而女婴的卵巢从腹部移到骨盆附近。

临行前的准备工作

孕妈妈如果考虑出游，外出前一定要接受一次产前检查，即便之前已经做过检查，出游的前1～3天还是要重复检查一次，因为宫腔和胎宝宝的变化是非常迅速的。另外，外出时病历最好随身携带，如果不幸在途中发生意外，病历记录将会更方便当地医院和医生做出准确诊断，并有针对地进行救护。

● 第一步：地点规划

国内

建议孕妈妈选择车程不要太远、交通方便、就近就能找到医疗单位的旅游景点。

国外

建议选择飞行时间不超过5个小时的地点。打算参加团体旅游的孕妈妈，必须先询问旅行社行程内容，如果行程太过紧凑或有较刺激的水上活动就不适合参加。

● 第二步：交通规划

开车

如果是家人自行开车，每隔一段时间最好停下来，让孕妈妈下车走一走，活动一下筋骨，及时去洗手间。

搭机

在可以解开安全带时，孕妈妈最好站起来伸伸腰、活动活动腿脚，让自己保持比较舒适的状态。

● 第三步：饮食规划

外出旅游时，最好自行准备开水，不要喝太多的冷饮。避免食用生食，更要特别注意食物的新鲜度。

● 第四步：住宿规划

宜选择舒适、干净的宾馆。晚上回到宾馆后将腿部用棉被略微垫高或用温热的水泡泡脚，促进血液循环，消除腿部疲劳。

● 第五步：衣着孕备

孕妈妈外出旅游时，应穿着吸汗、透气、宽松的衣服，最好挑选比较利于活动的裤装。另外，要选择一双舒适的旅游鞋。

● 第六步：备足日常用药

可以准备一些医生许可的肠胃药、蚊虫咬伤药膏等。

● 第七步：充分的心理准备

如果旅行中出现严重的身体不适，必须尽快就医。孕妈妈旅行必须有人陪同，有什么状况随时有人协助。

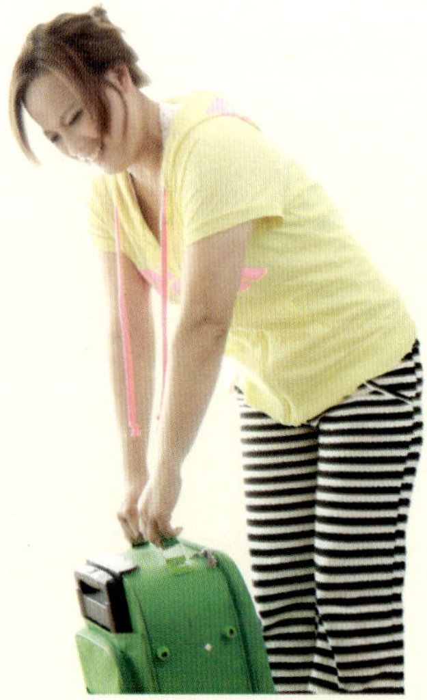

第3节

孕15周 保持平和的心态

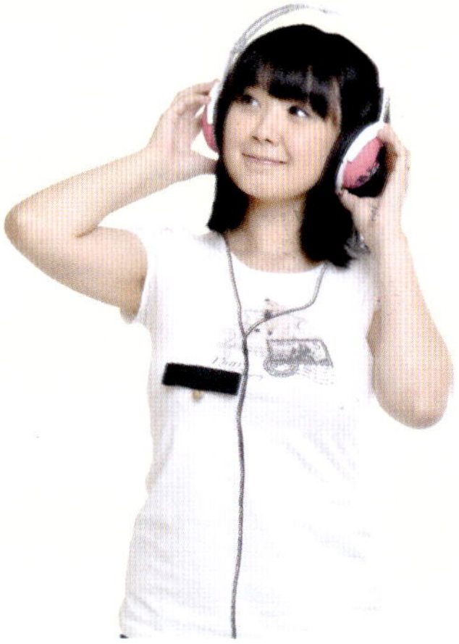

孕妈妈和胎宝宝的变化

15周

孕妈妈

孕妈妈阴道白带增多，含有乳酸菌、阴道脱落上皮细胞和白细胞等。由于孕妇体内的雌激素水平较高，盆腔及阴道充血，因此白带增多是非常正常的现象。这时应注意避免使用刺激性较强的肥皂。若分泌物量多且有颜色，性状有异常，应即时去医院检查。

胎宝宝

胎儿身长9.3～10.3厘米，体重达50克。已经出现指纹。胎儿皮肤增厚，变得红润有光泽，有了一定的防御能力，有利于保护胎儿的内脏器官。胎儿心脏的搏动更加活跃，外生殖器已经可以分辨男女。骨骼进一步发育，肌肉逐渐结实，加上羊水增多，因此，婴儿的手脚已经能在羊水中稍微活动了。

“吃”走四种坏心情

孕妈妈的情绪、心理与饮食习惯、营养摄入有着密切关系，只要注意吃得对、吃得好，远离怒、疑、懒、悲等坏情绪很简单。

● 愤怒

吃得过多或肉类与糖类食用过多，易使人焦虑、烦躁、易怒。而玫瑰花、莲藕和萝卜等食物有顺气的作用，可使人摆脱不良情绪的影响，还能缓解生气带来的胸闷、气逆、腹胀、失眠等症状。

● 多疑

吃得过少、长期吃素或锌摄入不足，易使人多疑、抑郁、情绪不稳定。孕妈妈可以多喝一些绿茶，多吃蔬菜。此外，吃一些零食也可以缓解多疑的症状。

● 懈怠

食盐过多、体酸、缺铁都会使人反应迟钝、懒散。孕妈妈应注意饮食规律，多吃富含铁与维生素C的食物，可以保持良好的状态。

● 抑郁

营养匮乏、缺乏色氨酸是诱发抑郁症的重要原因。孕妈妈可以多喝富含氨基酸的鸡汤；通过食物多补充维生素C；每日摄取食物种类宜多，最好不少于20种；多吃香蕉、葡萄、苹果、橙子等能给人带来轻松、愉快情绪的水果。

小贴士

维生素C的摄入量

维生素C是人体需要量最大的一种维生素。成人每日供给80～90毫克能够满足需要，孕妈妈在此基础上需要再增加20～40毫克，即孕妈妈维生素C的摄入量每日为100～130毫克。

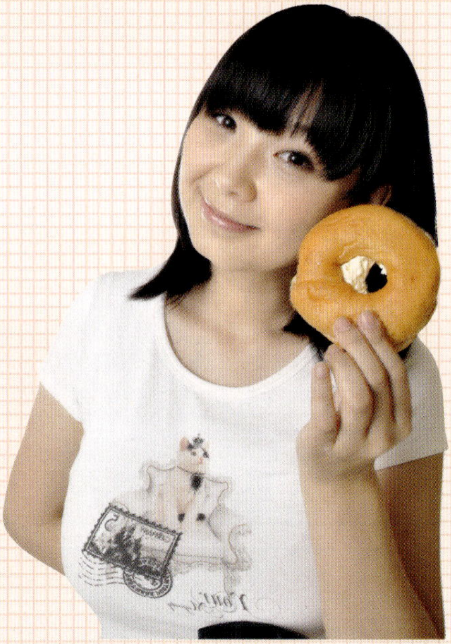

第4节

孕16周 奇妙的胎动

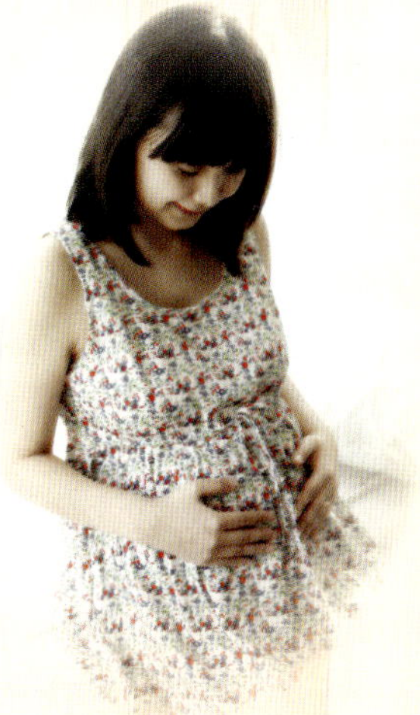

孕妈妈和胎宝宝的变化

16周

孕妈妈

下腹部膨隆，感觉下坠，常常有心慌、气短的感觉，甚至便秘。血红蛋白下降，到第16周，子宫底的高度处在耻骨联合与肚脐之间。这时，阴道分泌物仍较多，腰部沉重感强，便秘、尿频等现象依然存在。此外，孕妈妈还可发生头痛、痔疮、下肢和外阴静脉曲张等症状。一般情况下，从本周起孕妈妈就可以感受到第一次胎动。

胎宝宝

胎儿身长已达11.5厘米，体重也达80克。皮肤上覆盖了一层细细的绒毛，这层绒毛通常出生时就会消失。胎儿的眉毛、头发迅速生长，头发的纹理密度和颜色在出生后都会有所改变。随着胎盘功能的逐步完善，胎儿的发育加速，羊水量从这个时期开始快速增加。胎儿在子宫里开始能做许多动作，如握紧拳头、眯着眼睛斜视、皱眉头等，并且开始吸吮自己的大拇指。

什么是胎动

怀孕满4个月后，即从第5个月开始，孕妈妈可明显感到胎宝宝的活动。胎宝宝在子宫内伸手、踢腿、冲击子宫壁，这就是胎动。胎动的次数并非恒定不变，孕28～38周是胎动活跃的时期，以后稍减弱，直至分娩。胎动正常，表示子宫和胎盘功能良好，输送给胎宝宝的氧气充足，胎宝宝在子宫内健康的成长发育。

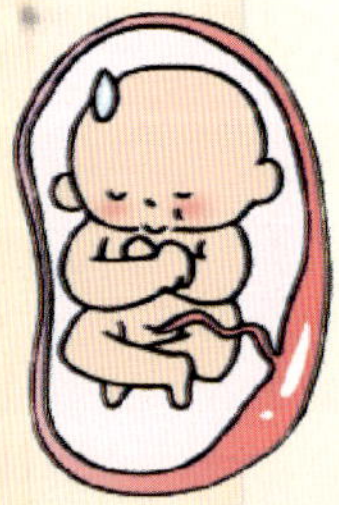

怎样数胎动

方法	事项
计算10次胎动所需的时间	孕妈妈早上起床后就开始测量胎动，数胎动时，可以照常地上班、做家务。有些孕妈妈1小时就有可能有10次胎动，也有可能到一天才有10次。如果到了晚上都没有10次胎动的话，建议马上去医院检查
记录每天的胎动次数	每天早上8点开始记录，每感觉到一次胎动，就记录1次，累计10次后，就不再做记录。如果到晚上8点，胎动次数都没有达到10次的话，建议你尽快去医院检查
计算固定时间内的胎动次数	孕妈妈每天测试3小时的胎动，分别在早上、中午、晚上各进行1次。将所测得的胎动总数乘以4，作为每天12小时的胎动记录。如果每小时少于3次，则要把测量的时间延长至6小时以上
晚饭后的测量	孕妈妈在晚饭后7～11点测量胎动次数，观察出现10次胎动所需要的时间。如果超过3小时，胎动的次数达不到10次的话，就需要尽快去医院检查
累计白天的记录	孕妈妈在整个白天，大约早上8点到晚6点，能够有10次胎动的话，就可放心了，这是最简单的方法

第5节

孕4月饮食营养

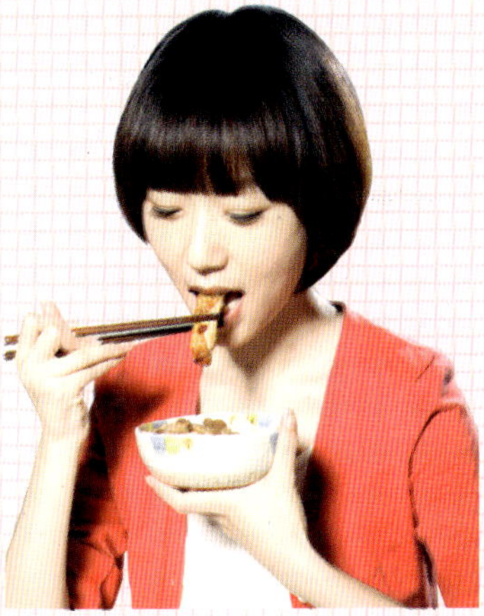

本月需要补充的营养

怀孕4个月开始，胎儿平均每天体重增加10克。这时应考虑在三餐之外，再加些其他食品作为辅助，以保证充足的营养供给。

● 维生素A适量摄取

维生素A可以帮助细胞分化，对眼睛、皮肤、牙齿、黏膜的发育是不可缺少的，但是摄取过量也会导致唇腭裂、先天性心脏病等缺陷。孕妈妈应购买孕妇专用的综合维生素A。富含维生素A的食物有胡萝卜、鱼肝油、猪肝等。

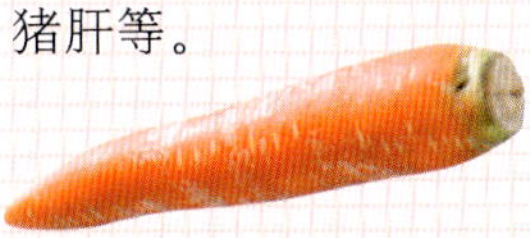

● 摄入足够的钙

这个月胎儿开始长牙根，需要大量的钙元素。若钙的摄入量不足，孕妈妈体内的钙就会向胎体转移，从而造成孕妈妈小腿抽筋、腰酸背痛、牙齿松动等症状，胎儿也往往牙齿发育不健全。奶和奶制品是钙的优质来源，而虾皮、海带、大豆等也能提供丰富的钙质。

● 要增加摄入锌、铁

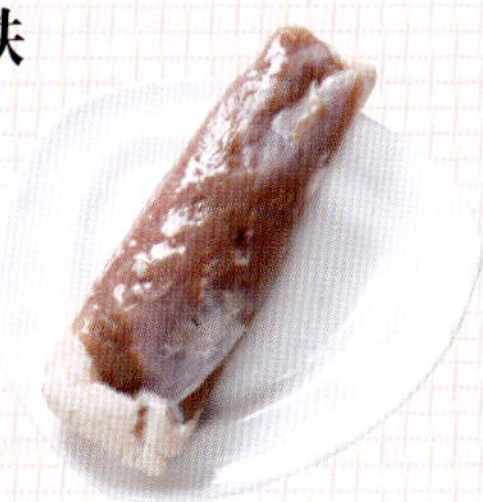

缺锌会造成孕妈妈味觉、嗅觉异常，食欲缺乏，消化和吸收功能下降，免疫力低下。孕妈妈可以观察自己是否出现了上述症状，或是观测症状的轻重程度，来决定需要补充哪种矿物质或微量元素。

含锌量较高的主要是牡蛎和生蚝，而口蘑、芝麻等食物锌含量也不低。补锌也要适量，每天膳食中锌的补充量不宜超过20毫克。

铁是组成红细胞的重要元素之一，所以，本月尤其要注意铁元素的摄入。食物中铁含量以肝脏为最多，其次为血、心、肾、木耳、瘦肉、蛋、绿叶菜、小白菜、雪里蕻、芝麻等。

吃什么 怎么吃

食物名称	食物功效
麦　片	麦片不仅可以让孕妈妈一上午都精力充沛，而且能降低体内胆固醇的水平。不要选择那些口味香甜、精加工过的麦片，最好是天然的、没有任何糖类或其他添加成分在里面的麦片
脱脂牛奶	怀孕的时候，孕妈妈需要从食物中吸取的钙大约比平时多1倍。多数食物的含钙量都很有限，因此孕期喝更多的脱脂牛奶就成了孕妈妈聪明的选择
瘦　肉	铁在人体血液转运氧气和红细胞合成的过程中起着不可替代的作用。孕期孕妈妈的血液总量会增加，以保证能够通过血液供给胎儿足够的营养，因此孕期对于铁的需求就会成倍地增加。如果体内储存的铁不足，孕妈妈会感到极易疲劳。通过饮食补充足够的铁就变得尤为重要。瘦肉中的铁是供给这一需求的主要来源之一，也是最易于被人体吸收的
全麦饼干	这种小零食有很多用途：早上孕妈妈可以在床上细细地咀嚼它，能够非常有效地缓解孕吐反应；上班的路上，在车里吃上几块，可以帮助孕妈妈打发无聊的时间；办公室里当孕妈妈突然有了想吃东西的欲望，它就在孕妈妈身边，食用方便而且不会引人注意
柑　橘	尽管柑橘类的水果里90%都是水分，但其中仍富含维生素C、叶酸和大量的纤维，能帮助孕妈妈保持体力，防止因缺水造成的疲劳
豆制品	对于那些坚持素食的孕妈妈，豆制品是一种再好不过的健康食品了。它可以为孕妈妈提供很多孕期所需的营养，例如蛋白质
全麦面包	把孕妈妈每天吃的精粉白面包换成全麦面包，就可以保证每天20～35克纤维的摄入量。同时，全麦面包还可以提供丰富的铁和锌
坚　果	坚果所含的脂肪对于胎儿脑部的发育是很重要的，孕妈妈适量吃些坚果绝对有好处。但坚果的热量比较高，因此每天应将摄入量控制在28克左右。还有一个特别需要注意的地方，如果孕妈妈平时有过敏现象，最好避免食用某些容易引起过敏的食物，例如花生
菜　花	吃这种蔬菜真是好处多多：它不仅营养丰富，而且健康美味；富含钙和叶酸，以及大量的纤维和抵抗疾病的抗氧化剂；内含的维生素C，还可以帮助孕妈妈吸收其他绿色蔬菜中的铁

不宜吃的食物

● 节食

有些年轻的孕妈妈害怕孕期发胖影响形体美观，或者担心胎儿太胖，生育困难，于是就节制饮食，尽量少吃。这样的做法是十分有害的。妇女怀孕后，新陈代谢变得旺盛，与妊娠有关的组织和器官也会发生增重变化。孕妈妈需要的营养较孕前大大增加，先天的营养对胎儿生命力至关重要。若营养供应不足，就会给胎儿带来发育障碍，甚至导致早产、流产、死胎的严重后果。

而对孕妈妈来说，也会造成贫血、腰酸腿痛、体弱多病等。因此，孕妈妈万万不可随意节食，而应做到合理搭配饮食，不挑食、不偏食，这样才能满足妊娠期营养的需求。

● 吃得过饱

这个月，孕妈妈的妊娠反应减小，食欲增加。但须注意：再营养、再可口的食物也不能一次吃得过多、过饱，否则会增加孕妈妈胃肠道、肝脏及肾脏的负担，也会给胎儿带来不良影响。

● 喝水过多

怀孕后，自身和胎儿都需要水分，因而孕妈妈会比孕前摄取更多的水。但是，孕妈妈喝水也是有限度的。若喝水过多，就容易引起或加重水肿。一般而言，孕妈妈每天喝1～1.5升水为宜，不应超过2升，具体饮水量则要根据不同的季节、气候、地理位置及孕妈妈的饮食等情况酌情增减。到了孕晚期，应控制饮水量，每天在1升以内为宜。

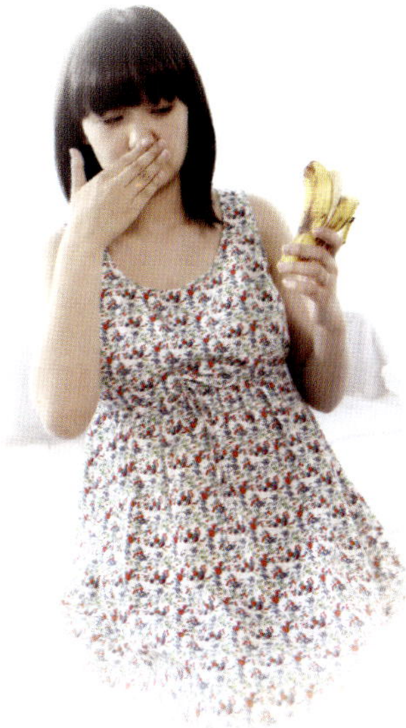

小贴士

日常生活要注意

日渐隆起的腹部也给孕妈妈的日常生活带来不便。所以，孕妈妈的护理要特别注意保护腹部。保证8～9小时的睡眠时间，并且尽量要有30分钟或更多的午休时间。睡眠姿势以左侧卧位为最佳，用枕头把脚垫高，可以帮助血液循环，注意盖好腹部，以防受凉。避免重活和长时间站或坐，因为增大的子宫压迫静脉回流，会造成下肢静脉曲张和痔疮。

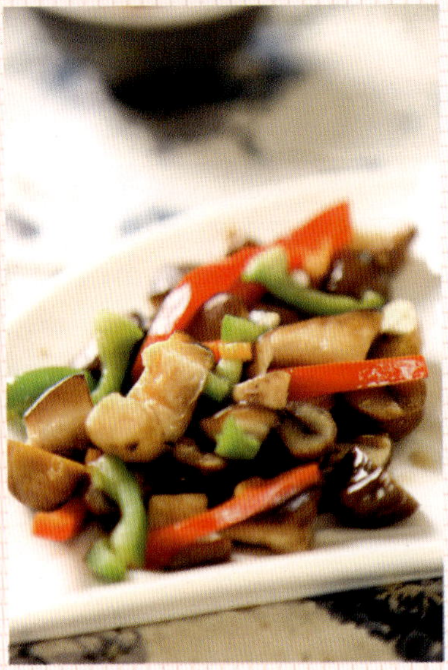

香菇炒栗子

[材料]

香菇50克，生栗子6个，葱花、姜末、蒜末各少许，盐1/2小匙，蚝油1小匙，植物油1大匙，青辣椒丝、红辣椒丝各适量。

[制作]

1 香菇用清水洗净，切成块；栗子蒸熟，剥去外皮，栗子肉用刀切成两半。

2 将香菇和栗子分别用沸水焯一下，捞出控水。

3 炒锅烧热，加植物油，六七成热时放入葱花、姜末、蒜末爆香，放入香菇、栗子，再放入青辣椒丝、红辣椒丝、盐、蚝油翻炒均匀入味即可。

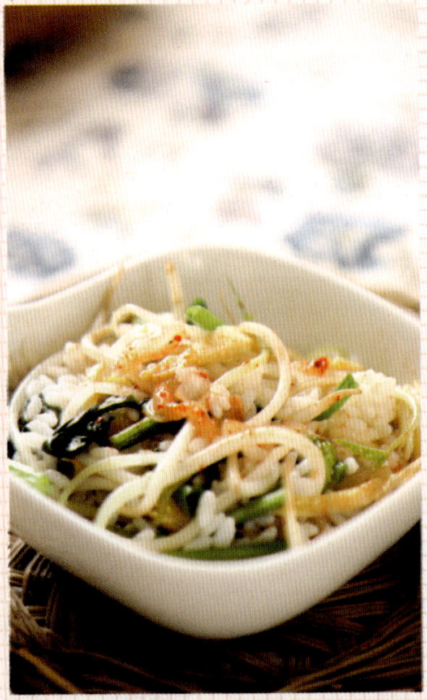

简易朝族拌饭

[材料]

大米150克，鸡蛋1个，蕨菜、豆芽、菠菜、辣白菜各适量，韩式辣椒酱1大匙，盐、香油、葱末、姜末、蒜末各少许。

[制作]

1 将大米用清水淘洗干净，焖成米饭；辣白菜切条；将蕨菜、豆芽、菠菜择洗净，切段，用沸水焯烫熟，捞出沥净水分；鸡蛋打散，摊成蛋皮，切成丝。

2 将米饭铺在大碗的底部，盖上蕨菜段、豆芽段、菠菜段、蛋皮丝、辣白菜，然后撒上韩式辣椒酱、盐、香油、葱末、姜末、蒜末，拌匀即可食用。

油菜炒虾仁

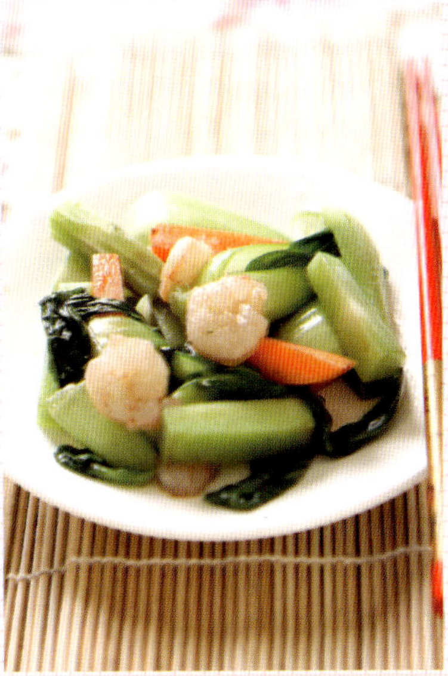

[材料]

虾仁200克，油菜250克，胡萝卜50克，莴笋150克，葱花适量，盐1小匙，植物油1大匙，水淀粉2小匙。

[制作]

1 将胡萝卜、莴笋洗净，切成长条；虾仁挑去虾线，洗净；油菜择净，用清水洗净。

2 将胡萝卜条、莴笋条、虾仁、油菜用沸水焯3分钟，捞出投凉。

3 炒锅烧热，加入植物油，六成热时放葱花爆香，加入胡萝卜条、莴笋条、虾仁、油菜，加盐翻炒均匀，出锅前用水淀粉勾芡，即可食用。

羊肉枸杞粥

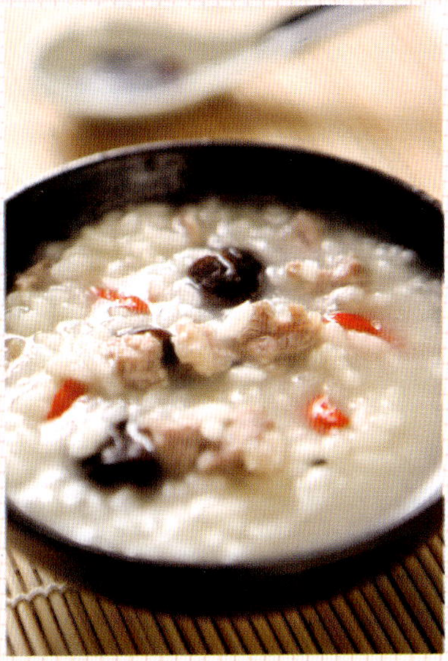

[材料]

羊肉100克，枸杞子30克，炙附片10克，大枣15枚，冰糖适量。

[制作]

1 先将羊肉切细碎，待用。

2 大米洗净与炙附片、枸杞子、大枣一同放入锅内，加水适量煮熟成粥。

3 待粥煮至熟烂时，再放入羊肉和冰糖，继续煮至粥浓稠状即可。

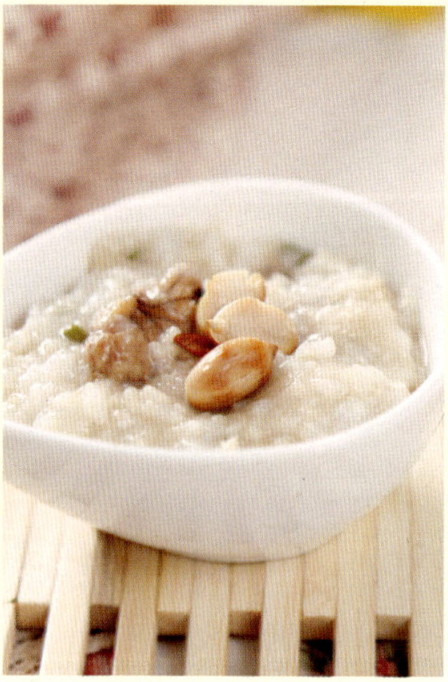

什锦甜粥

[材料]

小米、大米、绿豆、花生米、核桃仁、红枣、葡萄干各适量。

[制作]

1 将小米、大米淘洗干净。

2 绿豆淘洗干净，浸泡半小时。

3 花生米、核桃仁、红枣、葡萄干分别淘洗干净。

4 将绿豆放入锅内，加少量水，煮至七成熟时，向锅内加入开水，下入大米、小米、花生米、核桃仁、红枣、葡萄干，搅拌均匀，开锅后改用小火煮烂即可。

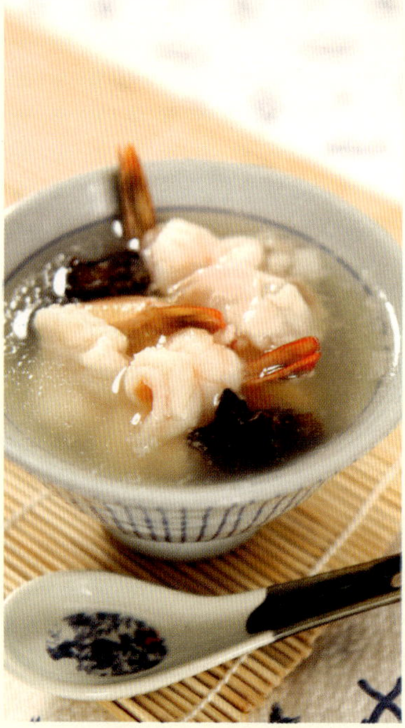

鱼白三鲜

[材料]

水发鱼肚50克，木耳30克，鸡汤250毫升，大虾6只，鸡油20克，葱段、姜片、蛋清、干淀粉、盐、料酒各适量。

[制作]

1 水发鱼肚泡开后用刀片成片，放在碗中，加10克鸡油、葱段、姜片、料酒、盐，上笼蒸约半小时取出。

2 木耳泡开后洗净，加10克鸡油、鸡汤，上笼蒸约10分钟取出。

3 大虾剥去壳洗净，加盐、蛋清、干淀粉适量，搅拌均匀。案板上撒干淀粉，取大虾1只放在上面，用小酒瓶轻轻捶成薄片，如此一一做完后，将虾片放在开水中略焯，迅速捞起。

4 将鱼肚、木耳、虾片一起下在鸡汤里，加盐，烧开后盛出即可。

第6节

孕4月保健要点

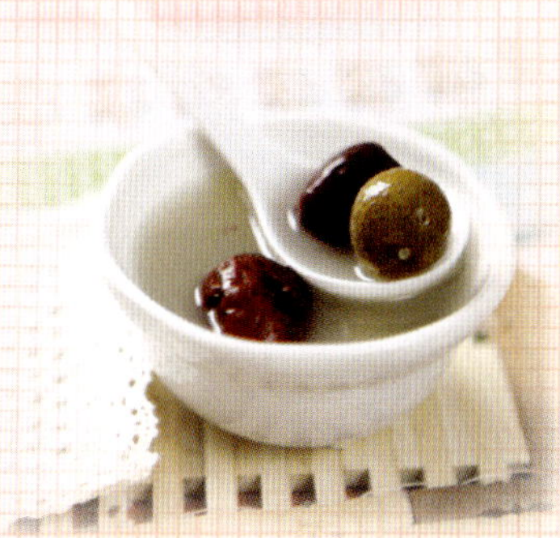

警惕贫血

随着胎儿的生长，所需要的营养也越来越多，容易导致孕妈妈贫血。即使孕妈妈在怀孕前已经检测没有贫血，在怀孕期间也会有贫血症状出现。为什么会造成这种情况呢？孕期缺乏铁、蛋白质、维生素B_{12}、叶酸等都可造成贫血，而以缺铁性贫血最为常见。孕产期女性的总需铁量约为900毫克，而食物中的铁仅能吸收10%，一般人每日从膳食中摄取的铁尚能基本维持平衡，但对孕妈妈来说，因胎儿生长发育和自身贮备的需要，需铁量必然增多。每日食物中的需铁量应为30～40毫克，一般饮食不可能达到此量。于是，孕妈妈体内贮备的铁被动用，若未能及时补充，或者入不敷出，就会出现贫血。

减轻头痛的方法

怀孕后，体内激素的变化、精神压力及不断增加的劳累感等，都会造成孕妈妈头痛。

● 在头上敷热毛巾

在头上敷热毛巾可以有效缓解头痛。到户外晒晒太阳，呼吸一下新鲜空气；按摩一下太阳穴或抹点清凉油，都有助于缓解孕妈妈的头痛。

● 充分放松身心

注意身心充分放松，消除可能的担心和不安的因素，避免身体受凉，也有利于减轻头痛。

皮肤瘙痒怎么办

● 患皮肤瘙痒症的原因

从中医的观点来看，孕妈妈皮肤过敏现象，通常是由于体内多了一个宝宝，身体容易燥热，免疫系统也产生变化。孕期出现的皮肤瘙痒属于湿疹的一种。

● 防治皮肤瘙痒

皮肤瘙痒是孕期较常见的生理现象，不需要特殊治疗，宝宝出生后就会好转。经常洗澡、勤换内衣、避免吃刺激性食物、保证睡眠充足、保证大便通畅，都有助于减轻皮肤瘙痒。每次沐浴的时间最好是10～20分钟，因为洗澡时间过长，不仅皮肤表面的角质层易被水软化，导致病毒和细菌的侵入，孕妈妈还容易产生头昏的现象。另外，洗澡频率应根据个人的习惯和季节而定，一般来说3～4天1次，有条件的话，最好是每天1次。

要注意手足抽搐

母体补充的钙、维生素B_1这两种物质无法满足胎宝宝急速生长的需要，胎宝宝就要夺取母体本身维持代谢所需的钙质和维生素B_1，如果母体缺乏到一定程度，就会出现手足抽搐。因此，孕妈妈怀孕期间要多吃含钙较多的食物。鱼、虾、蛋类和各种的动物类食物都是不错的选择；米、粗面、豆类、动物肝和瘦肉含维生素B_1较丰富。此外，还可服鱼肝油、钙片等。

孕妈妈要关爱乳房

孕妈妈最好从第16周开始进行乳房按摩。每天有规律地按摩一次，也可以在洗澡或睡觉前进行2～3分钟的按摩。动作要有节奏，乳房的上下左右都要照顾到。按摩的力度以不感觉疼痛为宜，一旦在按摩时感到腹部抽搐，应立即停止。方法如下：

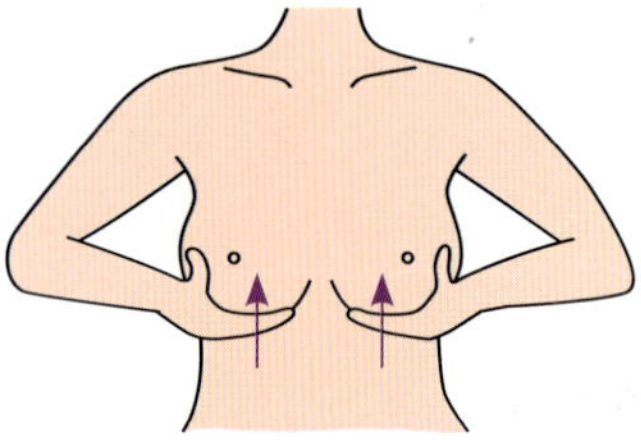

1.双手托住乳房，用拇指、示指、中指向里按压。

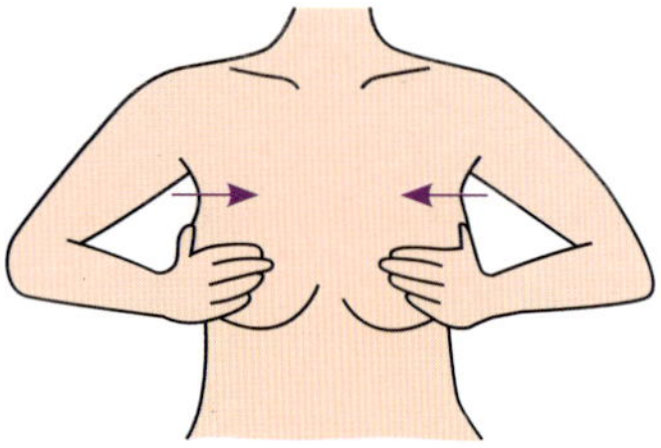

2.将乳房向内挤压。用手指按住，扭动乳头。

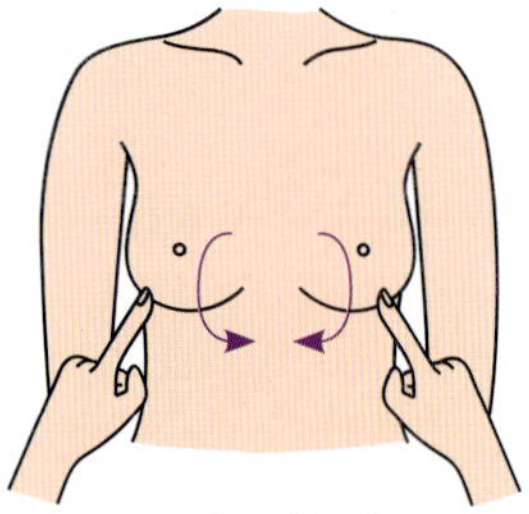

3.用示指以画圈的方式在乳房四周按摩。

一起来做孕妇操

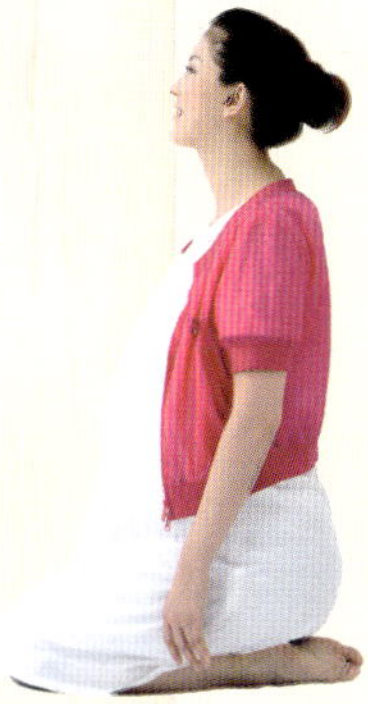

1.跪坐，深呼吸。

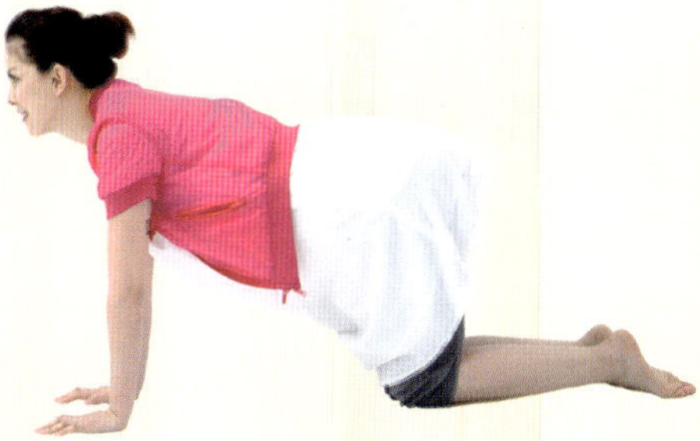

2.跪正，臀部与膝盖垂直，两手放在膝盖的前方，手掌与膝盖平行，吸气，腰部凹陷，头抬高，脸向上。

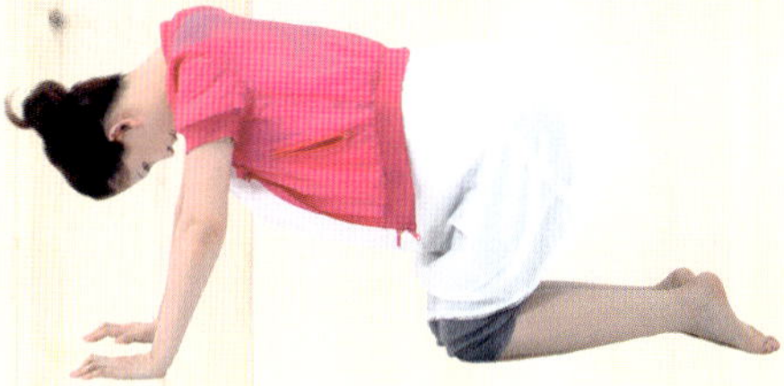

3.呼吸，腰部抬高，头向内缩，深呼吸，腰部上下摆动数次。

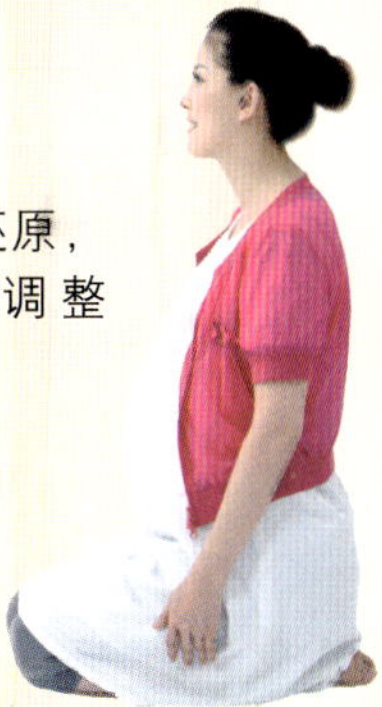

4.还原，将呼吸调整均匀。

工作期间的安全战略

工作的孕妈妈在办公室里坐摇椅，可能导致失去平衡继而跌倒。孕妈妈背部下方和骨盆的肌肉会拉紧，长时间工作会出现酸痛现象，所以做做运动非常有必要。

● 改善颈痛

颈部先挺直前望，然后弯向左边并将左耳尽量贴近肩膀；再将头慢慢挺直，右边做相同动作，重复做2～3次。

● 改善肩痛

先挺腰，再将两肩往上耸贴近耳朵，停留10秒钟，放松肩部，重复动作2～3次。

● 改善“腹”荷

将肩胛骨往背内向下移，然后挺胸停留10秒钟，重复动作2～3次。

第7节

孕4月 胎教小课堂

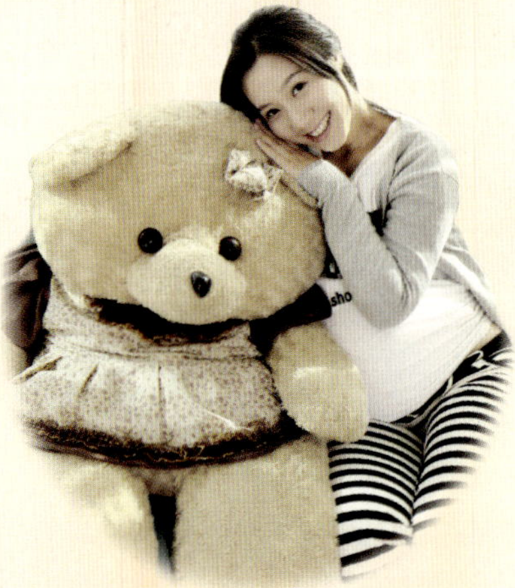

每天跟胎儿对话

“乖孩子，爸爸就在旁边，你想听听他对你说什么吗？”

对话的话题最好事先构思好，先拟定一篇小小的讲话稿，稿子的内容可以是一段优美动人的小故事、一首纯真的儿歌、一首内容浅显的古诗，也可以谈自己的工作及对周围事物的认识。用诗一般的语言，童话一般的意境，告诉孩子外面的美丽新世界。

适当练习书法

孕妈妈在空闲时间不妨练习书法，这无论对孕妈妈还是胎儿，都是非常有好处的。

首先孕妈妈不宜剧烈运动，而练习书法需要眼、手、神专注配合，能加速血液流动，正是适合孕妈妈的“微运动”。其次，练习书法要求平心静气，这有利于孕妈妈平复焦虑情绪。再次，中国书法是一种大美的艺术，极富韵味，孕妈妈练习书法，其实是一种高雅的胎教。

给胎儿讲一些生活趣事

给胎儿讲一则生活中的趣事，最好是发生在自己身上的，让胎儿跟你同乐吧。

妈妈学着电视的记者问爸爸，

“你幸福吗？”

爸爸说：“亲爱的，我不姓福，我姓步。”

……

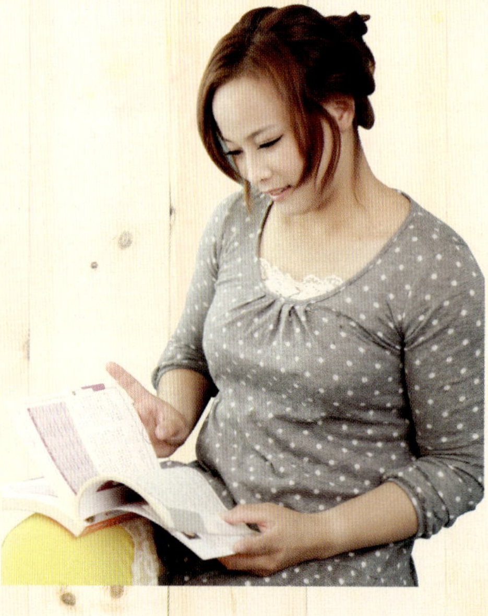

第六章

孕5月

感受胎宝宝的成长

孕5月计划一览表

月计划	执行方案	备　注
胎　教	直接和间接的刺激都会对胎儿的生理、心理发育产生有利或有害的影响，孕妈妈不要浪费胎教的好时机	孕爸爸也能参加进来就更好了
缓解妊娠斑	外出时应戴遮阳帽，避免日光的刺激	
穿上孕妇装	合身的孕妇装会把孕妈妈装点得分外精神	
孕期检查	可以看到胎儿在踢腿、屈身、伸腰、滚动及吸吮他（她）的大拇指	
补充营养	注意均衡饮食，保证充足的蛋白质、多种维生素、钙、铁等营养素的供给	要注意适度控制体重
参加培训班	参加医院或社区的孕产培训班，不但可以学到孕产知识，还能和跟你一样的孕妈妈交流经验呢	准爸爸也要尽量陪伴孕妈妈参加，在学习的同时，鼓励也是同等重要的

孕5月

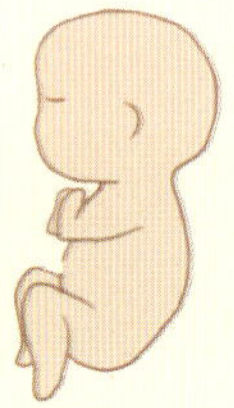

致畸物常作用的部位：脑

第1节

孕17周 第二次产检

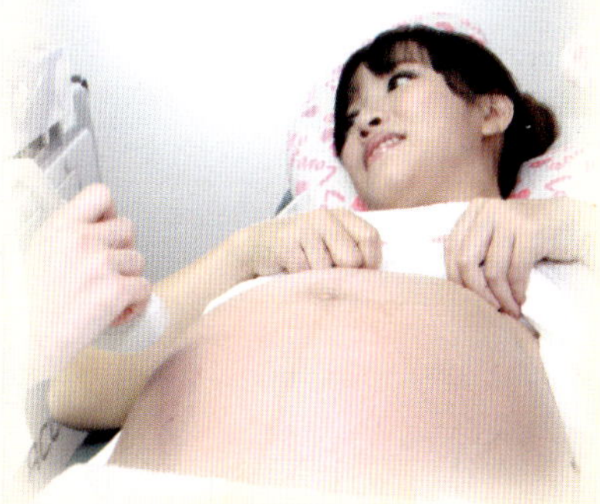

孕妈妈和胎宝宝的变化

17周

孕妈妈

孕妈妈食欲已转好，比前几个月要舒服很多。现在孕妈妈的体重可能已经增加了2～4.5千克，胎盘也随之增长。从怀孕16周起，就要开始测定胎动。初次感觉胎动的时间往往因人而异，早的人从怀孕16周就可感觉到，晚的要到20周才能觉察。孕妈妈自己可以感觉到胎动活跃，这是胎儿情况良好的表现。

胎宝宝

胎儿生长较快，大约有100克重。胎儿已经开始打嗝了，这是胎儿呼吸的先兆。胎儿腿的长度超过了胳膊，手指甲完整地形成了，指关节也开始活动。母体接收到的刺激直接反应至胎儿的动作上，胎儿能够敏锐地感应到母体环境和心态的变化。

唐氏综合征筛查

唐氏综合征是一种偶发性疾病，每一个孕妈妈都有可能生出“唐氏儿”。因此，孕期进行唐氏筛查非常必要。

● 什么是唐氏综合征

唐氏综合征又叫21-三体综合征，是宝宝最为常见的由常染色体畸变所导致的出生缺陷类疾病。唐氏综合征患儿表现为智能障碍，生活不能自理，语言、体格发育落后和特殊面容，并可伴有多发畸形及复杂的疾病，如心脏病、传染性疾病等。

● 特别需要进行唐氏筛查的孕爸妈

序号	筛查人群
1	妊娠前后，孕妈妈有病毒感染史，如流感、风疹等
2	受孕时，夫妻一方染色体异常
3	夫妻一方年龄较大，超过35岁
4	妊娠前后，孕妈妈服用致畸药物，如四环素等
5	夫妻一方长期在放射性环境下或污染环境中工作
6	有习惯性流产史、早产或死胎史的孕妈妈
7	夫妻一方长期饲养宠物

● 解读唐氏筛查报告

AFP（甲胎蛋白）：AFP是胎宝宝的一种特异性球蛋白，可预防胎宝宝被母体排斥。AFP正常值应大于2.5MOM，化验值越低，胎宝宝患唐氏症的概率越高。怀有先天愚型胎宝宝的孕妈妈，其平均MOM值为0.7~0.8MOM。

HCG（人绒毛膜性腺激素）：人绒毛膜促性腺激素越高，胎宝宝患唐氏症的概率越高。怀有先天愚型胎宝宝的孕妈妈，其血清HCG水平呈强直性升高，平均MOM值为2.3~2.4MOM。

小贴士

危险度：如果化验结果显示危险性低于1/270，就表示危险性比较低，胎宝宝出现唐氏症的概率不到1%。

● 检查时的注意事项

做唐氏筛查时不需要空腹，抽取孕妈妈外周血就可以了，但唐氏筛查与月经周期、体重、身高、准确孕周、胎龄大小都有关。孕妈妈不要忘记和自己的孕检医生约好检查时间。一般抽血后1周内即可拿到检查结果。

第3节

孕18周 可以听到宝宝的心跳了

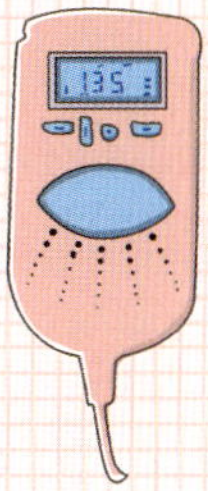

孕妈妈和胎宝宝的变化

18周

孕妈妈

由于孕妈妈的腹部在不断地长大，其他脏器也随着子宫的增大和胎儿的发育发生一定的位移。子宫的位置在肠道的上前方，一些孕妇会在站立时轻易地触摸到膨胀起来的腹部。此时要开始进行乳头的保养，做些授乳前的准备。孕妈妈应注意自身的体重，孕中期，每周体重的增加最好不超过500克。

胎宝宝

胎儿的身长为12.5～14.2厘米，体重有150克左右。胎儿开始有听觉了，也开始长脂肪了，这样会使胎儿本身的特征更为明显。这个时期，胎儿的骨骼大部分由软骨逐渐变硬。胎儿在子宫内做出各种动作，对外界刺激变得敏感，有时以脚踢妈妈肚子的方式来表达自己的存在。

如何在家进行胎心监护

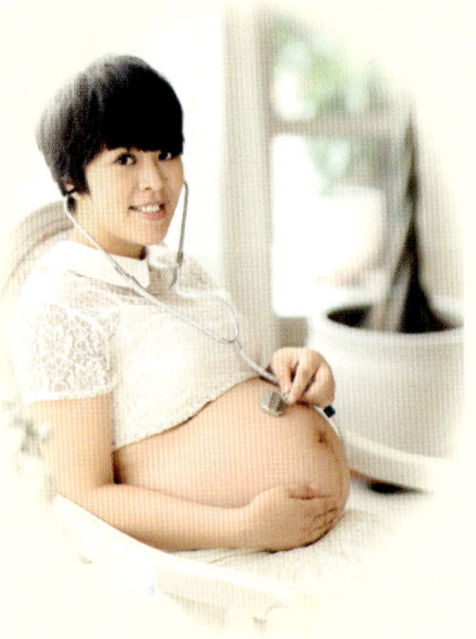

一般来说，在正餐后卧床或坐位计数，每日3次，每次1小时。每天将早、中、晚各1小时的胎动次数相加乘以4，就得出12小时的胎动次数。如果12小时胎动数大于30次，说明胎儿状况良好；如果为20～30次应注意次日计数；如果小于20次要告诉医生，做进一步检查。当怀孕满32周后，每次应将胎动数做记录，产前检查时请医生看看，以便及时指导。

当胎儿已接近成熟时，记数胎动尤为重要。如果1小时胎动次数为4次或超过4次，表示胎儿状态良好；如果1小时胎动次数少于3次，应再数1小时，如仍少于3次，则应立即去妇产科看急诊，以了解胎儿情况。

听胎心、数胎动的具体方法

6个月时，听胎心音的位置为：以与肚脐平齐为基准，左右上下各15～20厘米转移。

7～8个月时，听胎心的位置先分别取腹部的左下方和右下方，然后左上方和右上方、再左中间和右中间。测得结果若是100～120次/分钟，则为轻度过缓；160～180次/分钟，则为轻度过速。

8～9个月，胎动很重要。上午8～12点，慢而均匀；下午2～3点最少；晚上最多、最活跃，此时胎教效果显著。数胎动时应取卧位或坐位，思想集中，可记录在纸上，以免遗漏。若连续胎动或在同一时刻感到多处胎动，算作一次，等胎动完全停止后，再接着数。

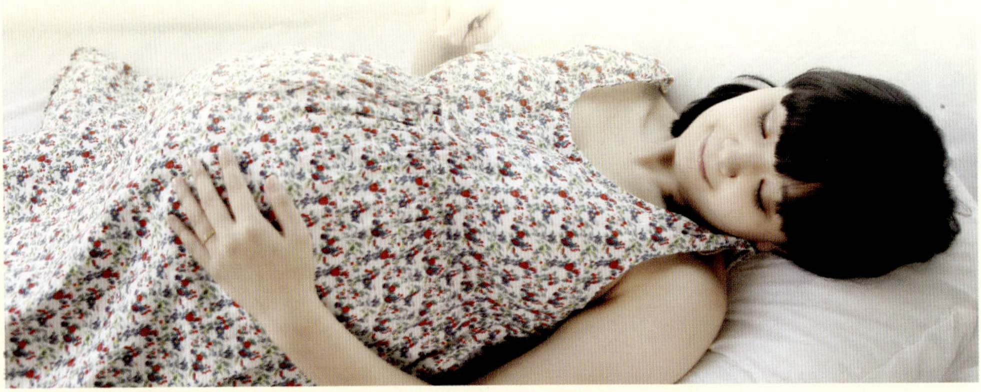

第3节

孕19周 开始留心体重

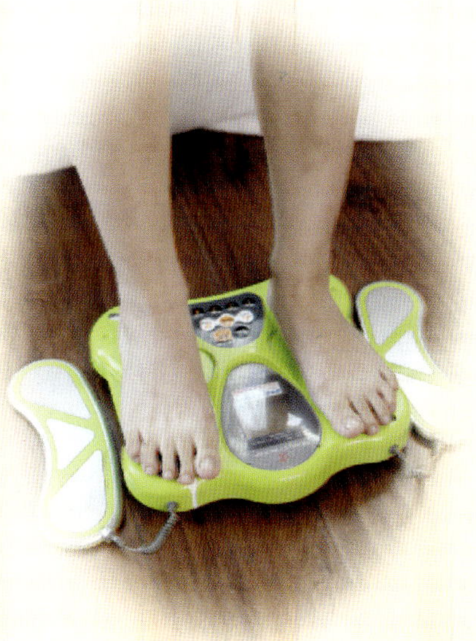

孕妈妈和胎宝宝的变化

19周

孕妈妈

由于这一时期孕妈妈的心脏和血管正在适应这一阶段的孕期变化，你会有点低血压的感觉，注意站起或躺下时动作要慢，尽量减少不必要的晕眩。随着乳腺的发育和乳房的膨胀，怀孕前用过的胸罩已经不太适合了，如果过于压迫乳头，会妨碍乳腺的发育，因此要换尺码较大的孕妇专用胸罩。此时，孕妈妈白带会增多，并且有些黏稠，要注意清洁，防止感染。

胎宝宝

胎儿此时有12～15厘米长，重200克左右，全身长出细毛，头发、眉毛、指甲等已齐备。胎头约占身长的1/3，脑袋的大小像个鸡蛋，皮肤变得不透明了。孕妈妈可以清楚地感受到胎动。胎儿的心脏搏动更加有力，用听诊器透过腹壁可以听到胎儿心脏的跳动。胎儿神经组织已经比较发达，并且开始有了一些感觉。这时胎儿已经具有了吞咽及排尿功能。羊水量达400毫升左右。

每天称两次体重，掌握体重走向

建议孕妈妈每天称两次体重，最好是早晨一次，晚上一次，并将每天的数据记录下来。细心的孕妈妈还可以把每天吃的食物、数量记录下来，这样更容易清楚地掌握每日摄入的热量。

有些孕妈妈为了控制体重而放弃主食，认为主食热量过高，而是每天用零食来填饱肚子，其实这种想法是错误的，这样更容易使体重增加。

每天散步1小时，创造锻炼的机会

散步是最休闲、也是最有效的消耗热量、帮助消化的方法，尤其是晚餐胃口比较好的孕妈妈，要坚持散步。忙碌了一天，出去散步还可以缓解疲劳，增进和准爸爸的交流。

规律的生活作息，避免晚睡晚起

规律的生活作息是必需的，即使休息在家也不能晚睡晚起，这样很容易使体重增加，而且孕妈妈作息很容易影响到胎宝宝，小心将来他也是个小懒猫。

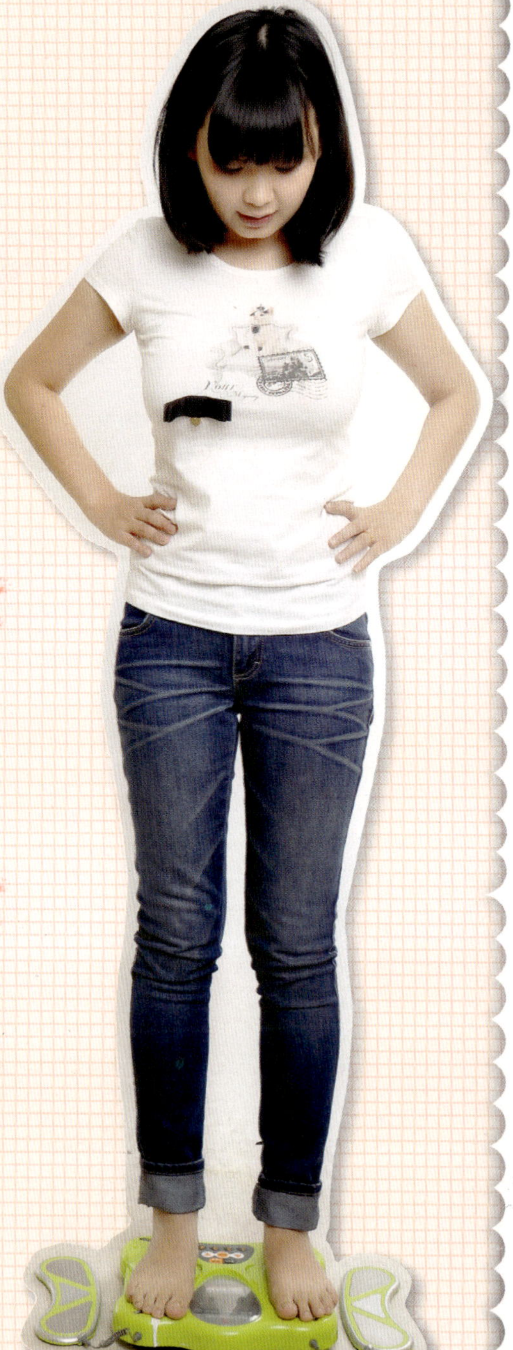

第4节

孕20周 预防妊娠纹上身

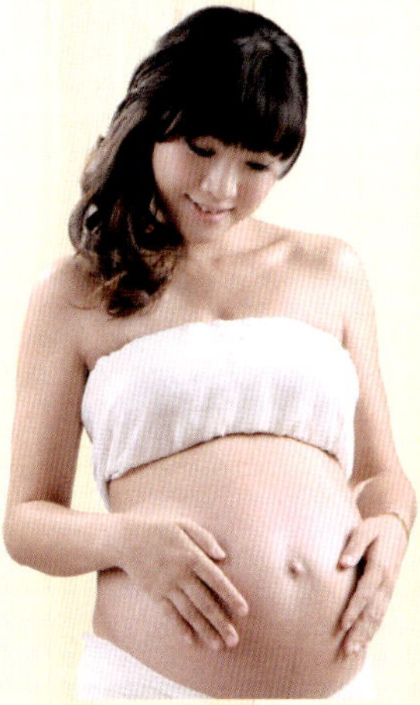

孕妈妈和胎宝宝的变化

20周

孕妈妈

孕妈妈通常会感到腹部、臀部两侧或一侧有比较明显的疼痛感，有些疼痛会延伸到腹部股沟区，这种疼痛现象属正常情况。随着胎儿的长大，从母体吸收的营养越来越多，孕妈妈的营养需求量不断增大，故孕妈妈要注意从饮食中补充各种营养，否则会影响胎儿的智力发育及身体生长。可以用少食多餐的方法，多吃些含铁丰富的食品，防止缺铁性贫血。

胎宝宝

胎儿身长14～16.2厘米，重260克左右。肾脏可以产生尿液了，脑部的指示已经可以传达到某些感觉神经。皮肤渐渐呈现出美丽的红色，可以见到皮下血管；呼吸肌开始运动，并有分泌现象。宝宝的大脑皮质功能并未成熟，大脑的功能亦未得到发挥。母亲的兴奋、激动等情绪使体内雌性激素发生变化，促使中脑发出信号，可通过血液、胎盘传给胎儿。

警惕妊娠纹

随着胎儿的成长、羊水的增加，孕妈妈的子宫也会逐渐膨大。当腹部在快速膨隆的情形下，超过肚皮肌肤的伸张度，就会导致皮下组织所富含的纤维组织及胶原蛋白纤维因扩张而断裂，产生妊娠纹。

因为在妊娠期间，腹部膨隆的比率最大，因此，妊娠纹的形成部位以腹部最多。其他较常见的地方则有乳房周围、大腿内侧及臀部。这些地方因为组织扩张程度较大而造成妊娠纹。它的分布往往由身体的中央向外放射，呈平行状或放射状。为了不让美丽打折，我们提供一些按摩手法，以预防妊娠纹上身。

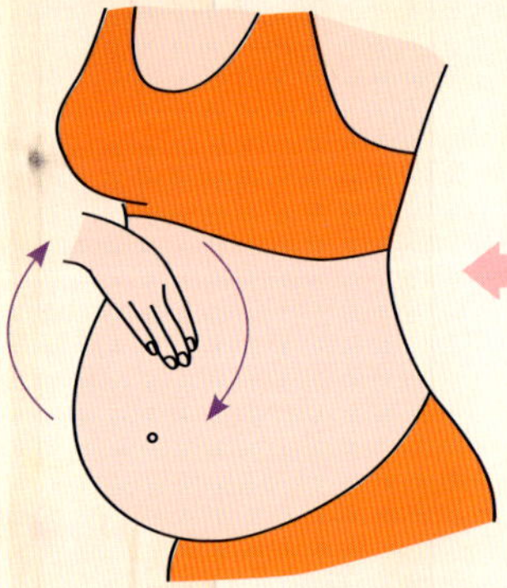

1.左右手交替以画圈的方式，按顺时针方向对腹部进行按摩。对小腹进行轻轻挤按。

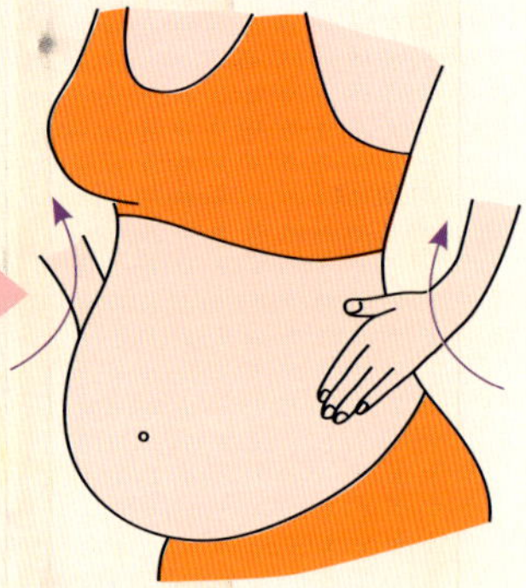

2.用双手抵住两肋，从下向上进行推拿。

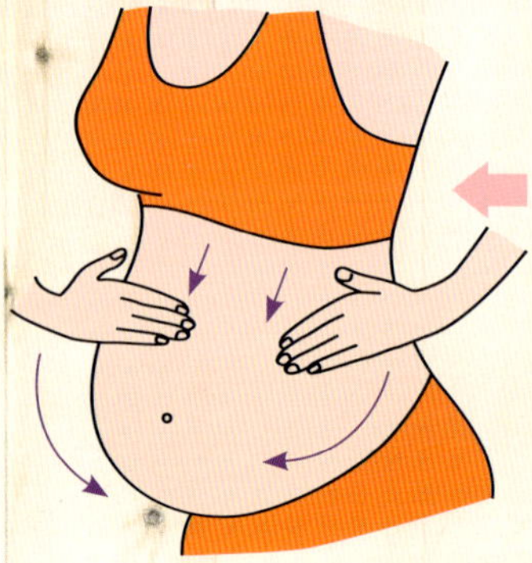

3.用手从上腹部（胸部以下）开始向下进行推拿，经两肋一直到小腹。

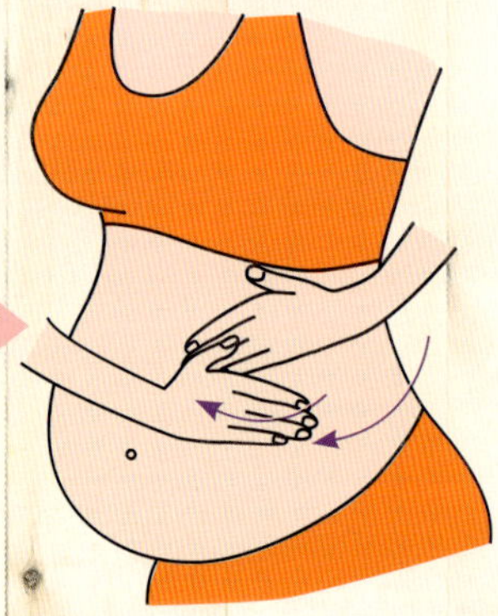

4.用双手抵住右侧肋骨，向腹部进行推拿。左侧也按同样方式进行。

第5节

孕5月饮食营养

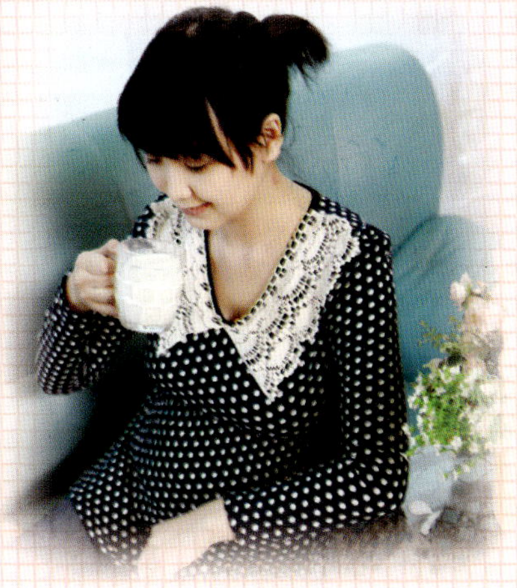

本月需要补充的营养

从怀孕5个月起，孕妈妈每天所需的营养会比平时增加许多，因为其基础代谢率增加。孕妈妈的胃口大开，食欲大增，所以体重会明显上升，皮下脂肪的堆积会使孕妈妈看起来胖了很多。如果平时饮食荤素搭配合理，营养摄取均衡，一般不会有什么问题。但是如果担心发胖或胎儿过大而限制饮食，则有可能造成营养不足，严重者甚至患贫血或影响胎儿的生长发育。一般来讲，如果每周体重增加约350克，属于正常。

● 增加热能

孕中期孕妇基础代谢加强，糖利用增加，在孕前基础上增加200千卡（837千焦），每日主食摄入量应达400克或大于400克，并与杂粮搭配食用。

● 增加铁的摄入量

由于从怀孕到第五个月时，胎儿会以相当快的速度成长，血容量扩充，铁的需要量会成倍增加，因此孕妈妈对铁的需求量也跟着增加，如果不注意铁质的摄入，非常容易患上缺铁性贫血。

● 保证优质足量的蛋白质

孕中期是母体和胎儿组织增长的快速时期，尤其是胎儿脑细胞分化发育的第一个高峰。孕妈妈每日应在原基础上增加15克蛋白质，一半以上应为优质蛋白质，来源于动物性食品和大豆类食品。

● 加强钙的补充

从这时开始，钙的需求量会逐渐增多。一般来说，怀孕中、晚期，钙的需求量要达到每天1200～1500毫克，牛奶、孕妇奶粉或酸奶是每天必不可少的补钙佳品。除了单纯地从食物中获取钙质，应再加吃一些钙剂，配合食物，效果会更好。

吃什么 怎么吃

● 吃水果有讲究

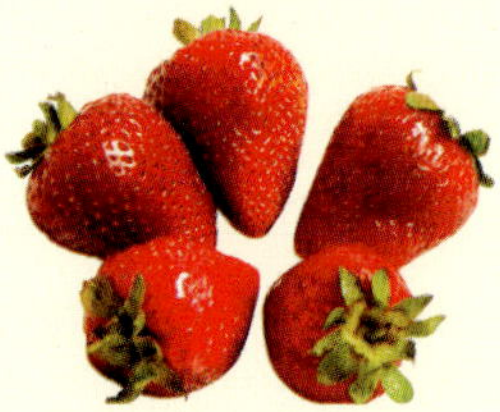

孕妈妈每天的水果摄入量不能超过500克，有一些水果孕妈妈是不能多吃的，如山楂、桂圆和荔枝等。虽然桂圆和荔枝是上等的补品，但是它们性温热，热性物质会造成孕妈妈排便不通畅，甚至出现阴道出血和腹痛等先兆流产的症状。若孕妈妈贫血，就不能吃石榴和杏，西瓜也不能多吃。食用番茄要适量，也不能空腹吃。饭后2小时之后再吃水果，不然会造成胀气和排便干燥。

● 多吃鱼

鱼肉含有丰富的优质蛋白质，还含有两种不饱和脂肪酸，即二十二碳六烯酸（DHA）和二十碳五烯酸（EPA）。这两种不饱和脂肪酸对大脑的发育非常有好处。

这两种物质在鱼油中含量要高于鱼肉，而鱼油又相对集中在鱼头内。所以，孕期孕妈妈适量吃鱼头，有益于胎儿大脑分区发育。

● 多吃瘦肉

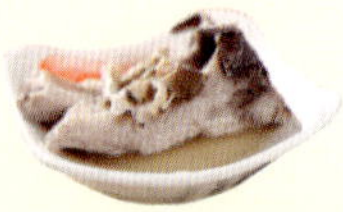

瘦肉富含铁，并且易于被人体吸收。孕妈妈血液总量会增加，为保证供给胎儿足够的营养，因此孕妈妈对铁的需要就会成倍增加。如果体内储存的铁不足，孕妈妈会极易疲劳。通过饮食，特别是瘦肉补充足够的铁就极为重要。

● 粗细搭配

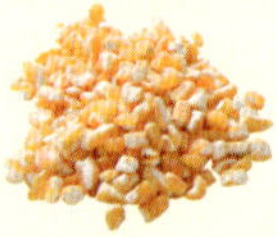

大米和面食可以提供胎儿迅速生长需要的热量。而且面食中含铁多，肠道吸收率也高。同时搭配一些小米、玉米面、燕麦等杂粮，不但有利于营养的吸收，还可以刺激胃肠蠕动，缓解便秘症状。

● 少吃盐

孕妈妈常吃过咸的食物，会导致水肿和妊高征的发生。孕期的饮食，应该以清淡为原则，可在食物中多加点醋或香菜等，以达到少放盐的目的。当然，一点盐都不吃对孕妈妈也并非有益，只有适当少吃盐才是必要的。用盐量每天最好少于6克。倘若孕妈妈出现以下情况，就应该忌盐：

1.患有某些与妊娠相关的疾病(心脏病或肾脏病)。

2.孕妈妈的体重增加过度，尤其伴有水肿、血压增高、有妊娠中毒症状者。

所谓忌盐饮食，是指每天摄入的氯化钠不超过2克（正常进食每天会带给人体8～15克氯化钠）。

不宜吃的食物

● 有兴奋作用的食物

孕妈妈大量摄入含咖啡因的饮料和食品，会出现恶心、呕吐、头痛、心跳加快等症状。咖啡因还会通过胎盘进入胎儿体内，影响胎儿发育。茶叶含有较丰富的咖啡因，会增加孕妈妈的心、肾负担，不利于胎儿的健康发育。

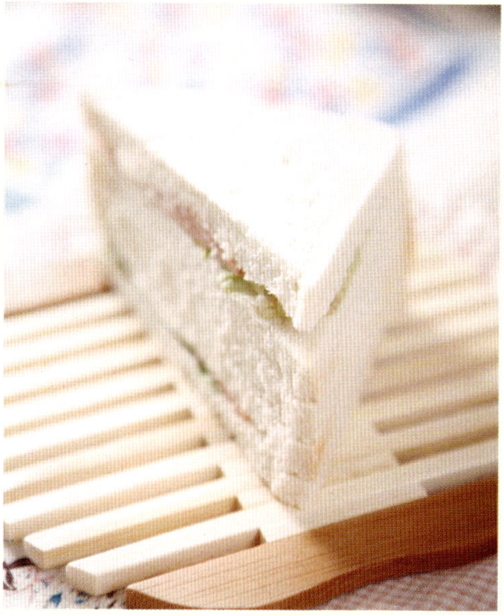

● 过量吃甜食

糖类在人体内的代谢会消耗大量的钙，孕期缺钙，会影响胎儿牙齿、骨骼的发育。过多食用巧克力也不好，这样会使孕妈妈产生饱腹感而影响食欲，结果身体胖了，而必需的营养素却缺乏了。

● 含有添加剂的食品

罐头食品含有的添加剂，是导致畸胎和流产的危险因素，所以孕妈妈要远离罐头食品。油条在制作过程中添加的明矾是一种含铝的无机物，铝可以通过胎盘侵害胎儿。

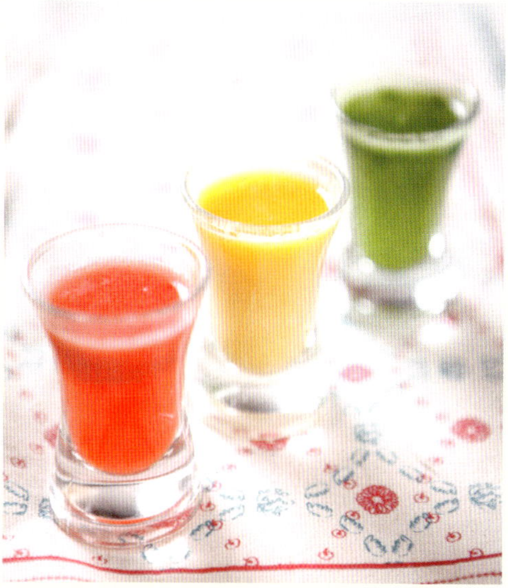

● 饮料

研究表明，白开水是补充人体水分的最好物质，非常有利于人体吸收。而各种饮料含有较多的糖及其他添加剂，孕妈妈若经常喝饮料，不仅会影响消化和食欲，还会影响肾功能，给腹中的胎儿带来不良影响。因此，孕妈妈应多喝白开水。

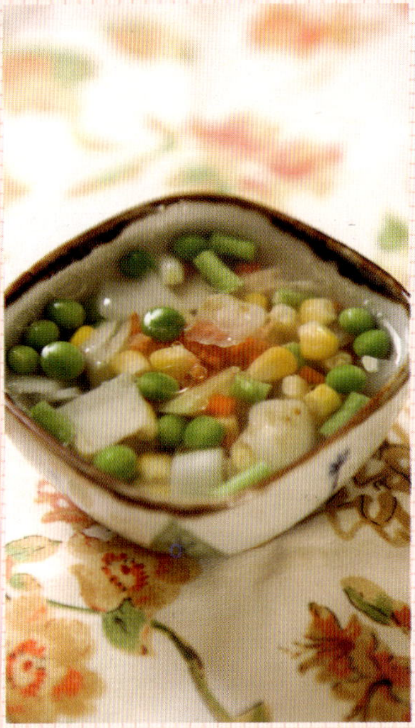

彩色蔬菜汤

[材料]

胡萝卜1根，豌豆、红腰豆、玉米粒各30克，百合50克，豇豆100克，洋葱半个，蒜末少许，盐适量，番茄酱、植物油各2大匙。

[制作]

1 胡萝卜洗净，切成丁；豇豆洗净，切成段；洋葱去皮、洗净，切小块；百合洗净，切小块。

2 红腰豆洗净，用清水浸泡一晚，连泡豆子的水一起煮沸，转小火煮至豆子熟软，捞出控水。

3 炒锅烧热，加植物油，六成热时下入洋葱块、蒜末、番茄酱、豇豆段翻炒，再加入清水，放入豌豆、红腰豆、玉米粒、百合，加盐调味，再煮10分钟，即可食用。

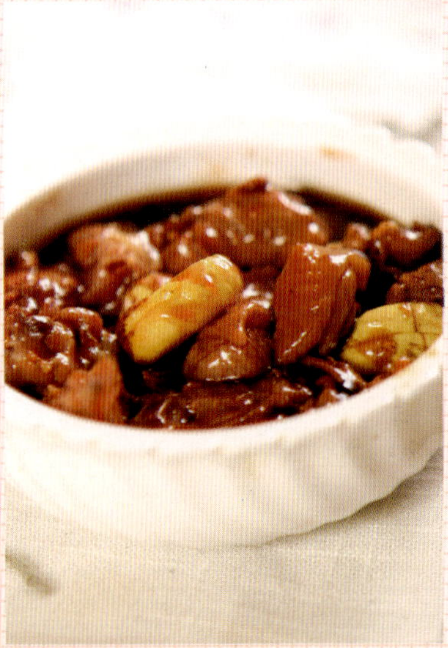

板栗焖鸡块

[材料]

鸡肉250克，板栗100克，生姜片、葱白、酱油、盐、鸡精、料酒、白糖、植物油各适量。

[制作]

1 鸡肉剁成小块，加酱油、料酒腌制10分钟；板栗去壳和膜。

2 锅上火烧热，放油，投入生姜片、葱白煸香，倒入鸡块炒至水分将干。

3 加入酱油、盐、白糖、料酒和水，淹过鸡块，大火烧沸，撇去浮沫，改小火焖10分钟，放入板栗继续焖至肉烂栗酥，大火收汁，加入鸡精即可装盘。

南瓜豉汁蒸排骨

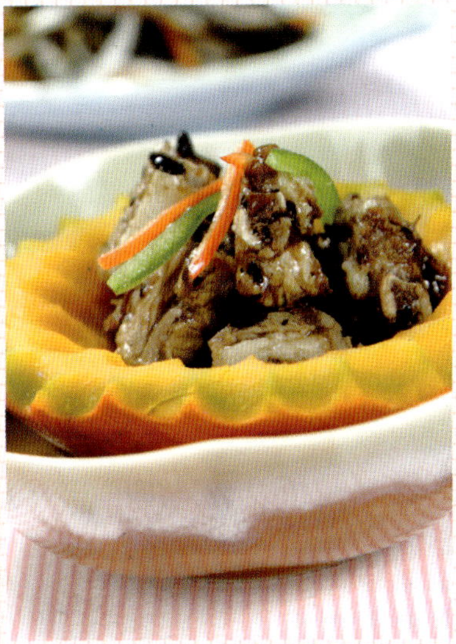

[材料]

猪肋排300克，南瓜200克，盐1/2小匙，酱油1小匙，豆豉、葱、姜各5克。

[制作]

1 将南瓜洗净削去外皮，用小刀在距南瓜顶1/3处开一个小盖子，挖出里面的瓜瓤，做成南瓜盅。

2 将葱切成小段，姜切成片，备用。

3 把排骨斩成小块，加入豆豉、盐、葱段、姜片、酱油，腌制20分钟。

4 将腌好的排骨放入南瓜盅内，上锅蒸熟即可。

菜心炒牛肉

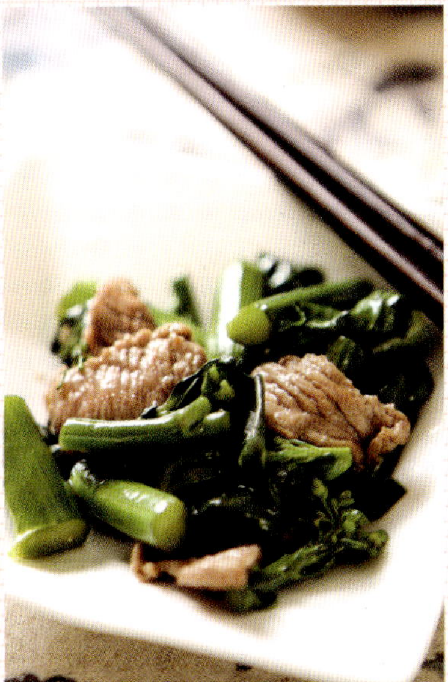

[材料]

牛肉150克，菜心300克，姜2片，料酒、酱油、水淀粉、蚝油各2大匙，植物油500克（实耗30克）。

[制作]

1 牛肉洗净切薄片，加料酒、酱油、少量植物油、部分水淀粉，腌渍10分钟；菜心洗净，切小段，用沸水焯一下，捞出投凉。

2 炒锅烧热，加植物油，五成热时下入牛肉过油，炸制八成熟时捞出控油。锅中留少许底油，放入姜片爆香，再放入菜心翻炒，接着倒入牛肉，淋入蚝油、水淀粉翻炒均匀，即可食用。

第6节

孕5月保健要点

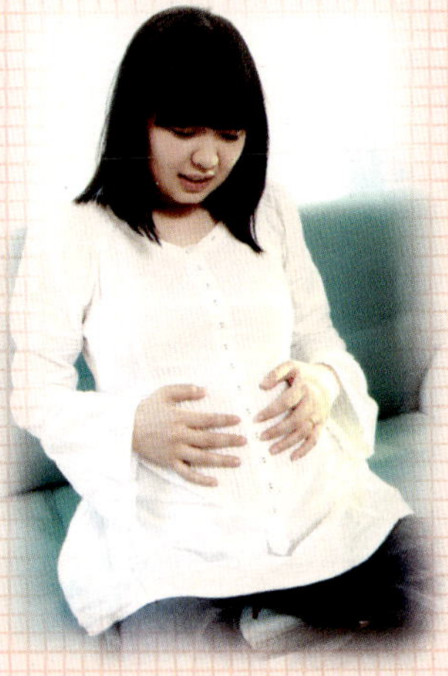

小心胎动异常

胎动的次数并非恒定不变，妊娠28～38周是胎动活跃的时期，以后稍减弱，直至分娩。胎动正常，表示子宫和胎盘功能良好，输送给胎儿的氧气充足，胎儿在子宫内健康地成长发育。

异常情况	常见原因	处理方法
胎动突然加快	孕妈妈受剧烈的外伤，会引起剧烈的胎动，甚至造成流产、早产等情况	1.少去人多的地方，以免被撞到 2.减少大运动量的活动
胎动突然加剧，随后很快停止	多发生在怀孕中期以后。症状有阴道出血、腹痛、子宫收缩、严重者会出现休克	1.有高血压的孕妇，要定时去医院做检查，并依据医生的建议安排日常的生活起居 2.避免不必要的外力冲撞和刺激 3.保持良好的心态，放松心情，减轻精神紧张
急促的胎动后突然停止	脐带绕颈或打结	1.一旦出现异常胎动的情况，要立即就诊，以免耽误时间造成遗憾 2.孕妈妈要细心观察每天的胎动，有不良感觉时，马上去医院检查

远离水肿的困扰

这一时期，很多孕妈妈都会出现手脚肿胀，尤其是下肢水肿的现象。这是孕期正常反应，不是病理现象，以下这些方法可以帮助孕妈妈远离水肿。

● 饮食调节

要注意饮食调节，多吃高蛋白、低碳水化合物的食物，比如富含维生素B_1的全麦粉、糙米和瘦肉。饮食要清淡，注意限制盐分的摄取，多喝水。孕妈妈不要因为水肿不敢喝水，水分会促进体内的废物排出，缓解水肿现象。

● 水肿异常要留心

怀孕期小腿轻度水肿属正常现象。如果水肿延伸到大腿、腹壁，经休息后不消退，则很可能发展为重度妊娠高血压综合征，一定要去医院确诊，避免危险的发生。

● 调整生活习惯

调整好工作和生活节奏，不要过于紧张和劳累。不要长久站、坐，一定要避免剧烈或长时间的体力劳动。适时躺下来休息，如果条件不允许，也可以在午饭后将腿举高，放在椅子上，采取半坐卧位。每晚睡前，孕妈妈可以准备好温水，浸泡足部和小腿20～30分钟，以加速下肢的血液循环。

● 纠正穿衣习惯

为了预防水肿，孕妈妈不要佩戴戒指，不要穿紧身衣或套头衫、紧身裤、长筒袜或到小腿的长袜。应穿宽松的衣服及矮跟舒适的鞋子，保持血液畅通。

● 进行按摩

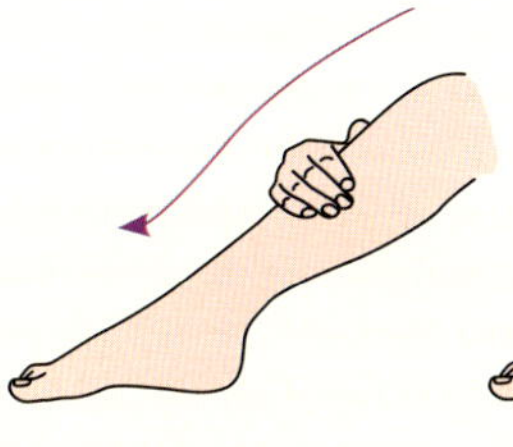

用手掌对膝盖下方的小腿进行推搓。

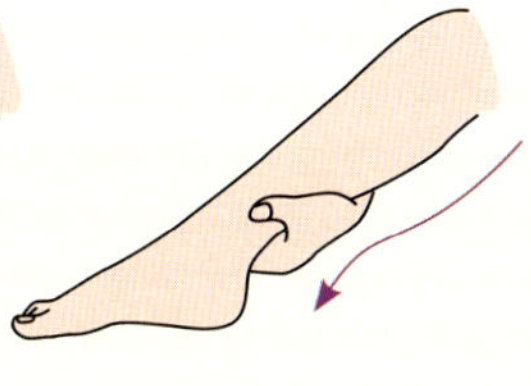

用指尖对小腿肚的中心线进行推搓。

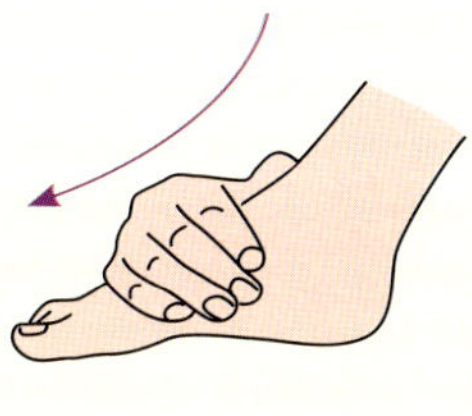

用手掌从脚腕开始，直至脚背进行推搓。

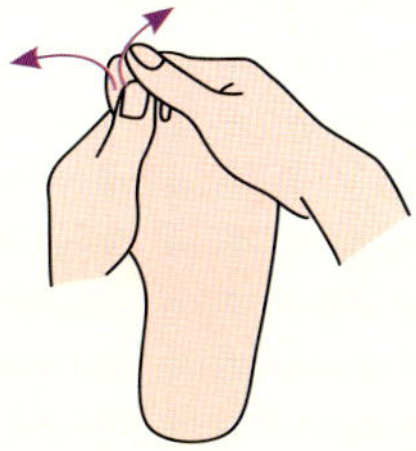

用两只拇指对大脚趾中心进行挤压后，从脚掌的下方向上方进行推搓。

胃部灼烧的缓解方法

产生胃部灼烧感的原因与食管反流有关，而且，随着怀孕月份的增大，发病率也会提高。由于子宫体积逐渐增大，腹腔内压力和胃内压力升高，胃内容物就容易倒流入食道下段，出现食物反流现象。在反流时，带有胃酸的胃内容物刺激和损伤了食道黏膜，从而产生胃部灼烧感。

● 胃部灼烧的注意事项

科学饮食

不要过于饱食，也不要一次喝入大量的水或饮料，特别是不要喝浓茶及含咖啡因、巧克力的饮料，它们都会加重食管肌肉松弛。辛辣性食物、过冷或过热的食物少吃为宜，用餐后不要立即躺下。

睡眠时将头部垫高

睡眠时将头部垫高15～20厘米，抬高上身的角度，这样做可有效减少胃液反流。只垫高枕头是不行的，因为那样不可能使整个上身抬高角度。

缓解胃部灼烧的小妙招	
1	少吃酸味食物，如柚子、橘子、番茄和醋等
2	少吃辛辣食品，如胡椒粉或红干椒等
3	饭后2～3小时再上床躺下
4	避免喝咖啡、碳酸饮料，少吃巧克力、薄荷、芥末等
5	每餐不要吃得太饱
6	睡觉以前尽量少吃零食
7	不要穿过紧的衣服，腰带也不要系得太紧
8	保持心情放松，尤其睡前不要有任何压力和刺激

小贴士

缓解胃部灼烧，除了生活要有规律、少食多餐等这些小妙招之外，必要时可以口服一些保护胃黏膜的药物。

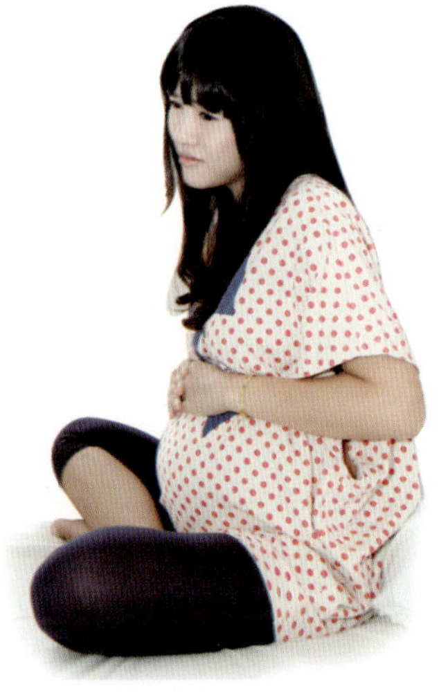

腰酸背痛怎么办

孕期由于身体和生理上的变化，会使孕妈妈出现腰酸背痛的现象，看来当妈妈真不是一件容易的事。可以通过掌握一些小窍门，远离腰酸背痛。

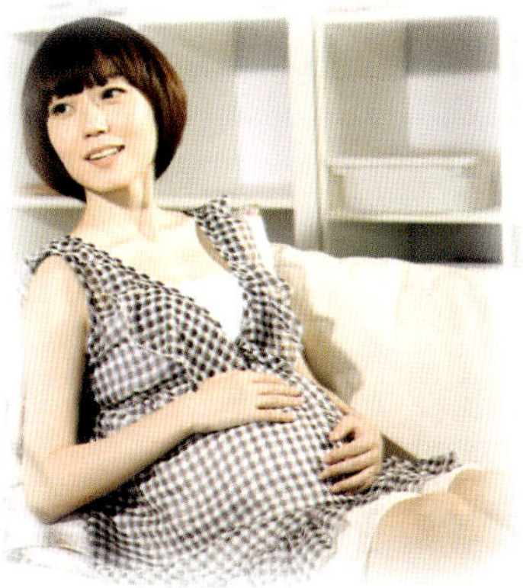

● 坐姿、睡姿要调整

坐姿

孕妈妈应选择有扶手、靠背的椅子来坐；坐时臀部和背部要紧贴椅背，臀部与背部应成90°，膝盖与脚跟也要成90°。如果需要长时间坐着，可在腰后加个小枕头帮助支撑腰椎；如果椅子太高，要加个小脚凳，避免双脚悬空。肩、颈、头部保持直立与平衡，肩部自然放松下垂，身体靠近工作平台，上臂自然垂放在身体两侧，背部保持正常的曲度，双脚平放于地面上。

睡姿——左侧卧

双腿一前一后弯曲起来，双腿间夹个枕头，肚子下面也垫个枕头。

睡姿——平躺卧

枕头的高度要合适，头颈部保持平直，下颌稍微内缩，膝部以下放置一个小枕头，双腿弯曲起来，支撑骨盆，然后轻轻扭动骨盆，直到调整腰部舒适地紧贴床面为止。

起床姿势

不要由平躺直接抬起上身，先要保持上半身与下半身在同一平面上，然后同时侧向翻身，待转过身子之后，先用手将上半身撑起，同时将双腿沿床边放下，再坐直上半身。

● 挺起腰椎向前走

站姿

双腿平行直立，膝盖微向前弯曲，重心置于足部，肩稍往后，两臂放松。当然，孕妈妈是不适合长时间站立的，如果需要长时间站立，可以在前面放一个小脚凳，让双脚轮流置于脚凳上，或者将双脚前后叉开站立，重心放在后脚，隔一段时间再换脚。

由坐而站

猛然从座椅上站起来，也会使腰椎受力过大而受伤，应以手力、腿力代替腰力，用双手握住椅子的扶手，慢慢将身体撑起，才能避免腰椎受伤。

走路姿势

走路时应双眼平视前方，把脊柱挺直，并且身体重心要放在脚跟上，让脚跟至脚尖逐步落地。

上楼姿势

上楼梯时，为保持脊柱依然挺直，上半身应向前倾斜一些，眼睛看上面的第三或第四节台阶。如果觉得很难照做，可以先在家中进行一些矫正姿势的训练。

第7节

孕5月 胎教小课堂

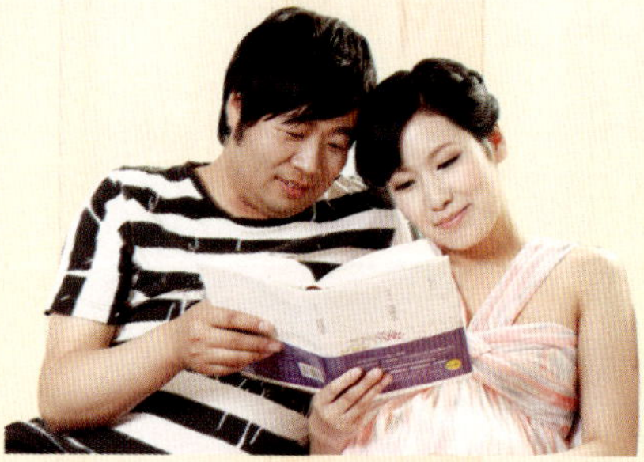

学做呼吸操

坐在床上，安静身心，天气好时，可以打开窗户，使空气流通。

蜂鸣式呼吸法有特殊的镇静安神作用，因为呼气时间延长，对孕妈妈非常有利。孕妈妈每天可以练习做呼吸操3分钟，这样做可以为将来分娩时呼吸需要增加做准备。

与准爸爸一起运动

孕妈妈在空闲时间不妨做做运动，这无论对孕妈妈还是胎儿，都是非常有好处的。

有共同爱好的人才会更亲密。与准爸爸一起做一些轻松的运动，与准爸爸在一起的时间就会变长，对话也就会变得更多，有助于增加相互间的理解。

用深情的声音共同参与胎教

胎儿的五感比想象中更敏感，请边深情地抚摸已经鼓起的肚子，边和胎儿说话。

因为对子宫外的声音和妈妈的情绪都会做出反应，胎儿在肚子内也会有视觉、听觉、嗅觉、味觉，还会打嗝儿呢。对生命的神秘知道得越多，产生的敬畏感就会越多，就会越想回味真正的生活价值。

练习孕妇瑜伽

到了这一周，孕妈妈的腹部已经比较大了，所以孕妈妈会经常感到疲惫，并且大多数孕妈妈怀孕6个月后就会出现妊娠水肿。孕妈妈可以通过练习瑜伽——顶峰式，来缓解疲劳和水肿。

1. 跪下，臀部放在两脚脚跟上，脊柱挺直。
2. 两手放在地上，抬高。
3. 吸气，伸直两腿，将臀部升得更高。
4.你的双臂和背部应形成一条直线，头部应处于两臂之间。整个身体应像一个三角形的样子。
5.将脚跟放在地面上。如果脚跟不能停留在地面上，就让脚跟上下弹动，来帮助伸展腿腱。
6. 正常呼吸，保持这个姿势约1分钟。
7. 呼气，恢复两手两膝着地的跪姿。
8. 重复6次。

第七章

孕6月

孕期已经过半

孕6月计划一览表

月计划	执行方案	备　注
预防贫血、妊娠糖尿病、便秘、腰背肌肉劳损、感冒和意外伤害	孕妈妈的生活、饮食和起居要小心谨慎	孕妈妈身边要有家人陪伴
预防水肿	在生活细节中远离水肿困扰	
学习正确的睡眠姿势	增大的子宫使孕妈妈必须采用侧卧位睡眠，尤以左侧卧位为好	单一的左侧卧位会使心脏受压，所以适当左右交替是必要的
产前检查	多吃富含铁质的食物，如瘦肉、鸡蛋、动物肝、鱼、含铁较多的蔬菜及强化铁质的谷类食品。如果有必要，可在医生的指导下补充铁剂	
控制体重	关注宝宝体重发育情况，不要忘了控制自己的体重	

孕6月

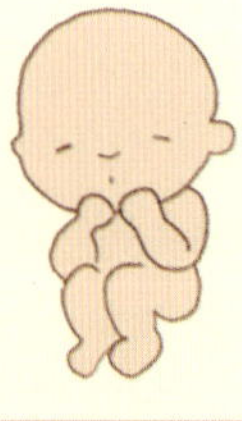

致畸物常作用的部位：
脑

第1节

孕21周 第三次产检

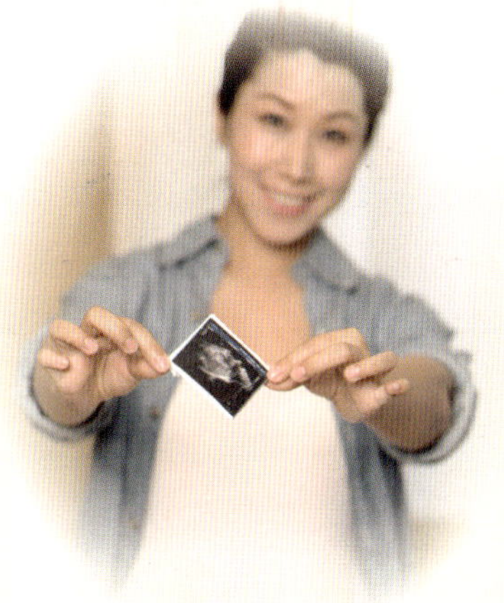

孕妈妈和胎宝宝的变化

20周

孕妈妈

孕妈妈的子宫顶部达到肚脐的位置，肚脐可能会凸出。胎动更加清楚，当胎儿睡觉时，两条胳膊弯曲地抱在胸前，双膝前踢腹部。这一时期由于子宫增大压迫盆腔静脉，会使孕妈妈的下静脉血液回流不畅，引起双腿水肿，足、背及内、外踝部水肿，下午和晚上水肿加重，早晨起床时减轻。

胎宝宝

胎儿长约18厘米，重约300克。一层乳白色的皮脂裹住胎儿，保护胎儿的皮肤不受羊水的刺激。胎儿运动能力提高，有时过于剧烈会导致孕妈妈晚上无法睡觉。此时宝宝呼吸运动不规则，通过超声波可看到胎儿两手在脸部前面握手，手指触摸嘴唇而产生反射动作——口张开，渐渐由反射动作转为自然动作。

详细的超声波检查

主要看胎宝宝外观发育上是否有较大的问题。医生会仔细测量胎宝宝的头围，腹围、看大腿骨长度及检视脊柱是否有先天性异常。

羊水穿刺检查

羊水穿刺检查是产前诊断常用的有创伤性的一种检查方法。利用羊水检查，可预测多种新生儿疾病。

● 无脑儿或开放性脊柱裂畸形

可以通过检查羊水中甲胎蛋白的含量来判断胎宝宝是否患有疾病。当正常怀孕15～20周时，羊水中甲胎蛋白的含量在10微克/毫升以下。若偏离此数值，就有可能发生无脑儿或开放性脊柱裂畸形等。

有时甲胎蛋白的含量会有所增高，甚至会高出20倍以上。就可能会出现Rh溶血病、先天性食管闭锁、先天性肾病等。

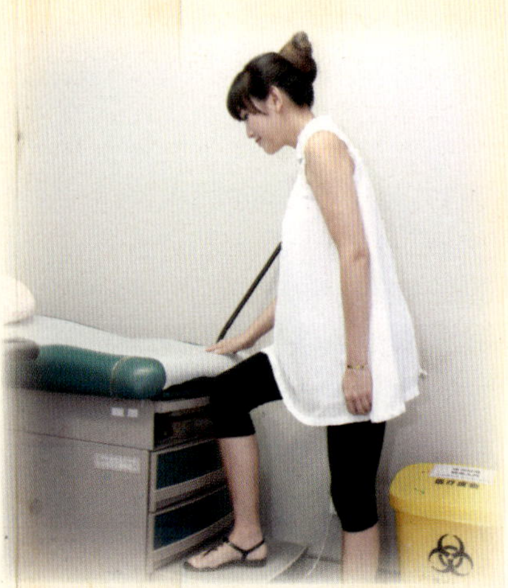

● 染色体或遗传代谢疾病

可以用羊水中胎宝宝脱落下来的细胞做培养实验，细胞培养后可检测染色体疾病或遗传代谢疾病，这种检测方法比较科学、准确。

● 这些孕妈最好做羊膜腔穿刺

1	年龄超过35岁的孕妈妈
2	孕妈妈本人或直系亲属曾生育先天缺陷儿
3	家族中有遗传性疾病的孕妈妈
4	母血筛查唐氏综合征结果异常的孕妈妈
5	本人或配偶有遗传性疾病的孕妈妈
6	本人或配偶有染色体异常的孕妈妈
7	本次怀孕疑似有染色体异常的孕妈妈
8	有习惯性流产的孕妈妈

第2节

孕22周 大脑发育第二高峰期

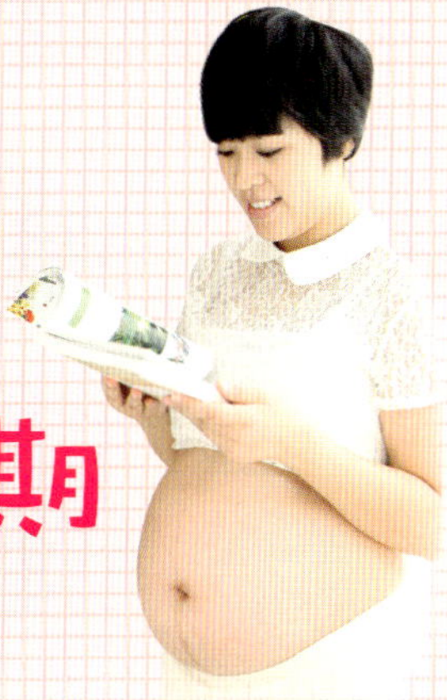

孕妈妈和胎宝宝的变化

22周

孕妈妈

孕妈妈的肚子越来越大，胎动更加明显。此时阴道分泌物增多，呈白色糊状。由于钙质等成分被胎儿大量摄取，有时会出现牙痛或口腔炎。虽然初产的人对胎动不很敏感，但在此阶段，几乎所有的孕妈妈都会感到胎动。到了这个时期，应当穿孕妇内衣了，而且要开始准备婴儿用品。

胎宝宝

胎儿身长大约19厘米，体重为350克左右。头盖骨、脊椎、肋骨及四肢的骨骼进一步发育。小家伙吞咽羊水时，其中少量的糖类可以被肠道吸收，然后再通过消化系统运送到大肠。这个时期胎儿的骨骼完全形成，关节也很发达，胎儿能抚摸自己的脸部、双臂和腿部，甚至能低头。

多吃补脑食品

孕6月是胎宝宝大脑开始形成的时期，孕妈妈在这个时期应该注意从饮食中充分摄入对大脑发育有促进作用的食品，如水果、核桃、芝麻、小米、玉米和海产品等，以促进胎宝宝脑组织的发育。

● 芝麻

芝麻，特别是黑芝麻，含有丰富的钙、磷、铁，同时含有19.7%的优质蛋白质和近十种重要的氨基酸，这些氨基酸都是构成脑神经细胞的主要成分。

● 小米和玉米

小米和玉米中的蛋白质、脂肪、钙、胡萝卜素、维生素的含量都非常丰富，是补脑的有益主食。

● 核桃

核桃的营养丰富，据测定，500克核桃相当于2.5千克鸡蛋或4.75千克牛奶的营养价值，对大脑神经细胞特别有益。

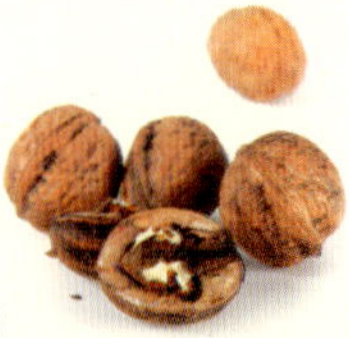

● 海产品

海产品可提供易被人体吸收利用的钙、碘、磷、铁等微量元素和无机盐，对于大脑的生长、发育有着极高的效用。

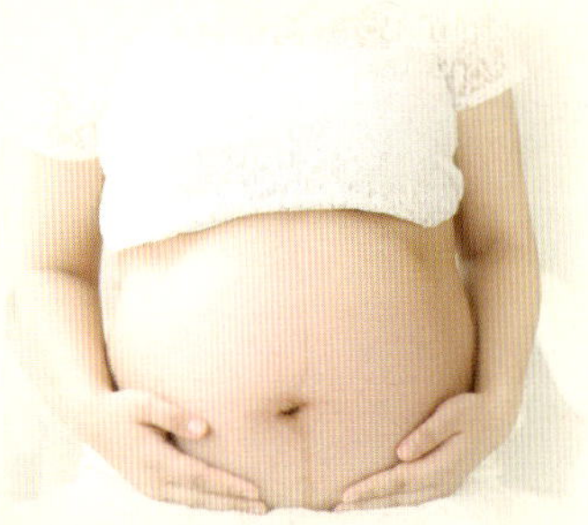

DHA“脑黄金”

● DHA对胎儿的重要性

DHA即二十二碳六烯酸，俗称脑黄金，是一种对人体非常重要的不饱和脂肪酸。能优化胎儿大脑锥体细胞的磷脂构成成分，尤其胎儿满5个月后，如人为地对胎儿的听觉、视觉、触觉进行刺激，会引起胎儿大脑皮层感觉中枢的神经元增长更多的树突，这就需要母体同时供给胎儿更多的DHA。

● DHA的摄入量

DHA是胎儿大脑、眼睛发育和维持正常功能所需的营养素，人体内不能合成，必须从食物中获得。鱼肉中DHA含量较高，孕妈妈应多食用。孕妇和哺乳期女性每日DHA补充量为300毫克。

● 孕妈妈缺乏DHA的危害

妇女在怀孕期间，如果缺少DHA，会影响胎儿大脑、视网膜及神经系统的正常发育，导致反应迟钝，产生弱智、弱视、失明等严重后果。

第3节

孕23周 谨防巨大儿和低体重儿

孕妈妈和胎宝宝的变化

23周

孕妈妈

本周的孕妈妈身体越来越重，大约以每周250克的速度在迅速增长。同时，由于子宫的位置日益增高，压迫到肺，孕妈妈会在上楼时感到吃力，呼吸相对困难。这时，建议孕妈妈穿宽松的衣服和鞋。由于孕激素的作用，孕妈妈的手指、脚趾和全身关节韧带也变得松弛。本周的胎动次数增加，胎儿的心跳十分有力，作为孕妈妈的你好好享受这一时刻吧！

胎宝宝

胎儿的体重已经达到540克左右，而且肺部的血管会进一步发育。为了呼吸做准备。胎儿经常张开嘴，重复喝羊水和吐羊水的动作，通过这样的过程，胎儿逐渐熟悉寻找妈妈乳头的反射性动作。

胎儿对外部声音更加敏感，而且很快熟悉经常听到的声音，因此，从孕妈妈的肚子里已开始接触外部声音，所以出生后不会被日常噪声吓坏。

营养均衡

孕妈妈怀孕期间糖代谢紊乱，容易导致妊娠糖尿病，而妊娠糖尿病是许多产妇生出巨大儿的主要原因，调节糖代谢的最好方法就是食疗。孕妈妈可以通过均衡科学的饮食搭配，对自己的身体状况加以改善。食用一些粗粮，尽量减少盐及糖的摄入量，三餐规律，遵循少食多餐的原则。至于预防低体重儿，主要则是及时补充孕妈妈所需的各种营养物质。怀孕期间的女性千万不可以偏食，为了腹中胎宝宝的生长发育，饮食方面的科学搭配和正常摄取一定不能忽视。特别是孕8周以后，孕妈妈就需要完全放弃原先的减肥计划，尽己所能为孩子的成长做好身体营养方面的补充。

远离垃圾食品

薯条等油炸食品及奶油蛋糕往往是许多现代女性的最爱，这些食品不仅较油腻，而且含有致癌物质，怀孕期间的女性最好避而远之。

巨大儿和低体重儿的身体条件及智力发育都要比正常婴儿差一些，因此为了下一代的健康，孕妈妈一定要努力改变自己的饮食习惯。即便是在开始的时候有诸多不适应，但只要有决心改变，并坚持身体力行，是会有一些效果的。

散步及做适当的运动

因为当孕妈妈自身的身体状况得到改善后，饮食中摄入的营养物质就可以更好地吸收，为身体正常的代谢提供有效保障，从而促进胎儿的健康发育。即便是怀孕中、晚期被医生诊断出宝宝很有可能是巨大儿或低体重儿，但母亲良好的身体情况依旧能够对宝宝提供一定程度的帮助，从而将身体状况不佳带来的危害降到最低程度。

孕妈妈腹中的胎儿过大非常不利于自然分娩，多数情况下要采用剖宫产。即便是可以选择自然分娩，也会给孕妈妈的身体造成沉重的负担。因此孕妈妈一定要注意多散步，并且通过孕妇体操等增强自身的体质。这不仅可以给分娩提供帮助，还可以有效预防巨大儿和低体重儿的形成。

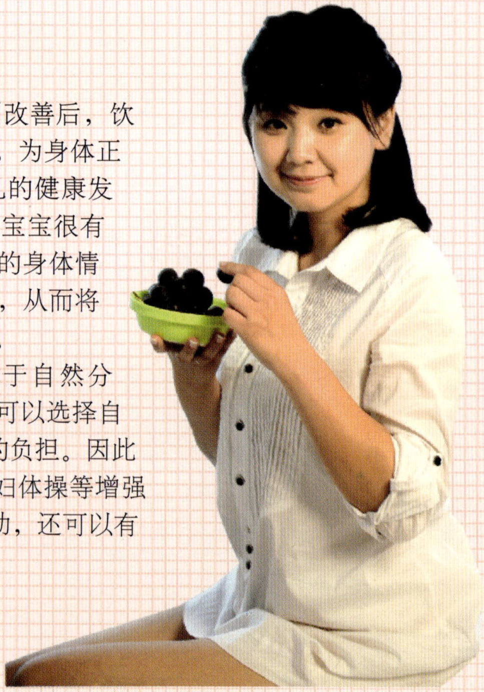

第4节

孕24周 保持好心情

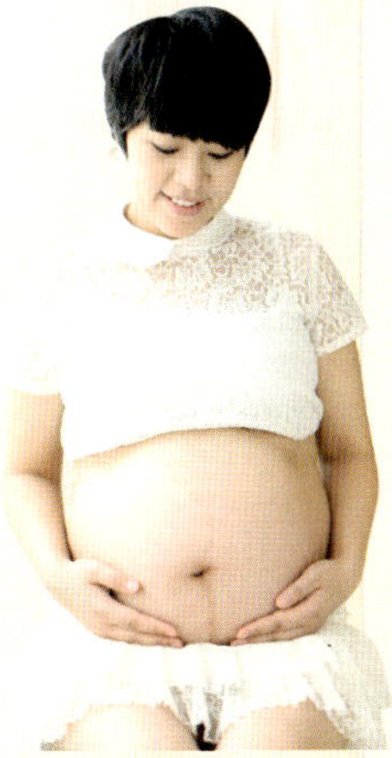

孕妈妈和胎宝宝的变化

24周

孕妈妈

这个阶段孕妈妈的体重在稳定增加，每周增重250克左右。现在你的饮食还是要有所节制，尽量食用健康食品来替代可能给胎儿带来损害的食物。注意，此阶段孕妈妈因缺乏微量元素及维生素很容易出现口腔炎、龋齿，当然这与内分泌变化、激素水平改变及缺钙有关。如果有症状应及时到口腔科治疗，同时注意口腔卫生，保护牙齿，并适当补充钙和维生素D。

胎宝宝

24周的胎宝宝看起来已经像一个微型宝宝了，身长大约21厘米，体重约540克。宝宝的五官已发育成熟，嘴唇、眉毛和眼睫毛已各就各位，清晰可见，视网膜也已形成，具备了微弱的视觉。此时胎儿的胰腺及激素的分泌也正在稳定的发育过程中。在胎儿的牙龈下面，恒牙的牙胚也开始发育了，孕妈妈需要多补钙，为宝宝将来能长出一口好牙打下基础。

孕妈妈可能出现的心理变化

1	难熬的早孕期已经过去了，自己的身体状况基本稳定，一般不会出现什么问题，可以松一口气了
2	这个时候肚子越来越大，为了确保自己和胎儿的健康平安，家务活都不敢插手了
3	虽然距分娩还有一段时间，但孕妈妈已开始感到有压力了

多和胎儿交流

给胎儿讲述自己的心情、期待和对未来的设计。孕妈妈可以给胎儿哼唱一首歌，或与胎儿一同听音乐，与胎儿讲孕妈妈对音乐的感受。孕妈妈会在随时随地地交流中感受到与胎儿息息相通。

小贴士

孕妇的情绪会影响到胎儿

因为孕妈妈的感情会直接传达给胎儿，所以孕妈妈要想尽一切办法让自己放松心情，避免自己的情绪波动影响到胎儿。如果孕妇总是处于紧张和疲劳的状态，那么胎儿的情绪也会受到影响。

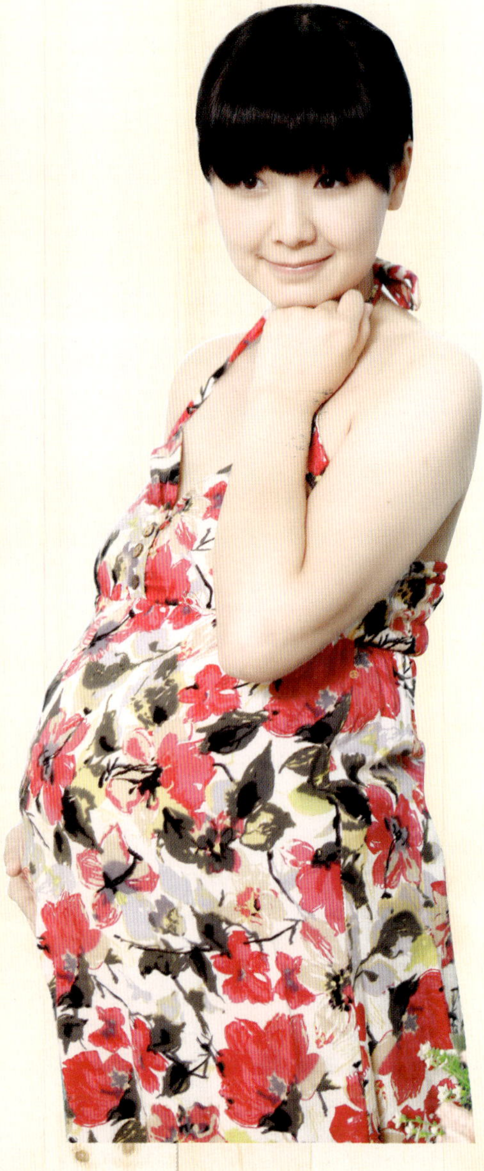

第5节

孕6月饮食营养

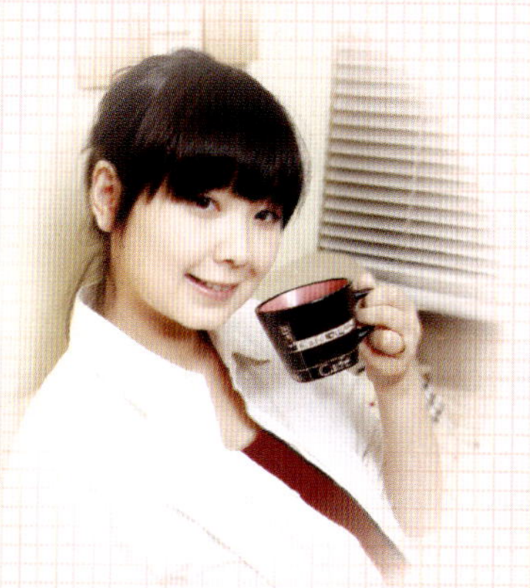

本月需要补充的营养

● 继续补铁

进入孕6月后，孕妈妈的体形会显得更加臃肿，到本月末将会是大腹便便的标准孕妇模样。此时，孕妈妈和胎儿的营养需求都大大增加，而许多孕妈妈从这个月起开始发现自己贫血。因此，本月仍然要保证铁的摄入量，多吃含铁丰富的食物；此外，还要保证营养摄取均衡，使体重在正常值范围内增长。

● 补充维生素

维生素在体内的含量很少，但在人体生长、代谢、发育过程中却发挥着重要的作用。

孕6月，孕妈妈体内能量及蛋白质代谢加快，所以要重点增加维生素的摄入，特别是对B族维生素的需要量增加。因为此类维生素根本无法存储在体内，只有供给充足才能满足身体的需要。

● 保证足量的优质蛋白质

在孕中期，孕妈妈每日要增加优质蛋白质9克。其中动物性蛋白质（即各种肉类）应占全部蛋白质的1/2，另外1/2可以从大豆蛋白和米、面中的蛋白质摄取。

● 补充无机盐和微量元素

孕妈妈应多选用富含钙、铁、锌的食物，有些地区还要注意碘的供给。孕中期应每日饮奶，经常食用动物肝脏、水产品和海产品。植物性食品首选豆制品和绿叶蔬菜。

小贴士

含铁丰富的食物

如黑木耳、海带、芹菜、韭菜、芝麻、小米、黄豆、动物肝脏等。

吃什么 怎么吃

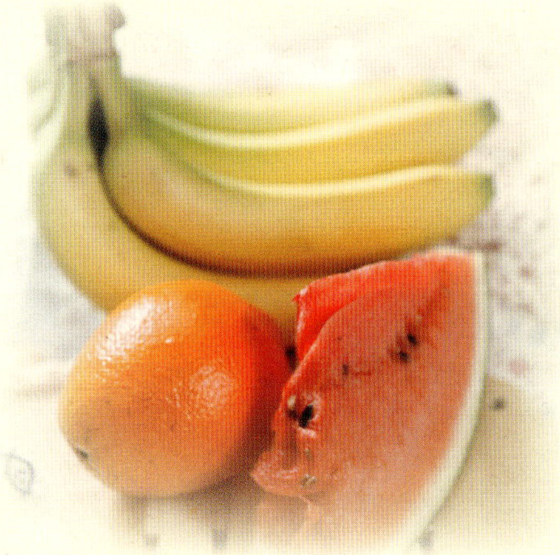

● 奶、豆制品

牛奶、酸奶也富含钙，还有蛋白质，有助于胃肠道健康。有些孕妈妈有吃素食的习惯，为了获得足够的蛋白质，就只能从豆制品获得孕期所需的营养。

● 水果

水果种类很多，经济而又实惠的柑橘，尽管90%都是水分，但富含维生素C、叶酸和大量的纤维，可以帮助孕妈妈保持体力，防止因缺水造成的疲劳。如香蕉能很快地提供能量，帮助孕妈妈克服疲劳。如果你的孕吐很严重，吃香蕉则较易被胃所接受。

● 瘦肉

因为瘦肉富含铁，并且易于被人体吸收。怀孕时孕妈妈血液总量会增加，为的是保证供给胎儿足够的营养，因此孕妈妈对铁的需要就会成倍增加。如果体内储存的铁不足，孕妈妈会感到极易疲劳，通过饮食特别是瘦肉补充足够的铁就极为重要。

● 蔬菜

做西餐沙拉时不要忘记加入深颜色的莴苣，颜色深的蔬菜往往意味着维生素含量高。甘蓝是很好的钙来源，孕妈妈可以随时在汤里或是饺子馅儿里加入这类新鲜的蔬菜。

● 干果

花生之类的坚果，含有益于心脏健康的不饱和脂肪酸。但是坚果的热量和脂肪含量比较高，因此每天应控制摄入量在30克左右。杏脯、干樱桃、酸角等干果，方便、味美，又可以随身携带，可随时满足孕妈妈想吃甜食的欲望。

小贴士

注意餐次分配

为维持血糖值平稳及避免酮血症的发生，餐次的分配非常重要。因为一次进食大量食物会造成血糖快速上升，且母体空腹太久时，容易产生酮体，所以建议少量多餐，将每天应摄取的食物分成5~6餐。特别要避免晚餐与隔天早餐的时间间隔过长，所以睡前要补充点心。

几种最适合孕期的零食

除了正餐外，孕妈妈可适当地吃点零食，以满足每天所需的热量和蛋白质。以下推荐几种最适合孕期的零食。

● 栗子

栗子具有益气补脾、健胃厚肠、强筋健骨的功效，常吃有利于胎宝宝骨骼的发育成熟。但栗子“生极难化，熟易滞气”，因此不可食用太多。

● 奶酪

奶酪被誉为“乳品中的黄金”，是含钙最多的奶制品，而且这些钙很容易被吸收。对于孕妈妈来说，它是最好的补钙食品之一。由于其所含的能量较高，每次食用不宜超过20克。

● 苹果

苹果具有生津止渴、养心益气、健脾益胃的功效。孕妈妈每天吃个苹果，不仅对身体有好处，还可改善孕期情绪抑郁。

● 核桃

核桃能补脑健脑，提高机体的抵抗力。孕妈妈常吃核桃，可促进胎宝宝的大脑发育。

● 花生

花生享有“长生果”之美称，有和胃健脾、滑肠润肺的作用。由于其热量较高，每次食量不宜超过20克。

● 葡萄

葡萄补肝肾、益气血，并可预防孕期贫血与水肿。但患有妊娠糖尿病的孕妈妈应禁食。

小贴士

坚果不宜多吃

坚果类油性较大，而孕妈妈的消化功能却有所减弱，如果过量食用坚果，很容易导致消化不良。每天食用坚果的量约30克为宜。

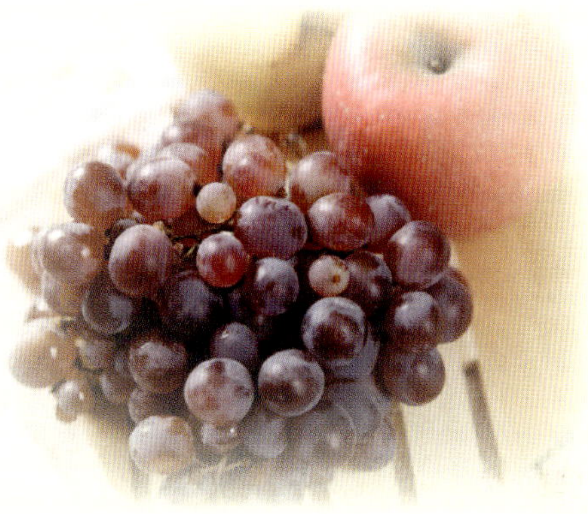

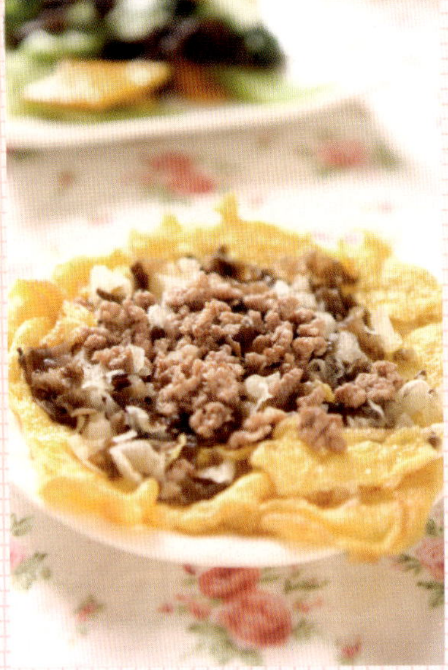

双色蒸蛋饼

[材料]

猪肉馅儿200克，鸡蛋3个，干银耳、干木耳各20克，盐1小匙，料酒、胡椒粉、水淀粉各适量，植物油1大匙。

[制作]

1 鸡蛋磕入碗中，加水淀粉打散；银耳、木耳用清水泡发，去蒂，洗净后切成丁，分别与肉馅儿拌在一起，加入盐、料酒、胡椒粉拌匀，制成两色的馅儿。

2 炒锅烧热，加植物油，四成热时将蛋液倒入锅中，摊成蛋皮。蛋皮铺在盘子上，先铺银耳馅儿，再铺木耳馅儿，然后上热蒸锅蒸5分钟取出，切成菱形块，即可食用。

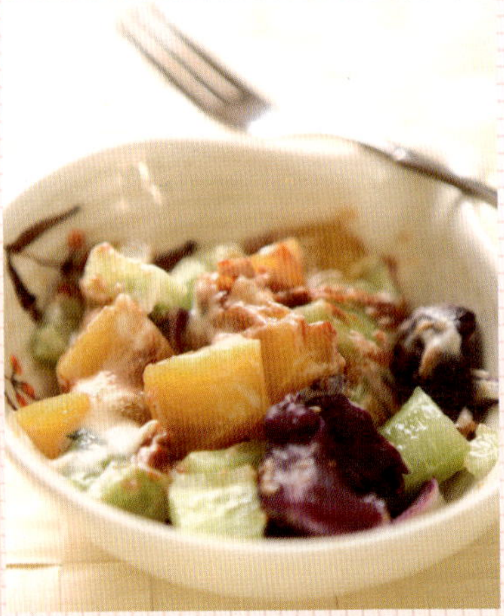

蔬菜沙拉

[材料]

卷心菜200克，番茄80克，黄瓜60克，青椒、白皮洋葱各30克，植物油、盐、柠檬汁、蜂蜜各适量。

[制作]

1 把所有材料洗净，卷心菜、番茄、黄瓜切片，青椒、洋葱切成环形片。

2 把切好的材料拌匀，放在盘子里。

3 把植物油、盐、柠檬汁、蜂蜜混合，搅拌均匀，淋在蔬菜上即可。

牛肉炖海带

[材料]

牛肉300克，海带200克，料酒、酱油各2大匙，盐1小匙，花椒、大料、茴香、葱花各少许，植物油500克（实耗30克）。

[制作]

1 海带泡发洗净，切成菱形片；牛肉切成见方的块，放入七成热的油中冲炸至变色，捞出沥油。

2 锅中留少许底油，下入葱花、花椒、大料、茴香爆香，加料酒、酱油、盐调味，然后添适量清水烧开，下入炸好的牛肉块，盖上盖，小火炖至牛肉八分熟时放入海带片，继续炖至牛肉熟烂入味，即可食用。

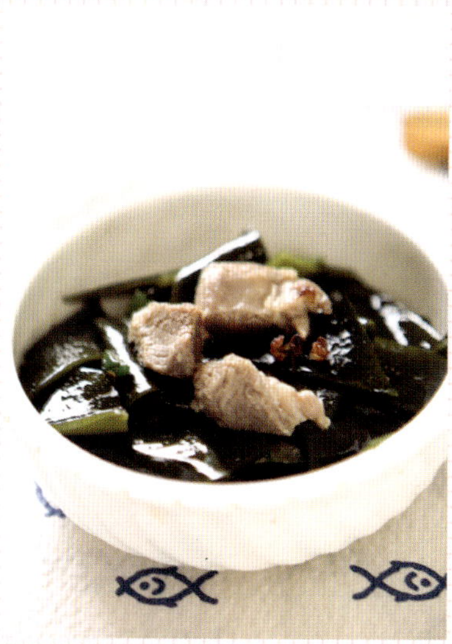

牛肉萝卜丝饼

[材料]

白萝卜、面粉各150克，牛肉100克、姜、葱、盐、植物油各适量。

[制作]

1 白萝卜洗净，切丝，用油翻炒至五成熟，备用。

2 牛肉剁碎，加白萝卜丝、姜、葱、盐，调成牛肉白萝卜馅儿。

3 将面粉加水和成面团，揪成面剂，擀成薄片，包入牛肉萝卜馅，制成夹心小饼。

4 锅置火上倒油烧热，放入小饼烙熟即可。

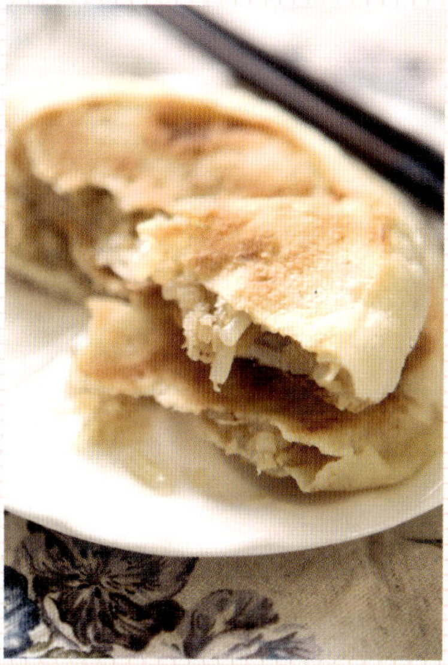

第6节

孕6月保健要点

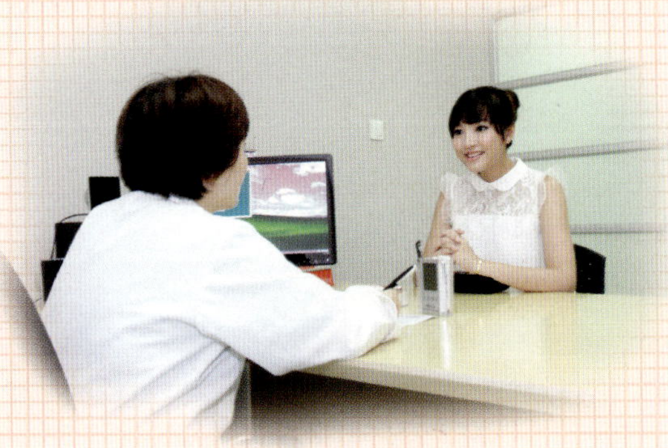

预防妊娠高血压综合征

● 妊娠高血压综合征的危害

妊娠高血压综合征多在怀孕后期发生，但是最好从怀孕中期开始就注意健康管理。如果患有妊娠高血压综合征，就容易生下发育不全的婴儿，严重时还会危及胎儿和孕妈妈的生命。

妊娠高血压综合征的典型症状是高血压、蛋白尿、水肿，而且从怀孕20周开始，这些症状会个别出现或突然同时出现。

预防妊娠高血压综合征需要多种方法并用，孕妈妈从怀孕中期开始，就要借助适当的食物疗法和运动进行有效地体重管理。

● 妊高征前期的表现

妊高征发病前，孕妈妈会出现一系列的异常表现。

序　号	异常表现
1	收缩压131～139毫米汞柱（17.47～18.53千帕），舒张压81～89毫米汞柱（10.8～11.87千帕）
2	孕中、晚期每周体重增加超过0.5千克
3	出现不易消退的水肿

● 预防妊娠高血压的运动

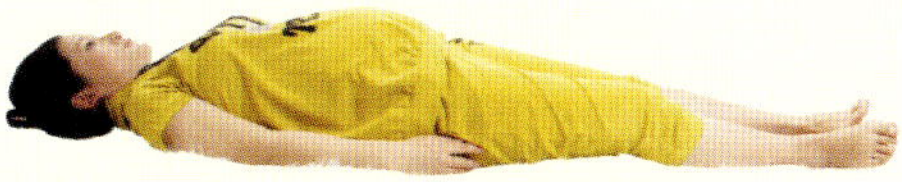

1.仰卧，吸气时双腿并拢。

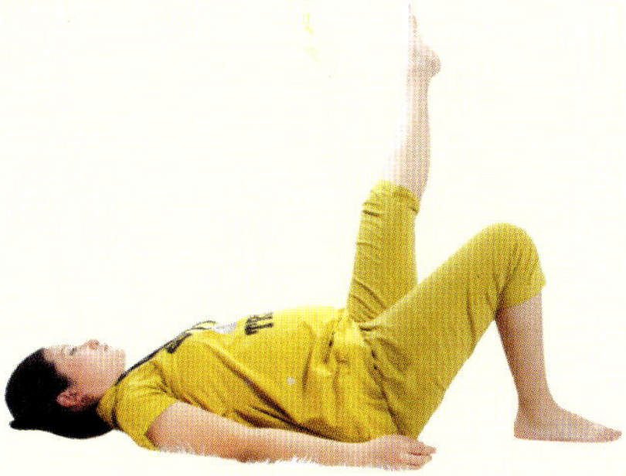

2.呼气时左腿向斜前方伸出，吸气时收回。呼气同时换右腿。

失眠怎么办

整个妊娠期间，孕妈妈都有失眠的可能。胎儿踢肚子、不断上厕所、日益膨隆的腹部等因素，都会令孕妈妈在床上感到不舒服，所以会失眠。孕妈妈会发现入睡很困难，或者醒来后就无法再入睡。有些孕妈妈还会围绕着分娩或胎儿做噩梦。该怎么办呢？可以试试以下一些方法。

● 保持左侧卧位

左侧卧位是最佳的睡眠姿势，可改善子宫的血液循环，改善胎儿脑组织的血液供给，有利于胎儿的生长发育。睡觉时将上面的腿向前弯曲接触到床，这样腹部也能贴到床面，感觉稳定、舒适。

● 避免仰睡

仰卧时，增大的子宫压迫脊柱前的下腔静脉，阻碍下半身的血液回流到心脏，从而出现低血压。孕妈妈会出现头晕、心慌、恶心、憋气等症状，且面色苍白、四肢无力、出冷汗等。供应子宫、胎盘的血流量也相应减少，对胎儿发育不利。

项　目	标　准
床　铺	孕妈妈适宜睡木板床，铺上较厚的棉絮，避免因床板过硬，缺乏对身体的缓冲力，从而转侧过频，多梦易醒
枕　头	以9厘米（平肩）高为宜，枕头过高迫使颈部前屈而压迫颈动脉。颈动脉是大脑供血的通路，受阻时会使大脑血流量降低而引起脑缺氧
棉　被	理想的被褥是全棉布包裹棉絮，不宜使用化纤混纺织物做被套及床单，因为化纤布容易刺激皮肤，引起瘙痒

预防妊娠糖尿病

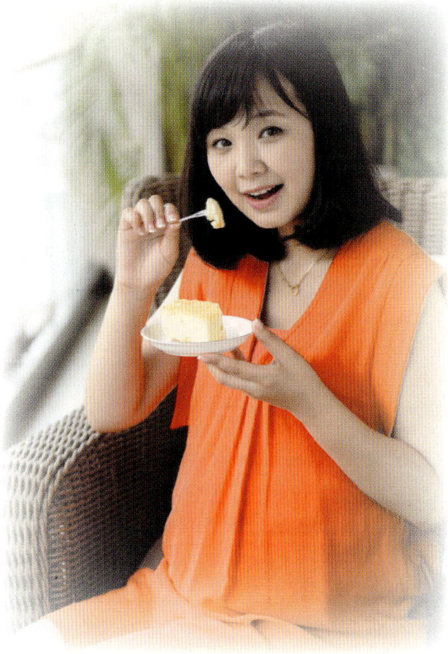

怀孕24～28周，孕妈妈要进行血糖检查，这是为了诊断孕妈妈是否出现高血糖状态下的妊娠期糖尿病。即使怀孕前没有糖尿病，怀孕中也可能会出现，所以必须接受妊娠期糖尿病的诊断。被确认为妊娠期糖尿病后，要通过饮食和运动对血糖进行调节，病情严重时，还需要辅以药物治疗。

孕妈妈的饮食必须做到平衡，要均衡摄入蛋白质、脂肪和碳水化合物，提供适量的维生素、矿物质和能量。为了让血糖水平稳定，必须注意不能漏餐，尤其是早餐一定要吃。

研究表明，适当的运动会帮助身体代谢葡萄糖，使血糖保持在稳定水平。很多有妊娠期糖尿病的女性在坚持每天30分钟的有氧运动（如走路或游泳）之后，都受益匪浅。但不是所有的运动都适合每个孕妈妈，最好咨询产科医生，了解一下哪项运动比较适合自己。

孕妈妈饮食要注意	
正确选择甜食	尽量避免食用添有蔗糖、砂糖、果糖、葡萄糖、冰糖、蜂蜜、麦芽糖的含糖饮料及甜食，可有效避免餐后血糖快速增加。选择纤维含量较高的未精制主食，则更有利于血糖的控制
多摄取膳食纤维	多摄取高纤维食物，多吃蔬菜、新鲜水果，不要喝果汁，可延缓血糖的升高，有利于血糖的控制，也比较有饱足感，但千万不可无限量地吃水果
减少油脂摄入	烹调用油以植物油为主，少吃油炸、油煎、油酥食物，以及动物皮、肥肉等
注重蛋白质摄取	怀孕中期、后期每天须增加蛋白质的量为15克，多吃蛋、牛奶、深红色肉类、鱼类及豆浆、豆腐等豆制品

孕期痔疮“可以没有”

由于腹内压力的增加，增大的子宫对下腔静脉造成压迫，影响下腔静脉及盆静脉回流，造成静脉曲张、瘀血，致使很多孕妈妈出现痔疮或使原有的痔疮症状加重，严重地影响正常生活和行动。如何改善便秘症状，摆脱痔疮困扰呢？

● 调整饮食是关键

孕妈妈日常饮食中应多吃新鲜蔬菜、水果，尤其应注意多吃些富含粗纤维的食物，如芹菜、韭菜、苦瓜、萝卜等；也要多吃些粗粮，如玉米、地瓜、小米等。这些食物除了含有丰富的营养物质外，还能刺激肠蠕动，防止粪便在肠道内堆积。孕妈妈应该注意不吃或少吃辛辣刺激性的食物和调味品，少喝碳酸饮料。

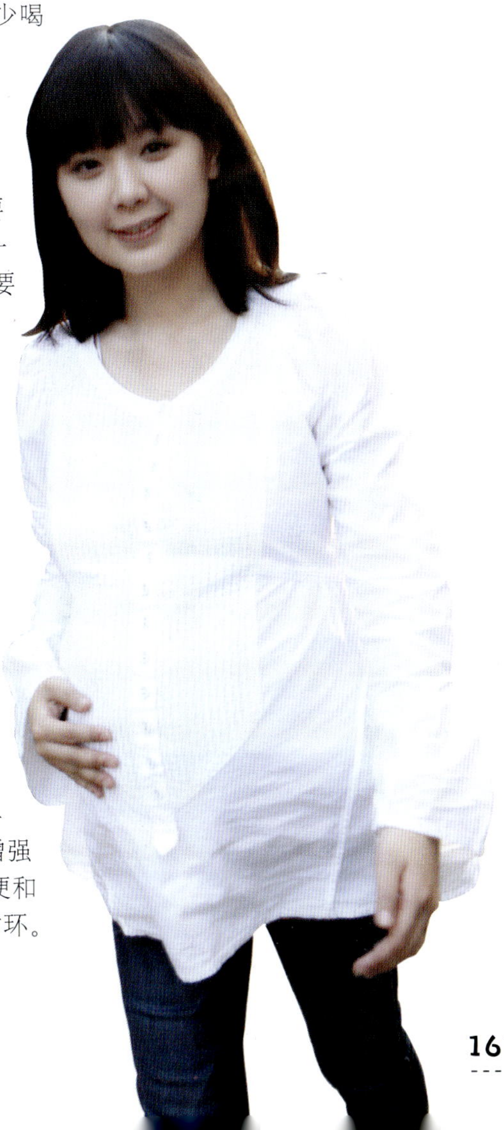

● 养成定时排便的好习惯

孕妈妈要养成定时排便的好习惯。排便时间要相对固定，一般定在某一次进餐后为好。排便习惯一旦形成，不要轻易改变，一旦有要大便的感觉就不要忍着，排便时也不要太用力，不要在厕所蹲太长的时间，因为这会对直肠下端造成压力而出现痔疮。千万不要蹲在厕所里看书、看报，否则会增加腹压和肛门周围血流的压力，引起或加重痔疮。如果大便干燥，排便困难，可遵医嘱用些润肠通便的药物。

● 适当活动和保健

孕妈妈应避免久坐不动，提倡适当的户外活动，如散步、做孕妈妈操及打太极拳等。睡觉时尽量采取左侧卧位，这样能减轻直肠静脉的压力，有助于身体下半部的血液回流。适量的体力活动可增强体质，促进肠蠕动而增加食欲，防止便秘。每日早晚可做两次缩肛运动，每次30～40遍。这样有利于增强盆底肌肉的力量和肛门周围的血液循环，有利于排便和预防痔疮。还可通过做肛门按摩来改善局部的血液循环。

生活细心更安心

在孕期生活中，由于孕妈妈的独特性，因此有许多生活细节是需要特别注意的。如果能够关注点滴生活，做到细心谨慎，那么孕期生活会更安心。在孕期，下面的十个方面是孕妈妈的禁忌。

● 忌涂风油精、清凉油

由于涂抹一些风油精或清凉油能够有效消炎、消肿、解暑、醒脑，因此很多家庭都备有这些东西。但是，并不是所有的人都适合用风油精和清凉油，因为它们里面有薄荷、樟脑等成分，对孕妈妈会造成伤害，所以孕妈妈应该禁用。特别是樟脑，它能够穿透胎盘，危及胎儿，导致胎儿流产或畸形、死胎。因此，孕妈妈一定不要使用风油精和清凉油，特别是在孕早期胎儿还不稳定的时候。

● 忌不注意嘴唇的卫生

空气中其实混杂着一些有害物质，如铅、硫等元素，而这些有害物质很容易沾染在孕妈妈的嘴唇上。空气中的有害物质一旦通过嘴唇进入孕妈妈体内，就会造成较大的危害。因为这些物质对胎儿的健康会产生影响，有可能导致胎儿的组织器官畸形。所以，孕妈妈外出时必须注意嘴唇卫生，在吃东西之前除了洗手外，还要清洗或擦拭嘴唇。

● 远离厨房空气污染

厨房是室内污浊气体聚集地之一，燃料燃烧产生的二氧化硫、二氧化氮、一氧化碳等有害气体，时常会使身居其中的人们感到不适。出现诸如食欲减退、心烦意乱、萎靡不振、嗜睡、身体疲乏无力等症状。近年来，厨房装修带来的苯类物质，更是一种可怕的高致癌物。

正常情况下，普通人对油烟一类的不良气体具备一定的抵抗及适应能力。但是孕妈妈则不然，孕育期她们本能的防御体系都降到了较低水平，因而极易成为被伤害的人群。

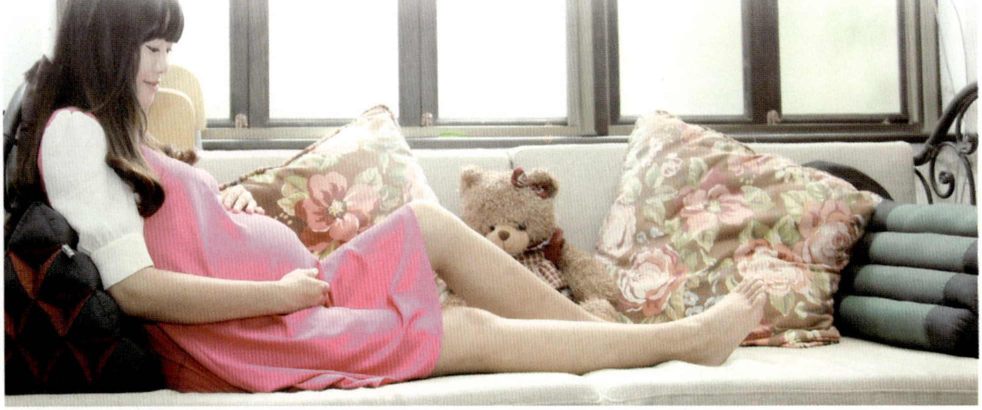

第7节

孕6月 胎教小课堂

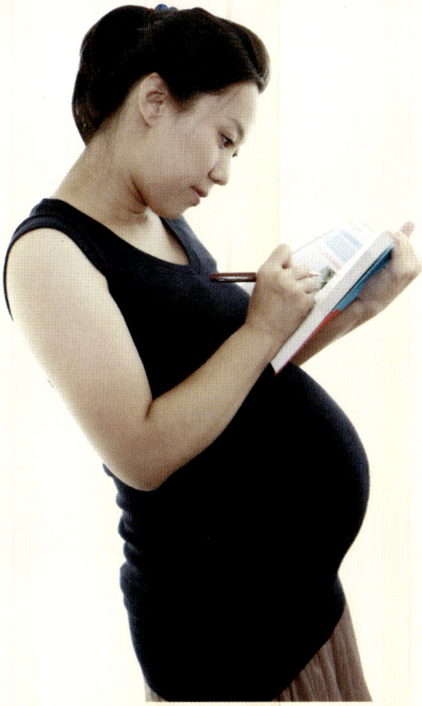

做一道思维游戏题

孕妈妈要经常动脑，才能让胎儿也聪明好学。这里推荐孕妈妈玩一道划分数字的思维游戏。

将下图分成形状、面积相同的4份，使每份各数相加的和相等。

8	3	6	5
3	1	2	1
4	5	4	2
1	7	3	9

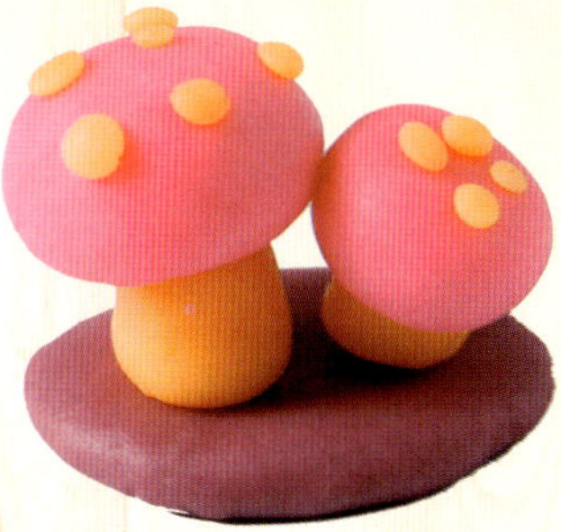

不要盲目地进行胎教

孕妈妈胎教要讲究方法，不要盲目进行，以免对胎儿造成伤害。

这个时期孕妈妈能感觉到的胎动次数比较多，因此孕妈妈就觉得这个时候是最适合进行胎教的，于是便在网上找一些胎教资料来进行胎教。网上的胎教资料没有经过挑选和甄别，孕妈妈还是不要盲目相信。比如，有的孕妈妈想进行抚摸胎教，就胡乱地在肚子上摸；有的听说光照训练好，就经常拿着电筒在肚子上照，这样盲目地进行胎教，结果只会适得其反。

和胎儿一起猜谜语

可以利用睡觉前的胎教时间和胎儿一起猜几个谜语。给胎儿猜的谜语不要是字谜，最好是一些动物谜语、生活用品谜语等。

可以先让孕爸爸说谜面，反复讲几遍，还可以做一些提示，给胎儿一点时间后，再由孕妈妈回答出来，并告诉胎儿为什么谜底是这样的。

蜻 蜓

小飞机，纱翅膀，飞来飞去灭虫忙，
低飞雨，高飞晴，气象预报它内行。

手 指

五个兄弟，住在一起，
名字不同，高矮不齐。

雨 伞

独木造高楼，没瓦没砖头，
人在水下走，水在人上流。

桌 子

有面没有口，有脚没有手，
虽有四只脚，自己不会走。

西 瓜

身穿绿衣裳，肚里水汪汪，
生的子儿多，个个黑脸膛。

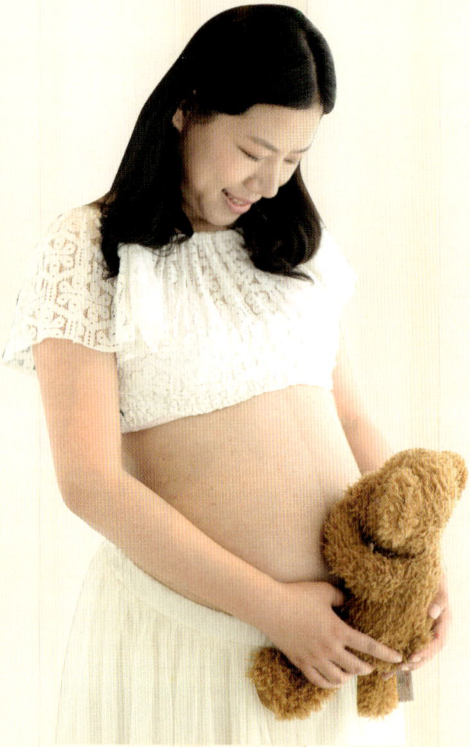

思维游戏题答案：

8	3	6	5
3	1	2	1
4	5	4	2
1	7	3	9

第八章

孕7月

孕妈妈的身体越来越笨重

孕7月计划一览表

月计划	执行方案	备 注
做好心理准备	这时你可以通过书籍、录像或参加一些指导课，来了解分娩过程，在知识和精神上开始为分娩做准备，消除对分娩的恐惧。这对将来的顺利分娩是有积极作用的	预防早产
护理乳房	开始做乳房的护理，佩戴合适的乳罩，每天坚持擦洗乳头，为今后的母乳喂养做好准备	开始练习胸部按摩操
控制体重	继续关注自己的体重增加情况，如果体重增加较快，应控制高热量的饮食	
注意休息	每天中午躺下休息一会儿；经常变换身体的体位和姿势，也就是不要久坐或久站，可以缓解腰腿不适	避免做危险动作

孕7月

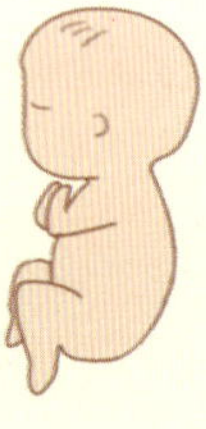

致畸物常作用的部位：脑

第1节

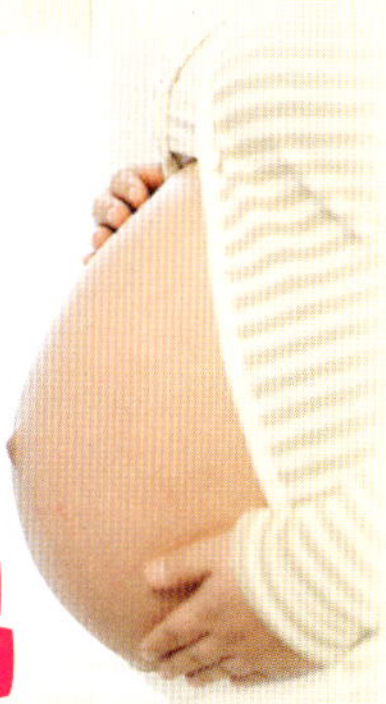

孕25周 我的腹部形状正常吗

孕妈妈和胎宝宝的变化

25周

孕妈妈

孕妈妈体重增加速度会变快，从现在起，穿不加束缚的衣服会更舒服。另外，与前几个月相比，孕妈妈会觉得相对舒服些。

孕妈妈要注意站立时两腿要平行，把重心放在脚心上；走步时要抬头挺胸，下颌微低，后背直起，要踩实走路；上下楼时切忌弯腰和腆肚子。

胎宝宝

胎儿约重700克，听力已经形成，对外界声音的反应比较敏感，例如，孕妈妈心跳的声音或肠胃蠕动的声音，宝宝都能听见。当你给胎儿播放节奏强烈的现代音乐时，胎动会增加且幅度增大，显得躁动不安，所以平时要尽量远离使胎儿躁动不安的声音，比如，开得很大的音响声、邻居家装修时的电钻声等。

决定腹部大小的因素

● 孕妇的体型

孕妇的体型不同，腹部大小看起来也有所不同。孕妇的体型娇小时，腹部就显得大，而且隆起速度快。

● 腹部的形状

一般来说，腹部的形状决定腹部的大小。向两边扩展的腹部显得比较小，向前鼓起的腹部显得比较大。消瘦的孕妇腹部通常显得又大又圆。

● 羊水量

羊水量也影响腹部的大小，羊水量随着孕妇体质有所不同。羊水过多或过少时，都会引起各种问题。

● 怀孕次数

在怀孕过程中，有生育经验的经产妇身体变化比初产妇更快。经产妇的腹部曾经被扩张过，所以腹部会隆起得比较凸出。

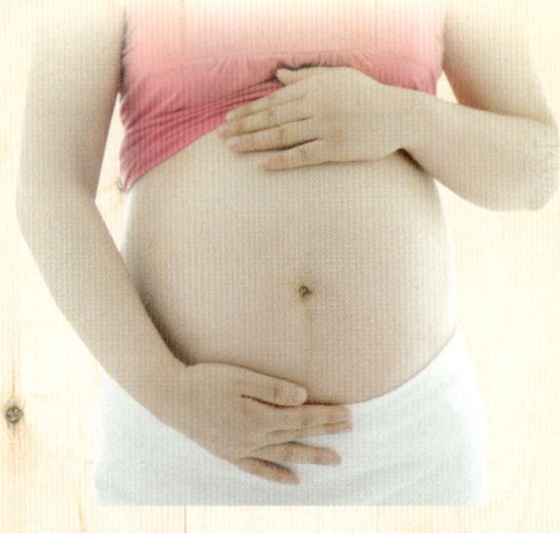

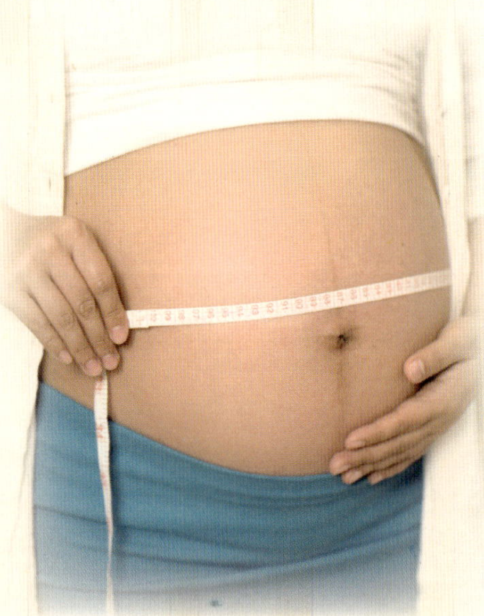

如何判断腹部大小是否正常

怀孕以后，大部分孕妇都会关心自己腹部的大小。而在定期检查时，医生通过对子宫高度的测量，就可以发现胎儿有无异常。正常的子宫底高度随怀孕月数的不同，标准也不尽相同，但是这些子宫底标准并不一定适合所有的胎儿。因为胎儿的位置、羊水量、孕妇的脂肪状态等各种条件不同时，即使胎儿的发育正常，子宫底高度也会存在一定的差距。如果子宫底高度在标准值的±2厘米范围内时，可以认为胎儿一切正常。

子宫底高度不仅是胎儿大小的尺度，也是胎儿发育速度的基准。比如，怀孕7个月时，子宫底高度是26厘米，但是怀孕8个月时，如果仍然是26厘米，就说明胎儿的成长速度慢。只有肚子的形状和大小都在标准值允许范围内不断增大时，才能肯定胎儿的发育比较正常。

第2节

孕26周 第四次产检

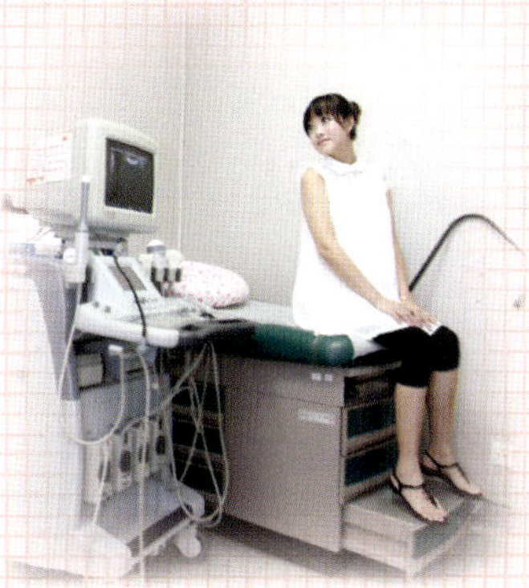

孕妈妈和胎宝宝的变化

26周

孕妈妈

孕妈妈的肚子越来越大，胎动能感觉得更加清楚。腹部隆起明显，宫底上升到脐上1～2横指，子宫高度为24～26厘米，身体为保持平衡略向后仰，腰部易疲劳而疼痛。腹部由于过度膨隆可出现少许的妊娠纹。增大的子宫压迫盆腔静脉，使下腔静脉曲张更加严重，便秘和痔疮也会随之而来。

胎宝宝

胎儿体重约900克，舌头上的味蕾正在形成。胎儿不喜欢强光。胎儿的听觉也有发展，不仅对母亲的声音，对各种声音都有所反应。长大的胎儿会把自己的大拇指或其他手指放到嘴里去吸吮。但是，目前胎儿的吸乳力量还不够大。

妊娠糖尿病筛查

大部分妊娠糖尿病的筛检，是在孕24周进行的。先抽取孕妈妈的血液样本，做一项耐糖试验，此时孕妈妈不需要禁食。喝下50克的糖水，等1小时后，再进行抽血。当结果出来后，血液指数若在140以下，即属正常；指数若为140以上，就要怀疑是否有妊娠糖尿病，需要再回医院做第二次抽血。此次要先空腹8小时后再进行抽血，然后喝下100克的糖水，1小时后抽1次血，2小时后再抽1次，3小时后再抽1次，总共要抽4次血。只要有两次以上指数高于标准值，即代表孕妈妈患有妊娠糖尿病。

小贴士

妊娠糖尿病症的治疗

在治疗上，要采取饮食及注射胰岛素来控制，千万不可使用口服的降血糖药物来治疗，以免造成胎宝宝畸形。

哪些孕妈妈易患妊娠糖尿病

1.年龄超过30岁的高龄孕妈妈。

2.肥胖，妊娠前体重超过标准体重的20%，或者妊娠后盲目增加营养，进食过多，活动过少，体重增加太多的孕妈妈。

3.直系亲属中有人得糖尿病的孕妈妈。

4.以往妊娠时曾出现妊娠糖尿病的孕妈妈。

5.生育过巨大胎宝宝（体重大于4千克）的孕妈妈。

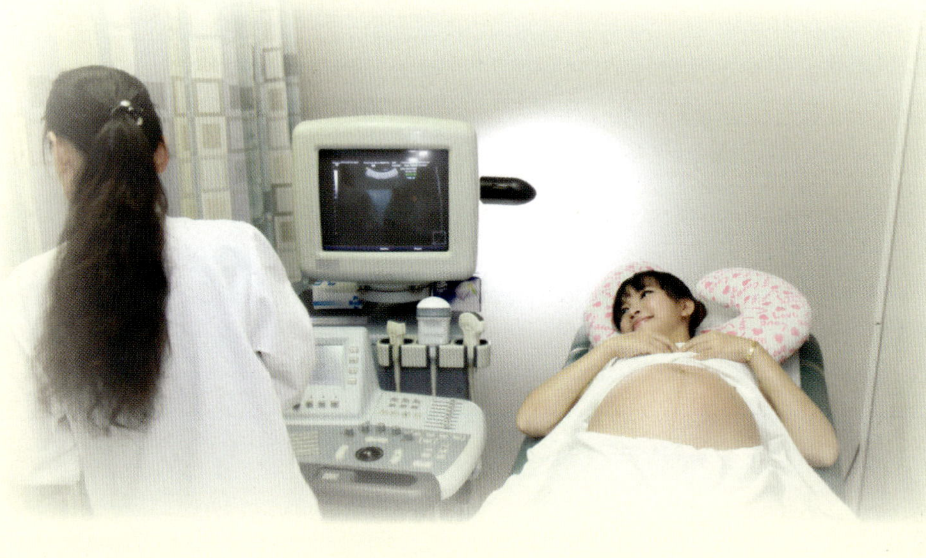

第3节

孕27周
腹式呼吸助孕妈妈好心情

孕妈妈和胎宝宝的变化

27周

孕妈妈

此阶段对孕妈妈来说，安心舒服的睡眠将是一种奢侈，去卫生间、吃零食及胎儿的运动都使孕妈妈的睡眠支离破碎。抓住一切时间补觉吧。此外，睡眠不好的你可能会心神不安，经常做一些记忆清晰的噩梦。可试着向丈夫或亲友诉说你的内心感受，他们也许能够帮助你放松下来。

胎宝宝

27周的胎儿“表情”已经非常丰富了，不仅会哭会笑，还会眨眼睛。现在胎儿的体重为900～1000克，坐高约为24厘米。这个时候胎儿的大脑对触摸已经有了反应。这个时期胎儿开始出现情绪的变化，而且能感应到妈妈的情绪变化，当妈妈情绪低落时，胎儿也开始忧伤，当妈妈心情愉快时，胎儿也会跟着开心。

腹式呼吸的优势

进入孕晚期，胎宝宝发育越来越快，在孕妈妈体内的居住环境越来越拥挤，孕妈妈的耗氧量也明显增加，经常会感觉到呼吸困难，这时推荐孕妈妈采用腹式呼吸法。腹式呼吸法不仅能给胎宝宝输送新鲜的氧气，还能使孕妈妈保持镇静，消除疲劳与紧张，对分娩疼痛也有缓解的作用。

腹式呼吸法这样做

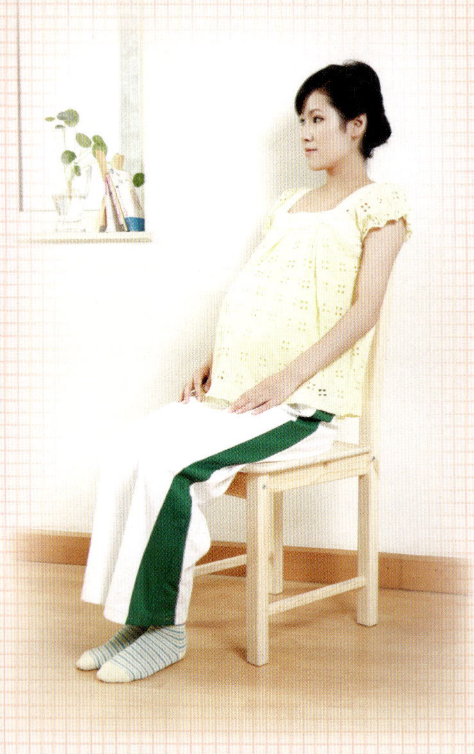

1.坐在椅子上，平静心情，告诉胎宝宝："妈妈给你输送新鲜空气来啦！"背部挺直靠紧椅背，全身处于放松状态。

2.双手轻轻放在腹部，在脑海里想象胎宝宝此时正舒服地居住在一间宽敞的大房间里，然后鼻子慢慢地长吸一口气，直到腹部鼓起为止，最后缓慢呼出。每天练习2～3次，每次10～20分钟。

掌握腹式呼吸的要诀

1.用鼻子吸气。吸气时要缓慢深长，尽量吸满，使肺部和腹部充满气体。

2.用口呼气。吸满气体后憋住几秒钟，然后将嘴缩成吹口哨的形状，慢慢将气体呼出，呼气所用的时间是吸气时的2倍，吐气要连续，不能中断。

第4节

孕28周 发生假性宫缩时不要紧张

孕妈妈和胎宝宝的变化

28周

孕妈妈

受激素水平的影响，孕妈妈的髋关节松弛而导致步履艰难。这时，孕妈妈的心脏和肾脏的负担明显增加，有些人可发生水肿、血压增高和蛋白尿，这些是妊娠高血压综合征的主要表现，尤其应该保持警惕。同时孕妈妈必须做贫血检查，若发现贫血一定要在分娩前治愈。

胎宝宝

胎儿身体长35厘米，体重1200克。胎儿吞咽羊水时，其中少量的糖类可以被肠道所吸收，然后再通过消化系统运送到大肠。

下眼睑开始分开，眼睛能够睁开了，开始练习视物和聚焦。此外胎儿鼻孔已发育完成，神经系统进一步完善。

什么是假性宫缩

分娩前数周，子宫肌肉较敏感，将会出现不规则的子宫收缩，但收缩持续的时间短，力量弱，或者只限于子宫下部。经数小时后又停止，不能使子宫颈口张开，故并非临产，称为假阵缩。当子宫收缩出现腹痛时，可感到下腹部很硬。实际上，如果孕妈妈较长时间采用同一个姿势站或坐，会感到腹部一阵阵变硬（出现肚子紧的症状），这就是“假性宫缩”。其特点是出现的时间无规律，程度也时强时弱。临产前，由于子宫下部受胎头下降所致的牵拉刺激，“假性宫缩”的情况会越来越频繁。

是什么原因造成宫缩频繁

序号	原因
1	子宫内发炎、感染
2	胎盘异常，如前置胎盘、胎盘早期剥离
3	子宫异常，如多角子宫、子宫肌瘤
4	子宫过大，如怀多胞胎或羊水过多
5	孕妈妈抽烟、喝酒
6	孕妈妈本身有疾病，如妊娠高血压综合征、甲状腺问题、自体免疫疾病
7	孕妈妈之前有早产病史
8	孕妈妈过度劳累
9	孕妈妈年龄过小（小于17岁）或高龄（大于35岁）
10	孕妈妈受到严重外伤或接受大手术

预防假性宫缩三要点

序号	原因
1	保持愉快的心情
2	不要过度劳累，不要走太远的路，不要长时间站着或坐着
3	不要经常摸肚子，因为经常摸肚子会刺激腹肌和子宫，容易引起宫缩

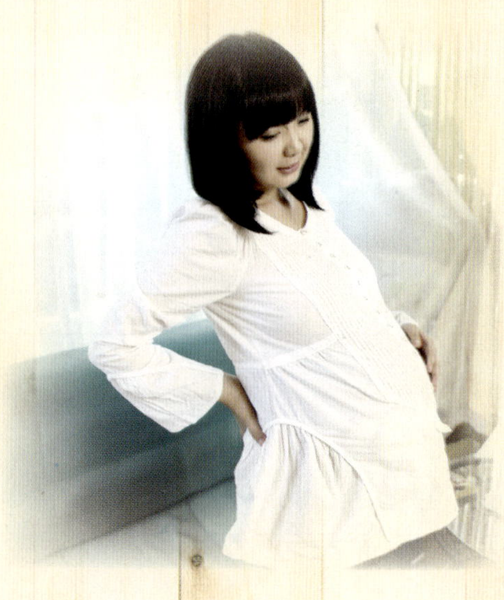

第5节

孕7月饮食营养

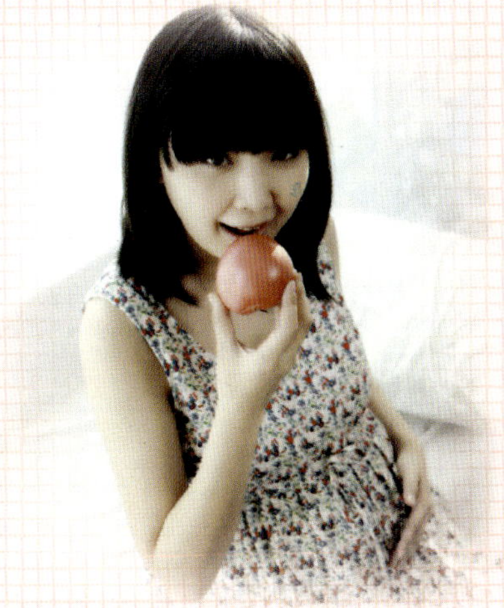

本月需要补充的营养

● 补充卵磷脂

卵磷脂能保证脑组织的健康发育，是非常重要的益智营养素。若孕期缺乏卵磷脂，就会影响胎儿大脑的正常发育，孕妈妈也会出现心理紧张、头昏、头痛等不适症状。含卵磷脂多的食物有大豆、蛋黄、坚果、谷类、动物肝脏等。

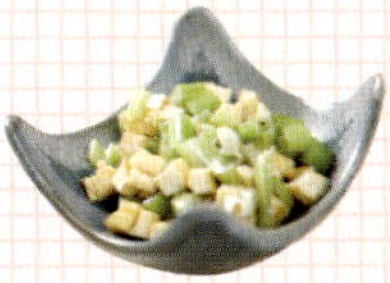

● 给足钙和磷

胎儿牙齿的钙化速度在孕晚期增快，到出生时全部乳牙都在牙床内形成了，第一颗恒牙也已钙化。如果此阶段饮食中钙、磷供给不足，就会影响今后宝宝牙齿的生长。所以孕妈妈要多吃含钙、磷的食物。富含钙的食物，比如牛奶、蛋黄、海带、虾皮、银耳、大豆等；富含磷的食物，如动物瘦肉、肝脏、奶类、蛋黄、虾皮、大豆、花生等。

● 孕晚期铁元素至关重要

胎儿在最后的3个月储铁量最多，足够出生后3～4个月造血的需要。如果此时储铁不足，在婴儿期很容易发生贫血。

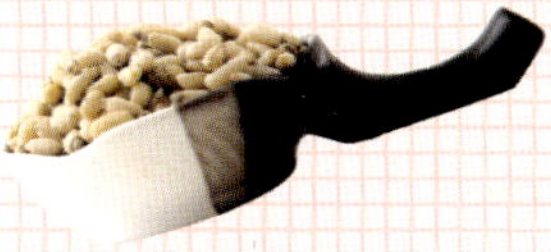

孕妈妈若在此时因缺铁而贫血，就会头晕、无力、心悸、疲倦等，分娩时会出现子宫收缩无力、滞产及感染等，并对出血的耐受力变差。所以，在孕晚期一定要注重铁元素的摄入量，每天应达到35毫克。铁主要存在于动物肝脏、瘦肉和海鲜类食物中。增加动物性食品摄入量的同时，要多吃富含维生素C的水果、蔬菜，可促进铁的吸收。

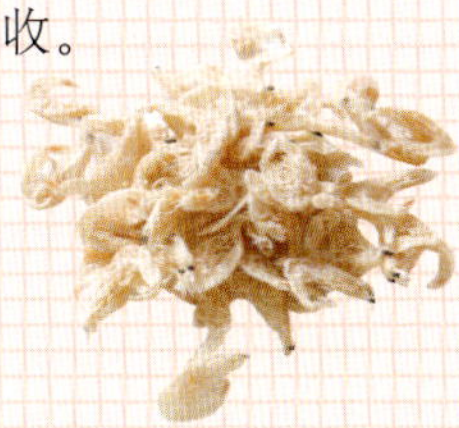

吃什么 怎么吃

孕晚期，如果孕妈妈营养摄入不合理，或者摄入过多，就会使胎儿长得太大，出生时造成难产。所以，这时的孕妈妈饮食要以量少、丰富、多样为主，合理安排孕晚期的饮食。

从第7个月开始，胎儿的身体长得特别快，胎儿的体重通常主要是在这个时期增加的。

主要特点为大脑、骨骼、血管、肌肉都在此时完全形成，各个脏器发育成熟，皮肤逐渐坚韧，皮下脂肪增多。

● 饮食要以量少、丰富、多样为主

饮食要以量少、丰富、多样为主，一般采取少吃多餐的方式进餐，要适当控制进食量，特别是高蛋白、高脂肪食物，如果此时不加限制，过多地摄入这类食品，会使胎儿生长过大，给分娩带来一定困难。

● 应选体积小、营养价值高的食物

如动物性食品，避免吃体积大、营养价值低的食物，如土豆、红薯，以减轻胃部的胀满感。特别应摄入足量的钙，孕妈妈在吃含钙丰富的食物的同时，应注意维生素的摄入。

● 饮食的调味宜清淡些

脂肪性食物里含胆固醇量较高，过多的胆固醇在血液里沉积，会使血液的黏稠度急剧升高，血压升高，严重的还会出现高血压、脑病，如脑出血等。饮食的调味宜清淡些，少吃过咸的食物，每天饮食中的盐量应控制在7克以下，不宜大量饮水。

不宜吃的食物

● 暴饮暴食

孕妈妈都希望自己拥有健康聪明的宝宝，因而在饮食上总是注意加强营养，但是这并不意味着吃得越多就越好。过多食物的摄入，只会导致体重的增加、营养过剩，其结果是孕妈妈出现血压偏高，胎儿过大。一方面，肥胖的孕妈妈患妊娠高血压综合征、妊娠合并糖尿病等疾病的可能性会更大；另一方面，胎儿的体重越重，难产率就越高。因此，孕妈妈应该科学安排饮食，切不可暴饮暴食。

● 长期摄入高蛋白质饮食

蛋白质供应不足，会导致孕妈妈身体衰弱，胎儿生长迟缓。然而，过量的高蛋白饮食容易引起食欲减退、腹胀、头晕、疲倦等不适症状，反而不利于健康。因此，孕妈妈应平衡饮食，做到营养均衡。

● 不停地嚼口香糖

在饭后咀嚼口香糖能起到清洁口腔的作用。但若长时间反复咀嚼，却会使消化液分泌过多。特别是在空腹时，会对胃黏膜造成伤害。因此，孕妈妈不宜长时间咀嚼口香糖，每次以不超过15分钟为宜。

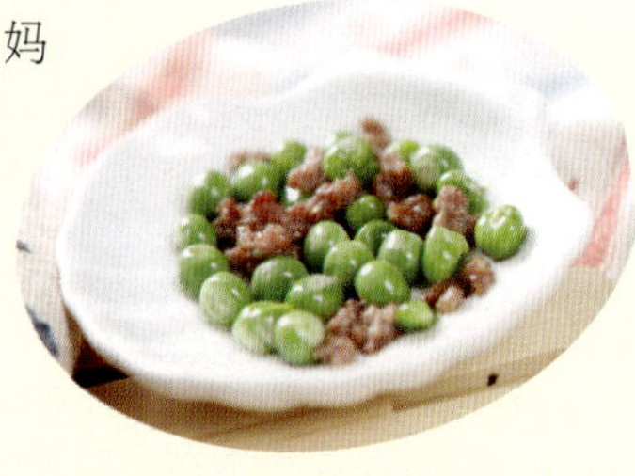

孕7月营养食谱

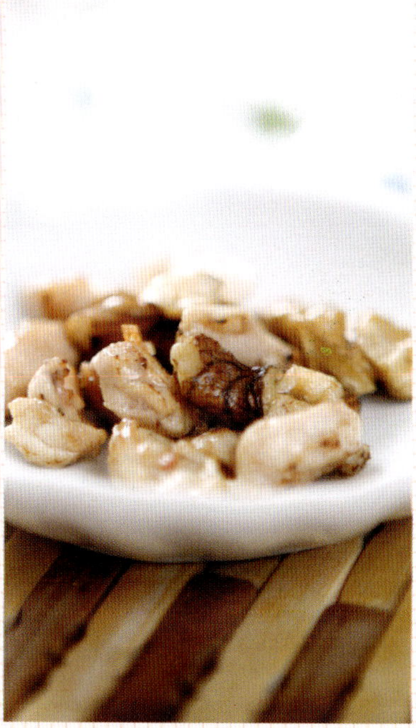

核桃鸡丁

[材料]

核桃仁50克，鸡脯肉300克，蛋清、盐、生姜、蒜、小葱、植物油、料酒、酱油、醋、淀粉、黑胡椒各适量。

[制作]

1 鸡脯肉和核桃仁洗净，沥干；鸡脯肉切丁，加少许盐、酱油、淀粉、黑胡椒、一个鸡蛋清，拌匀，腌制一会儿；蒜、姜切末，核桃仁稍微切小块一点。

2 锅内放油，微热后倒入核桃仁炸至金黄色即可盛起。

3 将炸过核桃的油倒出一些，留少许底油，倒入姜末、蒜末爆香，放入腌制好的鸡丁翻炒。鸡丁变色后，加入少许酱油煸炒。

4 倒入核桃仁，加盐，喜欢吃辣的可以加点辣椒酱。炒至入味后，淋上一点醋，撒上葱花，起锅即可。

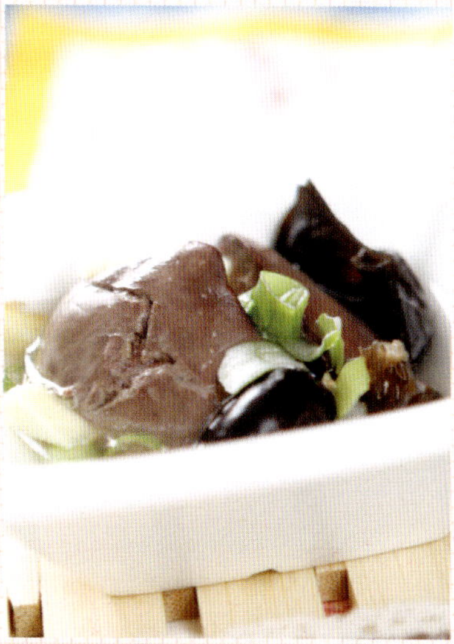

黄焖鸭肝

[材料]

鸭肝200克，鲜木耳、花生、植物油各10克，胡椒粉少许，葱6克，姜片、盐各5克，鸡精3克，料酒、湿生粉、植物油各适量，麻油1克。

[制作]

1 锅内加水，待水开时下入鸭肝，用中火稍煮一会儿，倒出冲洗干净；将鸭肝切片，鲜木耳洗净切片，葱切段。

2 在锅内倒入适量植物油，炝锅并倒入少许清汤，放入鸭肝片，用中火焖至快熟时，放入胡椒粉、盐、鸡精、料酒，再用湿生粉勾芡，出锅前淋上麻油即可。

清香小炒

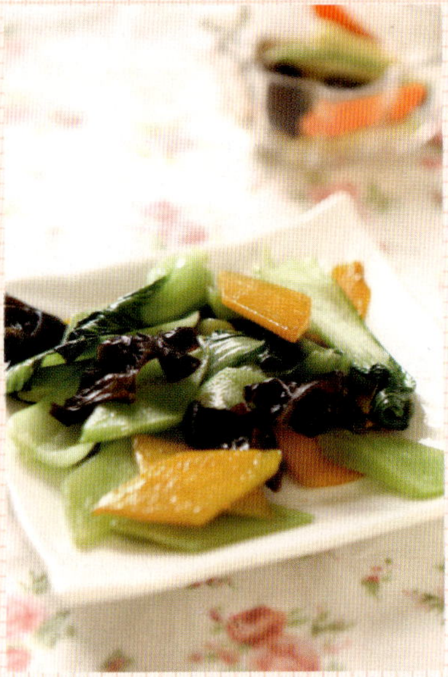

[材料]

南瓜半个，莴笋1棵，干木耳20克，油菜2棵，葱花、姜末各适量，盐、料酒各1小匙，植物油1大匙。

[制作]

1 将南瓜洗净，去瓤，切成片；莴笋削去外壳，洗净，切片；木耳用清水泡发，撕成小朵；油菜洗净，掰开。

2 将南瓜片、莴笋片、木耳、油菜分别用沸水焯一下，捞出控水。

3 炒锅烧热，加植物油，七八成热时用葱花、姜末爆香，放入南瓜片、莴笋片、木耳、油菜，加盐、料酒翻炒均匀，即可食用。

黄豆莲藕炖牛肉

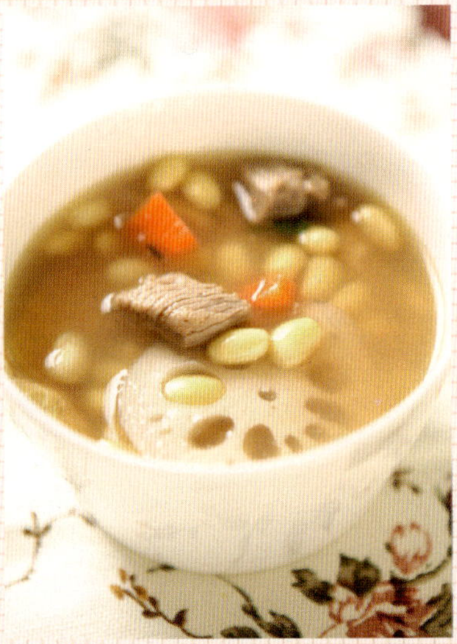

[材料]

牛肉400克，莲藕、胡萝卜各1根，黄豆50克，盐适量。

[制作]

1 将牛肉洗净，切成块，用沸水焯去血水，捞出控水；莲藕削去外皮，洗净，切成滚刀块；胡萝卜洗净，去皮，切成滚刀块；黄豆洗净，放入清水中泡至发胀。

2 汤锅中加入清水烧沸，放入牛肉块、莲藕块、胡萝卜块、黄豆，大火煮沸后转小火炖1小时至牛肉熟烂，出锅前加盐调味，即可食用。

第6节

孕7月保健要点

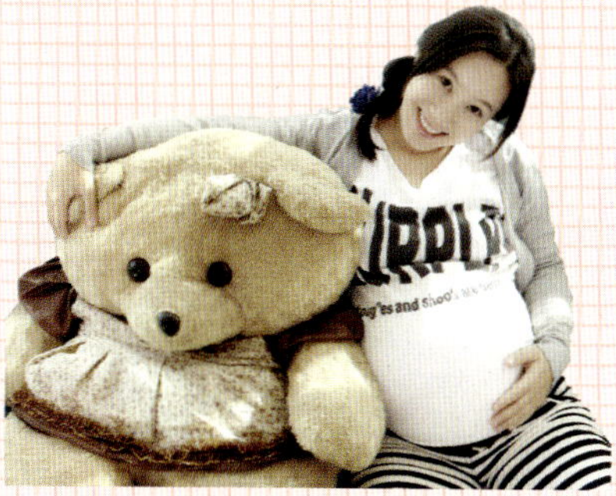

孕妈妈容易患便秘

孕期便秘的发生，以怀孕后期最为严重，主要是因为孕期分泌大量的黄体酮，使子宫平滑肌松弛，同时也使大肠蠕动减弱。由于子宫不断增大，压迫到大肠，造成血液循环不良，因而减弱了排便的功能，容易造成便秘。另外，孕妈妈便秘的发生也与腹痛、运动不足、担心用力排便影响胎儿、饮食习惯不良、精神压力大、睡眠质量问题、体质差异等因素有关。

● 孕妈妈便秘的原因

1.膨大的子宫体压迫结肠，使肠蠕动减慢，导致不能正常排便。

2.孕妈妈内分泌水平改变，孕激素增多，降低了胃肠道平滑肌的张力，引起排便困难。

3.孕妈妈粗粮食用过少，膳食纤维不足，粪便量减少，缺乏对肠壁刺激的推动作用。

4.孕妈妈孕期的活动量减少，影响结肠的蠕动。

● 如何改善孕妈妈便秘

保持身心愉快

合理安排工作和生活，保证充分的休息和睡眠，保持良好的精神状态和乐观的生活态度。孕妈妈不要因呕吐等不适感而心烦意乱，烦躁的心态也可导致便秘。不妨多做一些感兴趣的事，比如欣赏音乐、观花、阅读等，尽量回避不良的精神刺激。

添加蔬果、杂粮

孕妈妈往往因进食过于精细而排便困难，因此要多食含膳食纤维多的蔬菜、水果和粗杂粮。定时进食，切勿暴饮暴食。平时多喝水，坚持每天清晨喝一大杯温开水，这样有助于清洁和刺激肠道蠕动，使大便变软而易于排出。

晨起定时排便

定时排便，在晨起或早餐后如厕。由于早餐后结肠推进动作较为活跃，易于启动排便，故早餐后一小时左右为最佳排便时间。不要忽视便意，更不能强忍不便。更为重要的是，蹲厕时间不能过长，否则不仅使腹压升高，还给下肢血液回流带来困难。最好采用坐厕排便，便后用免蹲洗臀盆清洗会阴部和肛门，既卫生又避免长久下蹲增加腹内压。

适宜运动

适量运动可以加强腹肌收缩力，促进肠胃蠕动和增加排便动力。但是采用揉腹按摩促进排便的方法是不可取的。

你患有孕期瘙痒症吗

怀孕后期容易出现妊娠瘙痒症，这是肝内胆汁瘀积造成的。所以孕妈妈一定要注意保护好肝脏，避免吃高盐分食物。

● 妊娠瘙痒症红色警报

孕期出现皮肤瘙痒时，如果同时存在下列情况之一，可能为妊娠瘙痒症，必须及时就医确诊。

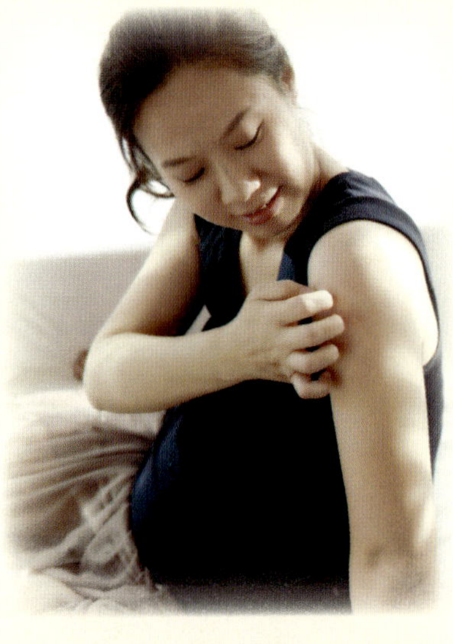

● 防治妊娠瘙痒症

1.保持皮肤卫生清洁，不穿化纤类衣服，不要长时间待在湿热的环境中。

2.皮肤瘙痒时可以用热毛巾热敷、擦拭瘙痒部位，涂抹一些炉甘石洗剂，并认真记录胎动，密切观察胎宝宝的情况。一旦出现异常，要及时采取相应的措施。

症　状	备　注
瘙痒持续3天以上	在没有治疗的情况下，妊娠期瘙痒症通常将持续到分娩。所以当瘙痒持续3天仍没有消失时，必须去医院确诊
除了瘙痒，发痒处没有皮肤的损害	皮肤病一般局部有小疹子出现，而妊娠期瘙痒症没有
角膜有轻微的黄染或小便有点黄	妊娠期瘙痒症引起肝功能轻微损害，产生黄疸。但一般黄疸的程度很轻，所以不容易觉察

预防静脉曲张

怀孕期间孕妈妈的下肢和外阴部静脉曲张是常见现象，静脉曲张往往随着怀孕月份的增加而逐渐加重。这是因为，怀孕时子宫和卵巢的血容量增加，以致下肢静脉回流受到影响，增大的子宫压迫盆腔内静脉，阻碍下肢静脉血液回流。此外，如果孕妈妈久坐久站，势必加重阻碍下肢静脉血液回流，使静脉曲张更为严重。预防静脉曲张最好的方法就是要休息好，避免久站，只要孕妈妈注意平时不要久坐久站，也不要负重，就可避免下肢静脉曲张。

如果已经出现静脉曲张，最好穿上孕妈妈专用减压弹力袜来促进血液循环，而且要经常由下向上按摩静脉曲张的部位。

1. 预防静脉曲张的方法

静脉不正常拉伸，会导致小腿或大腿疼痛。把脚放在椅子上面或离地面有些高度会感到舒服一些。

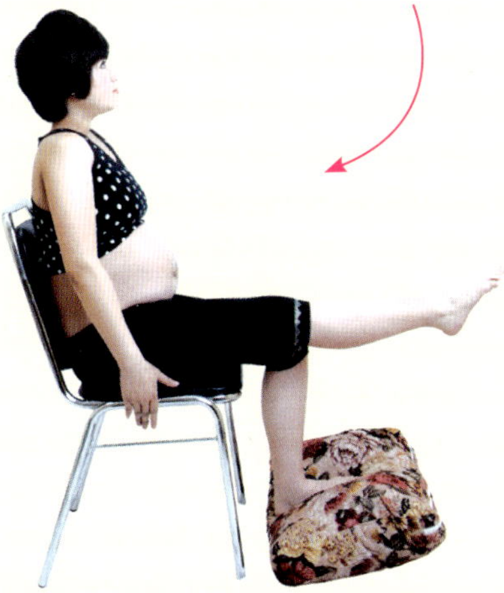

2. 减轻腿部疼痛

尽量不要碰因静脉曲张而引起疼痛的部位，可以用手由下向上按摩腿部。

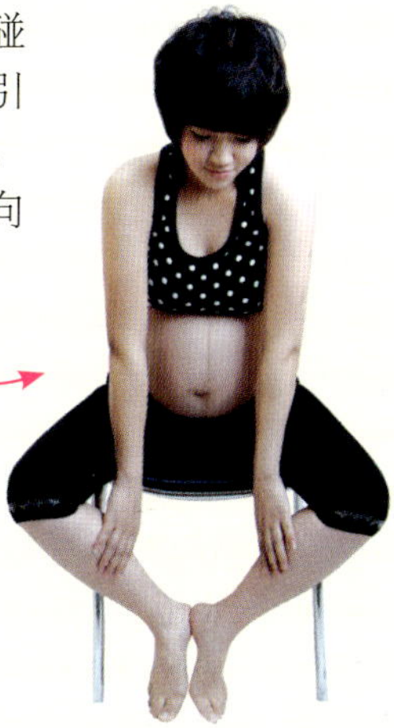

3. 腿部和小腿的痉挛

只要平时充分按摩，就能减少小腿和大腿的痉挛症状。出现痉挛时，可以用前后拉动大脚趾的办法进行缓解。

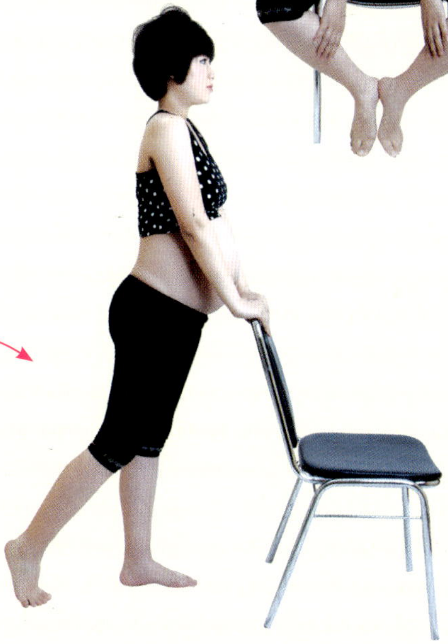

患有妊高征的饮食原则

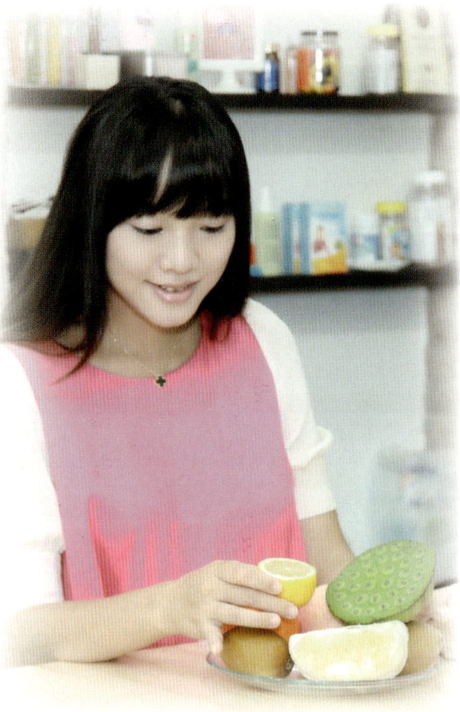

保证充足的睡眠，保持良好的情绪，加强锻炼，增强体质，这样会将妊娠高血压综合征的发病机会控制到最低。

● 控制饮食总热量

孕晚期热量供应过多，体重增长过快就会增加妊高征的发病率。因此，孕妈妈要注意体重增长，整个孕期以不超过12千克为宜。减少糖果、糕点、甜品、油炸食品、动物脂肪等高热量食物的摄入量。

● 减少盐的摄入量

过多摄入钠可引起水钠潴留而致血压升高，使孕妈妈患妊高征的风险增高，因此需要限制食盐的摄入量，每日摄盐量应控制在2～4克。同时还要避免食用含盐量高的食物，如调味剂、腌制食品、熏干制品等。如果孕妈妈习惯了较咸的口感，可以食用部分含钾盐代替钠盐，这样能够在一定程度上改善少盐烹调的口味。

● 补充多种营养素

蛋白质

患有妊高征的孕妈妈因尿蛋白丢失过多，常有低蛋白血症，应该多摄入优质蛋白质以弥补其不足。可通过食用瘦肉、蛋类、豆类及豆制品等食物获得足够的蛋白质。但是肾脏功能异常的孕妈妈要控制蛋白质的摄入量。

钙

补充钙在妊高征的防治中具有不可低估的意义，因为钙摄入不足可致低血钙，引起钙离子的通透性增加，促进钙离子跨膜内流，引起微小动脉血管收缩，使血压增高，从而加重妊高征病情。所以，妊娠期应增加乳类、鱼类和海产品的摄入量，以增加对钙的吸收，避免因摄钙不足而致低血钙及妊高征的发生。

锌

患有妊高征的孕妈妈，血清中锌的含量一般比较低，通过饮食补充充足的锌能够增强身体免疫力，必要时可遵医嘱服用锌制剂。

保护孕妈妈的脚

怀孕后，身体的全部重量都要靠脚来支撑，因此，对脚部的护理尤其重要，一定要随时更换一双合脚的鞋。

● 孕期双脚发生了变化

随着怀孕月份的增加，孕妈妈的体重不断增长，双脚承受的负担越来越重。从怀孕3个月开始，孕妈妈的双脚就会出现水肿；怀孕6个月左右，双脚水肿会更加严重；整个孕期，脚部尺码会增加1～2码。在一天之中，脚部围度也会发生变化，脚长会随着孕妈妈姿势的改变而改变。

● 从穿着入手保护双脚

首选棉布鞋子

相对于皮革和塑料材质，棉布透气性和吸汗性更好，质地也更柔软，行走起来比较省力，适合孕晚期穿着。但棉布的保暖性较差，只适合春秋季节穿着。皮革鞋首选柔软的牛皮和羊皮。

款式选择很重要

孕妈妈鞋子要选择圆头、肥度较宽的款式，尺寸要比脚长多出1码。下午3～4点是一天中脚部肿胀最严重的时间，因此买鞋的时候应以这个时间的脚部大小为准。

孕妈妈不能穿拖鞋

拖鞋的防滑性差，又不能完全跟脚，因此行走的时候需要更多的力量抓住拖鞋，极易造成重心不稳，导致摔倒。再次，拖鞋的材质多以塑料和橡胶为主，透气性很差，容易引起脚部发炎。

鞋跟高度别忽略

孕妈妈鞋跟高度以2厘米为宜，后跟要宽大、结实、弹性好。最好不要穿完全没有跟的鞋，因为怀孕后，孕妈妈的重心会向后移，穿平底鞋行走，脚跟会先着地，脚尖后着地，不能维持足弓吸收震荡，容易引起肌肉和韧带拉伤。如果孕妈妈患有扁平足，可以使用一些调整的产品，如调整袜子，能够将对脚部的压力调整到最小。

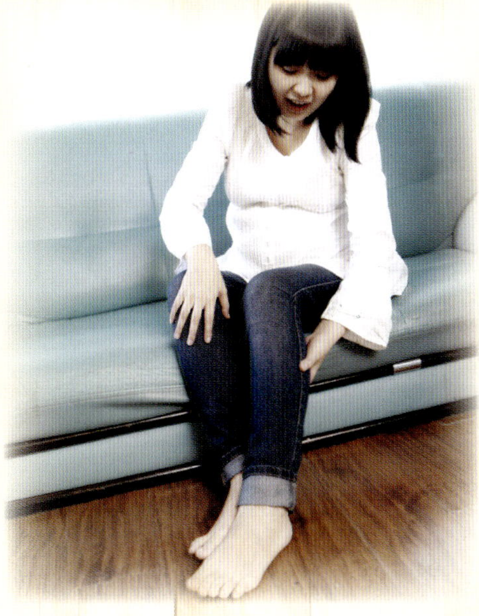

第7节

孕7月 胎教小课堂

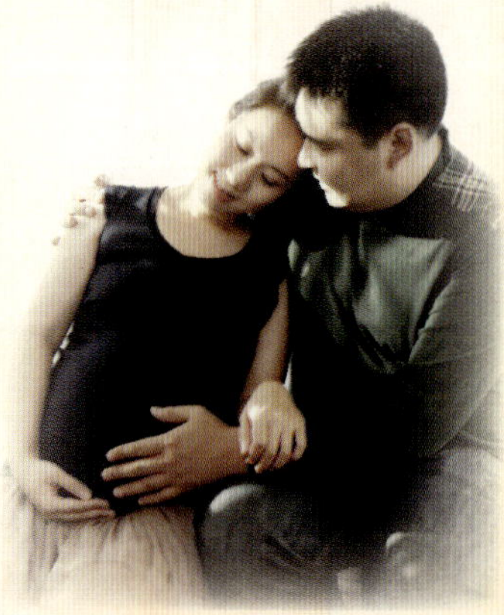

对胎儿进行光照训练

光照胎教可促进胎儿视觉功能发育，对日后视觉敏锐、协调、专注和阅读都会产生良好的影响。

孕妈妈可以在每天早晨起床前，用手电筒的微光一闪一灭地照射腹部，告诉他：“宝宝，从小就要养成早起的好习惯噢!”在晚上准备睡觉时，同样以用手电筒的微光一闪一灭地照射腹部，告诉胎儿：“宝宝，晚上需要休息的时间到了!”长此以往，宝宝就会和妈妈一样，养成白天活动，晚上休息的作息规律了，还可以促进胎儿视觉功能及大脑的健康发育。

做做运动心情好

运动能充分地摄取氧气，胎儿的脑就会因为充足的氧气而变得更加活泼。

在这个月，胎儿状态较为安定，孕妈妈可进行简单的运动，使未来的分娩过程更为顺利。适度的运动对胎儿非常重要，可以说，除了继续音乐胎教外，这个月孕妈妈多运动可以避免肥胖，以帮助将来能顺利分娩。适量的运动应作为这个月的部分胎教内容。

适时进行联想胎教

孕妈妈与胎儿具有心理与生理上的相通，孕妈妈的想象通过意念构成胎教的重要因素，转化、渗透在胎儿的身心感受之中。

孕妈妈在怀孕期间要经常设想宝宝的形象，那么，出生后的宝宝一定会与孕妈妈所想象的有某些相似之处。

和准爸爸一起做抚摸胎教

孕7月后，孕妈妈在腹部能明显地触摸到胎儿的头、背和肢体时，就可以增加推动散步式的抚摸胎教。

孕妈妈平躺在床上，全身放松，轻轻地来回抚摸、按压、拍打腹部，同时也可用手轻轻地推动胎儿，让胎儿在宫内“散散步、做做操”。此种练习应在医生的指导下进行，以避免因用力不当或过度而造成腹部疼痛、子宫收缩，甚至引发早产。每次5～10分钟，动作要轻柔、自然，用力均匀适当，切忌粗暴。如果胎儿用力来回扭动身体，孕妈妈应立即停止推动，可用手轻轻抚摸腹部，胎儿就会慢慢地平静下来。

第九章

孕8月

进入妊娠关键期

孕8月计划一览表

月计划	执行方案	备 注
计划产假	公司产假制度的了解，工作的交接，产后休养等要全面考虑	与孕爸爸做好沟通
选择合适的分娩医院	实地考察，了解情况，选择最合适自己的医院	最好还是选择进行产前检查的医院，因为医生对你的情况比较了解
不规则宫缩	不规则的宫缩此时时有发生，你会觉得肚子偶尔会一阵阵地发硬发紧，这是正常的	从现在开始预防可减轻中期水肿痛苦
每两周做一次体检	医生可以根据这些检查对你的分娩情况和胎儿的健康情况做出正确的判断	
预防妊高征	妊高征的主要表现有：水肿、蛋白尿、高血压	控制体重，保持营养平衡和足够的睡眠，是预防妊高征的有效措施
关注宝宝体位	这时的胎儿可以自主地在妈妈的肚子里变换体位，有时头朝上，有时头朝下，还没有固定下来	如果需要纠正的话，产前体检时医生会给予你适当的指导。只要按照医生的要求去做就可以

孕8月

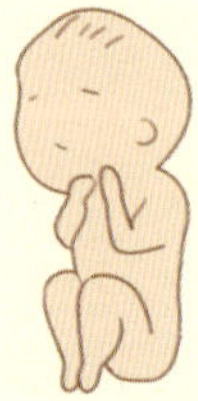

致畸物常作用的部位：脑

第1节

孕29周 每两周定期检查

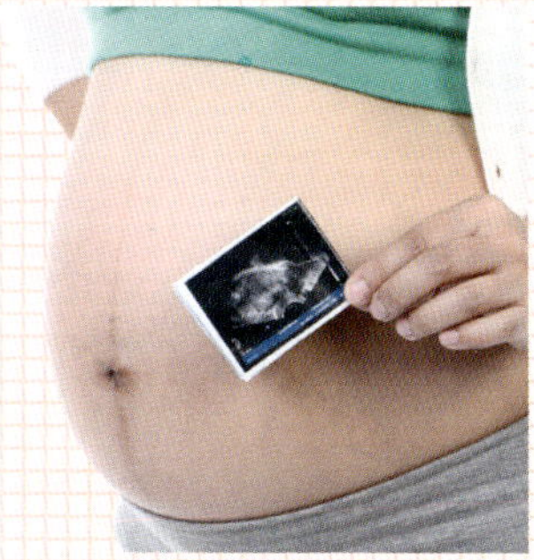

孕妈妈和胎宝宝的变化

29周

孕妈妈

孕妈妈会感到很容易疲劳，脚肿、痔疮、静脉曲张等症状也日趋明显。怀孕8个月是容易发生早产的时期，过于激烈的运动是引发早产的原因。妊娠高血压综合征也往往开始有征兆。由于身体笨重，孕妈妈走路时身体后仰看不到脚下，易摔倒，因此，从本周开始孕妈妈要注意动作缓慢些。

胎宝宝

胎儿体重已有1300克，身长约37厘米。胎儿活动比较频繁，应该开始记录下每一次有规律的胎动，有的胎儿会用小手、小脚在你的肚子里又踢又打，也有的胎儿相对比较安静，因此，胎儿的性格在此时已有所显现。

定期接受检查

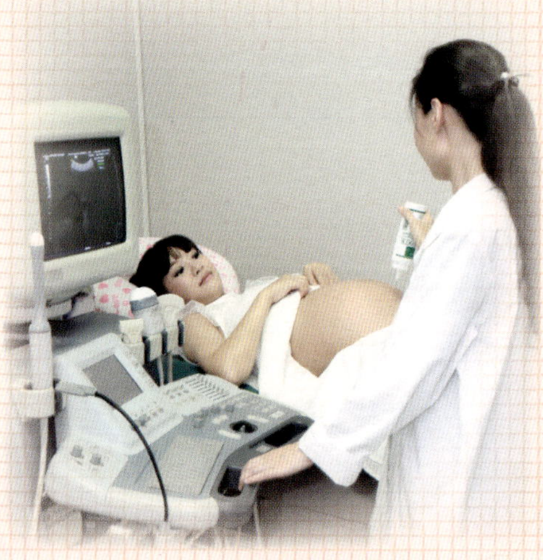

如果孕妈妈的健康状态没什么问题，而且胎儿的成长也很正常，那么从怀孕29周开始，每两周接受一次定期检查。

怀孕8～9个月，要坚持每两周进行一次定期检查，而最后一个月，则需要每周进行一次定期检查。进行定期检查时，对于平时出现的异常症状要详细告知医生，自己也要不断地收集关于分娩的各种资讯。

检查结果出现以下症状时怎么处理

名　称	方　法
贫　血	如果被确诊为贫血，就要更加认真服用铁制剂。患严重贫血时，服用量应该加倍。服用铁制剂前后1小时之内，要避免饮用阻碍铁质吸收的绿茶或红茶
水　肿	出现水肿时，每天的盐分摄取量要减至7克以下。吃面时尽量少喝面汤；制作沙拉时，用柠檬或食醋代替酱油；尽量用绿茶代替冰凉饮料。坚持适当的运动，可以促进血液循环
高血压	对于高血压患者来说，最重要的是均衡的饮食和充分的休息。首先，要借助饮食疗法减少盐和糖，以及脂肪的摄取量，降低热量摄取，多摄取优质的蛋白质
高血糖	在定期检查中被确诊有糖尿病症状时，就需要更加注意饮食习惯。米饭或面包等主食不必过分限制，但是饼干或水果等零食要绝对禁食。蛋白质或脂肪的摄取也非常重要，但要少吃肉类，最好多吃新鲜鱼类或豆类。另外，要注意补充维生素和矿物质

第2节

孕30周 预防早产

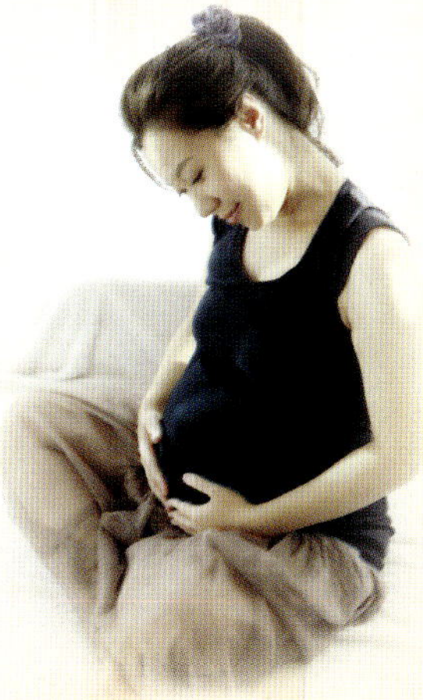

孕妈妈和胎宝宝的变化

30周

孕妈妈

子宫向后压迫心脏和胃，引起心跳加速、气喘，或者感觉胃胀、缺乏食欲。孕妈妈还会感到身体沉重、行走不便、腰背及下肢酸痛。如果孕妈妈感到子宫收缩、腹痛或发胀，就要赶紧休息。这个时期容易患妊娠高血压综合征，饮食上注意少放盐。睡眠要充分，平常抓紧一切时间休息，以保持充沛的精力。

胎宝宝

胎儿体重大约1300克，身长为38厘米，胎儿的皮下脂肪已经初步形成，看上去比原来胖了一些。此时胎儿面部胎毛开始脱落，皮肤为深红色，有褶皱；以脑为主的神经系统及肺、胃、肾等脏器的发育近于成熟。但这时，胎儿的呼吸功能、胃肠功能、肝脏功能及体温调节能力都较差，应避免早产。

预防早产的方法

早产跟孕妇的健康状况有着直接的关系。如果孕妇患有糖尿病、高血压、妊高征等疾病，则胎盘不能正常发挥保护胎儿、提供营养的功能，可能会增加早产的危险性。孕妇要经常进行定期检查，及早发现身体的异常，这样才能采取适当对策。不能让身体过分疲劳，不要进行过度运动。尽量不要压迫腹部，也不要提重物。要有充足的睡眠，减少心理压力；防止对腹部的冲击，避免摔倒；避免阴道感染。总而言之，要注意生活中的各方面。

● 预防妊高征

为预防妊高征，尽量少吃特别咸的食物。考虑到孕妇和胎儿的健康，要均衡地吸收充足的营养。

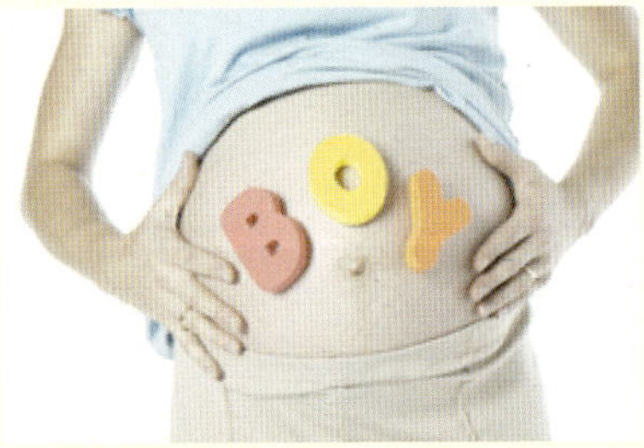

● 避免剧烈运动

怀孕中，需要进行运动时，要注意控制运动量，防止身体过度疲劳。如果出现腹部疼痛或僵硬的情况就应该立即停止运动，保持稳定状态。患有妊高征等有早产危险的疾病或有早产经历的孕妇最好不要运动。

早产的对策

如果有早产的迹象，最好立即住院接受诊查。当然，有早产的迹象不代表孕妇要一直躺着不动，孕妇可以进行读书等简单的活动，所以不用过于着急，此时应该保持平和的心态。医生会根据具体情况使用预防子宫收缩的药物，使胎儿尽量在母体内多停留一段时间。

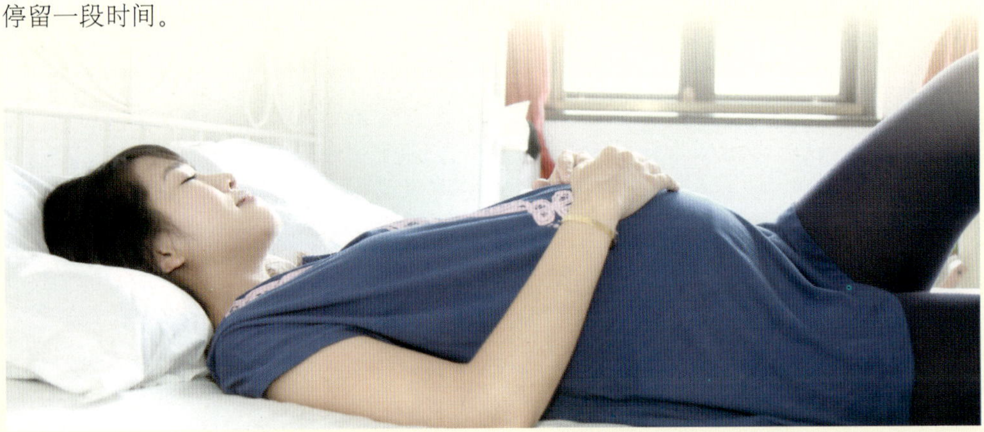

第3节

孕31周 要开始制订分娩计划

孕妈妈和胎宝宝的变化

31周

孕妈妈

孕妈妈乳晕、外阴的肤色进一步加深，子宫的上升使胃部受压，有时可出现饭后消化不良。这时，心脏的负担明显加重，除腹部的妊娠纹已经相当明显外，有的人面部还出现皮肤黑斑或蝴蝶斑。

此外，由于孕妈妈睡眠不足，这个阶段特别容易疲倦，行动越来越吃力，常感到呼吸困难，胃部不适。

胎宝宝

此周胎儿重1600克左右，身长达40厘米，胎儿生长速度快，主要的器官已初步发育完毕。男胎儿的睾丸还没有降下来，但女胎儿的小阴唇、阴核已清楚地凸起。神经系统进一步完善，胎动变得更加协调而且多样了，不仅会手舞足蹈，还能转身了。这个时期如果胎儿处于臀位不必担心，由于胎儿还不是很大，因此能在羊水中浮游、灵活地转动。

准备住院用品

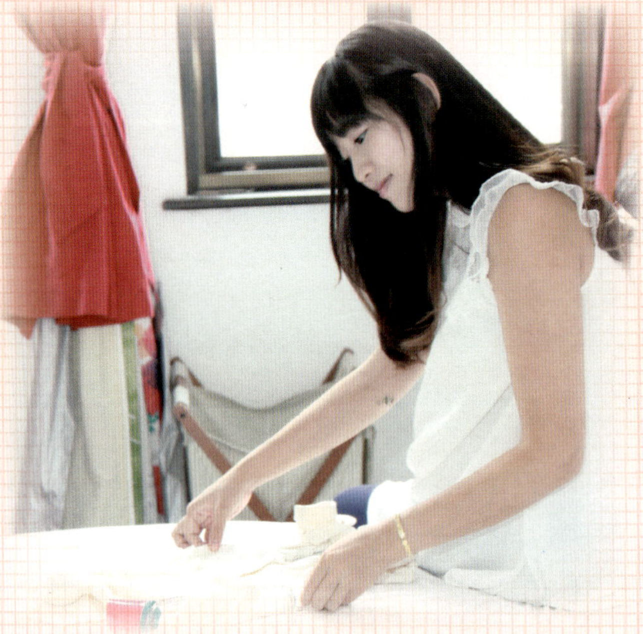

一般情况下，分娩日期跟预产期有2～3周的差距，所以应该在怀孕第30周以后就做好分娩准备，以便随时住入医院。

可以将住院时所需的用品、婴儿用品、住院中产妇日常用品、出院用品等，统统装入一个大旅行袋里，然后放在孕妈妈或家人都知道的地方。

自然分娩时，一般要住院3天；而剖宫产时，要住院5～7天。所以要悉数准备好这段期间所需的物品和出院时婴儿所需的物品。

需要准备的分娩必备品	具体物品
住院期间孕妈妈所需的物品	保健卡、门诊手册、毛巾、基本护肤品、换洗用品、纯棉内裤、内衣、袜子、哺乳用胸罩、产妇专用卫生巾、开襟毛衣等舒适的衣服、出院时要穿的外套
住院期间婴儿所需的物品	配方奶粉、奶瓶、尿布、婴儿短上衣
出院时婴儿所需的物品	婴儿睡衣、内衣、毛毯、尿布

第4节

孕32周 孕妈妈要保持良好的心态

孕妈妈和胎宝宝的变化

32周

孕妈妈

此时子宫底已上升到横膈膜处，孕妈妈会感到越发地呼吸困难，喘不上气来，吃下食物后也总是觉得胃里不舒服。不用着急，马上就要熬到头了，情况很快会有所缓解。大约3周后，胎儿的头部将开始下降，进入骨盆，到达子宫颈，这是在为即将到来的分娩做准备。

胎宝宝

胎儿的身长42厘米，体重约为1800克。这周胎儿的眼睛时开时闭，大概已经能看到子宫里面的景象。现在胎儿周围大约有850毫升的羊水，但随着胎儿的增大，在子宫的活动空间越来越小了，胎动也有所减少。由于子宫底压迫胃部，孕妈妈会出现像害喜时一样的恶心症状。如果恶心严重，不能正常用餐，可以少食多餐。

孕妈妈要减少心理压力

常常担心胎儿的健康，老是怀疑自己的怀孕症状有没有问题，看到相关的医学介绍，就会有莫名的紧张和害怕，夜晚睡觉时常常有失眠多梦的症状。这些症状的产生，主要是因为孕妈妈心理压力过大。

当孕妈妈压力过大和情绪不稳定时，家人的支持就显得格外重要。只要家人多付出一些关心和帮助，就可使孕妈妈心情好转。

丈夫可以陪同太太一起去咨询精神科医生，在尽量不使用药物的前提下，让孕妈妈的心情开朗起来，这样胎儿也不至于受到太大的影响。

胎动让你不舒服时怎么办

孕晚期，胎儿在子宫里活动常常让孕妈妈感觉不适。可通过以下方法改善：

1	深深地吸一口气，慢慢地将一只手臂举高到头上
2	深深地吐气，慢慢地将手臂放下
3	重复做几次

此运动可以减轻呼吸困难的痛苦和消化不良的现象，也可以使胎儿移动到一个令你比较舒服的位置，并消除紧张和疲劳，增强体力。如果因为胎儿的活动太活跃，使你晚上睡不着觉，不妨换个姿势，还是不见效的话，可请丈夫帮你按摩。

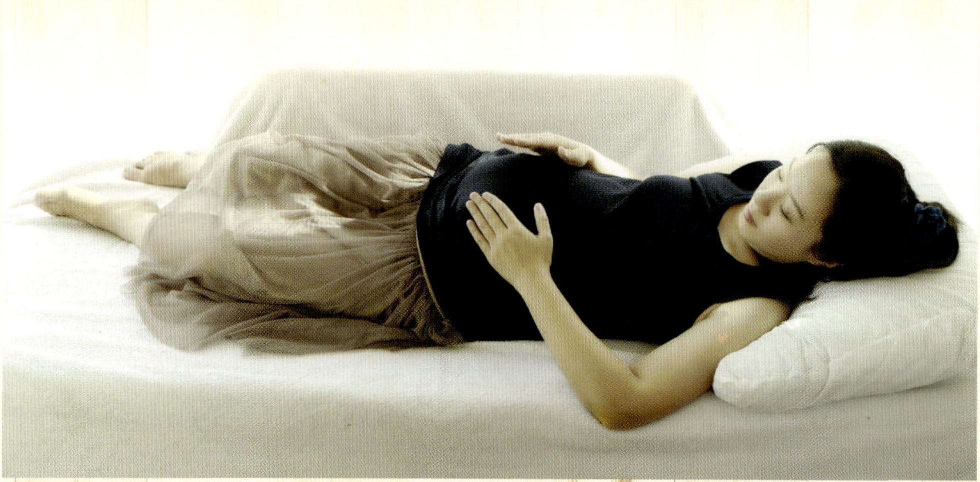

第5节

孕8月饮食营养

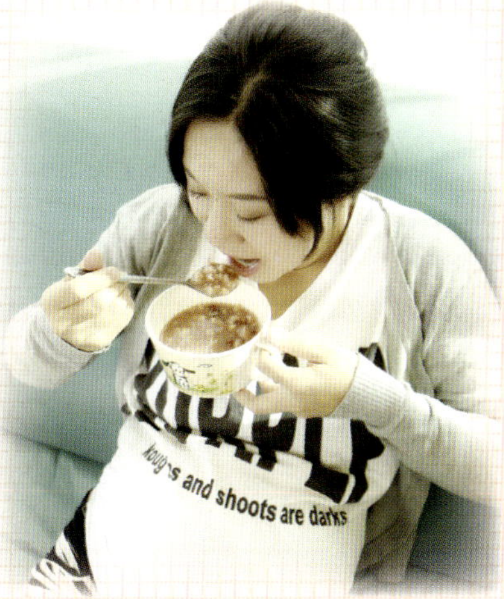

本月需要补充的营养

● 碳水化合物不能少

这个月，胎儿开始在肝脏和皮下储存糖原和脂肪，如果孕妈妈摄入的碳水化合物不足，就易造成蛋白质缺乏或酮症酸中毒。因此，要及时补充足够的碳水化合物，其摄入量为每日350～450克。全谷类、薯类中均含有碳水化合物。

● 重点补充α－亚麻酸

α－亚麻酸是组成大脑细胞和视网膜细胞的重要物质。如果摄取不足，会导致胎儿发育不良，孕妈妈也会有明显的疲劳感明显，睡眠质量下降。由于α－亚麻酸在人体内不能自动合成，因此必须从外界摄取。怀孕的最后3个月，是孕妈妈重点补充α－亚麻酸的时期。在日常生活中，用亚麻油炒菜或每天吃几个核桃，都可补充α－亚麻酸。

● 多晒太阳，摄入充足的钙

在孕晚期，由于胎儿的牙齿、骨骼钙化需要大量的钙，因此孕妈妈对钙的需求量明显增加。孕妈妈应多吃芝麻、海带、蛋、骨头汤、虾皮汤等富含钙质的食物。一般来说，孕晚期钙的供给量为每日1200毫克，是怀孕前的1.5倍。此外，还应多进行户外活动，多晒太阳。

● 平衡补充各种维生素及矿物质

维生素对胎儿的健康发育起着重要的作用，孕妈妈应适量补充各种维生素。尤其是维生素B_1，如果缺乏维生素B_1，易引起呕吐、倦怠、乏力等不适症状，并易造成分娩时子宫收缩乏力，使产程延缓。

在孕晚期，孕妈妈容易出现贫血症状。为了防止分娩时出血过多，应该及早多摄取铁质。

吃什么 怎么吃

● 喝点五谷豆浆

豆浆具有很高的营养价值，一直是我国传统的养生佳品。而五谷豆浆综合了五谷的营养价值，非常适合孕期食用。孕妈妈每天喝一杯五谷豆浆，可增强体质、美容养颜、稳定血糖、防止孕期贫血和妊娠高血压等，可谓益处多多。

● 吃些野菜

野菜，就是非人工种植的蔬菜。它美味可口、营养丰富，如今已成为人们餐桌上的新宠。以蕨菜为例，含有的铁质为大白菜的13倍，维生素C为其8倍，胡萝卜素为其2倍。此外，野菜污染少，还可刺激食欲。

因此，在孕妈妈的膳食中，可适当添加一些野菜，对孕妈妈及胎儿的健康都很有好处。

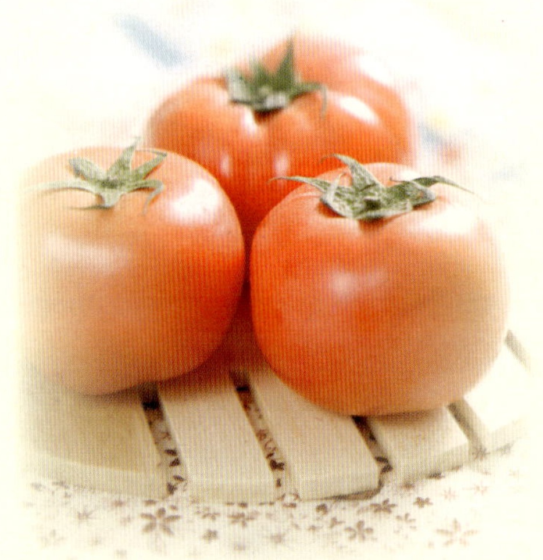

● 吃些紫色蔬菜

不同颜色的蔬菜，含有不同的营养。蔬菜营养的高低遵循颜色由深到浅的规律，排列顺序总的趋势为：黑色>紫色>绿色>红色>黄色>白色。在同一种类的蔬菜中，深色品种比浅色品种更有营养。

紫色蔬菜包括紫茄子、紫甘蓝、紫洋葱、紫山药、紫扁豆等。这类蔬菜中含有花青素，能给人体带来多种益处，如增强血管弹性、改善循环系统、预防眼疲劳等。因此，孕妈妈应该多吃紫色蔬菜。

● 多吃番茄

番茄具有生津止渴、健胃消食、清热解毒、补血养血及增进食欲的功效。它含有多种维生素和营养成分，尤其是番茄中所含的茄红素，对人体的健康非常有益。

番茄生食、熟食均可，而要更多地摄取茄红素，则应对其进行烹煮加工，这样可提高茄红素的吸收利用率，抗氧化效果更好。如果生吃番茄的话，应选择在饭后食用，因为空腹食用容易引起胃脘不适。

孕妈妈常吃番茄，不仅能增强皮肤弹性，使脸色红润，还能减少，甚至消除因激素变化而引起的面部妊娠斑。

值得注意的是，未成熟的番茄含有大量的有毒番茄碱，孕妈妈食用后，会出现恶心、呕吐、乏力等中毒症状，不宜食用。

不宜过量食用的食物

● 人参

怀孕后，许多孕妈妈阴血偏虚，多吃人参很容易上火，还会出现呕吐、水肿及高血压等症状，甚至引发流产及早产等危险的发生。此外，参类补品吃得过多，必然会影响正常饮食营养的摄取与吸收，使得内分泌系统紊乱。在临近产前，最好不要吃人参，以免引起产后出血。对于其他的人参制剂，孕妈妈也应慎服。

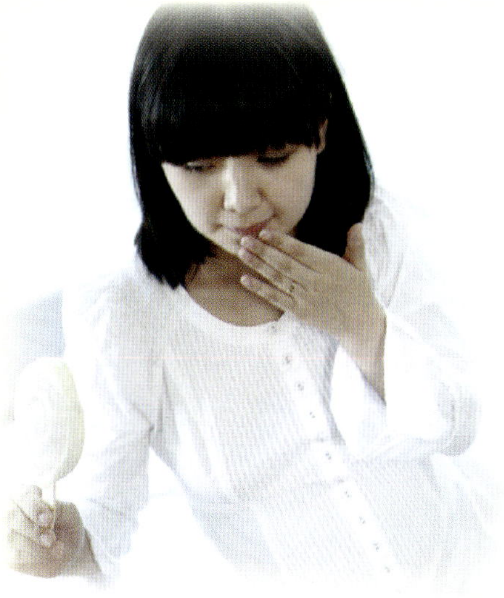

● 坚果

坚果的营养价值很高，是不少孕妈妈喜欢吃的食品。但是，坚果也不能食用过多。

坚果的油性较大，而在怀孕期间，孕妈妈的消化功能相对减弱，如果过量食用坚果，很容易引起消化不良。孕晚期，每天食用坚果不应超过50克。

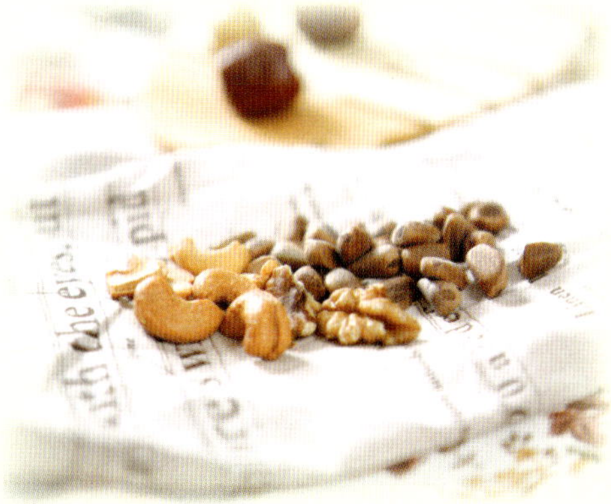

● 蛋白质

过量的高蛋白饮食容易引起食欲减退、腹胀、头晕、疲倦等不适症状，反而不利于健康。因此，孕妈妈应平衡饮食，做到营养均衡。

● 冷饮

孕妈妈多吃冷饮会引起食欲缺乏、消化不良、腹泻，甚至引起胃部痉挛，出现剧烈腹痛等现象。

另外，胎儿对冷的刺激也很敏感，当孕妈妈喝冷饮时，胎儿可能会在子宫内躁动不安，胎动变得频繁。因此，孕妈妈吃冷饮一定要有所节制。

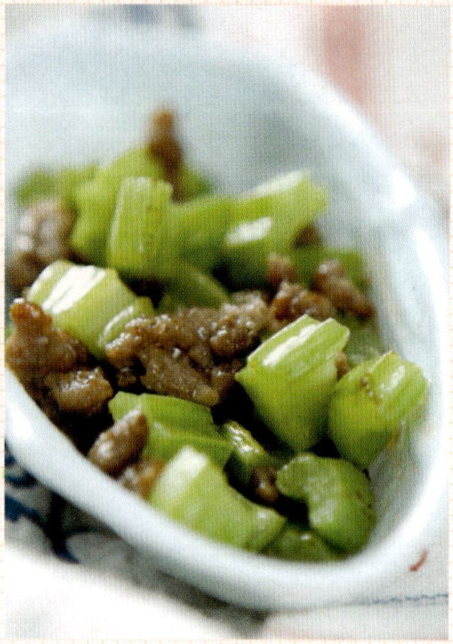

牛肉末炒芹菜

[材料]

牛肉70克，芹菜200克，酱油5克，料酒、葱、姜各3克，植物油、淀粉各15克，盐4克。

[制作]

1 用酱油、淀粉、料酒调汁拌好；将牛肉去筋膜洗净，切碎；将芹菜择好，用开水烫过，洗净，切碎；葱去皮，切成葱花；姜洗净，切末。

2 把葱花、姜末煸炒，再下牛肉末和芹菜末，加盐，把剩余的酱油和料酒倒入其中，用大火快炒几下即成。

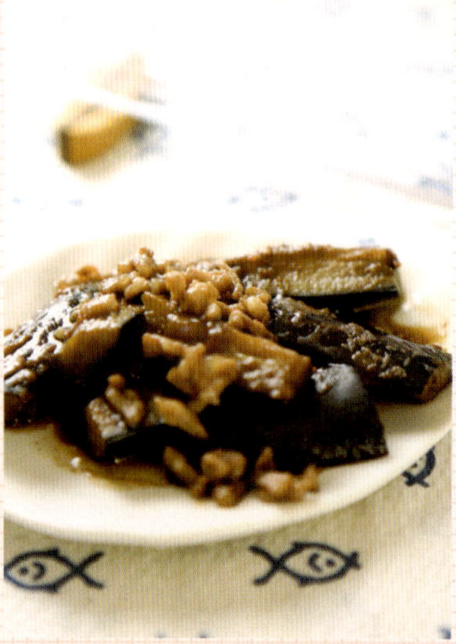

家常酱茄子

[材料]

茄子3个，猪肉馅儿100克，葱末、姜末、蒜末各适量，豆瓣酱2大匙，料酒、水淀粉各1大匙，酱油1/2大匙，植物油1000 克（约耗30克）。

[制作]

1 将茄子去蒂洗净，切成长条，裹匀淀粉糊，入六成热油锅中炸熟，捞出沥油。

2 锅中留少许底油，先下入葱末、姜末、蒜末爆香，再放入猪肉馅煸炒至变色，然后加料酒、豆瓣酱、酱油，添适量清水烧开，下入炸好的茄条，小火烧至入味，出锅前转大火，用水淀粉勾芡，即可食用。

核桃炒西蓝花

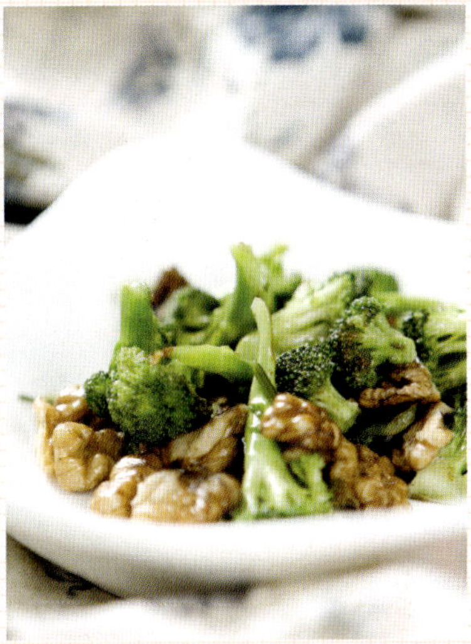

[材料]

西蓝花300克，核桃仁100克，蒜末、葱丝、植物油、香油、鸡精、盐各适量。

[制作]

1 将西蓝花洗净后用手掰成小块，锅内烧水加少许盐，放入西蓝花焯一下。

2 将核桃仁凉油下锅翻炒，炒至微黄色即可盛出。

3 锅内放油，烧至温热后放入蒜末、葱丝爆香，倒入西蓝花翻炒，再加入核桃仁、盐快速翻炒几下，加入鸡精后出锅，盛入盘中，淋少许香油即可。

酱香桃仁炒鸡丁

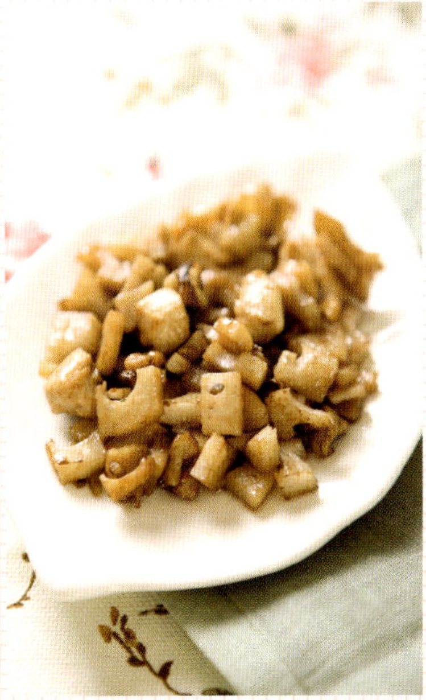

[材料]

鸡胸脯肉200克，核桃仁30克，莲藕半根，鸡蛋1个，姜1片，豆瓣酱1大匙，料酒3小匙，酱油、生粉各1小匙，植物油2大匙，盐适量。

[制作]

1 将莲藕削皮，切成小丁，用沸水焯一下，捞出控水；鸡胸脯肉洗净，切丁，加盐、料酒腌渍一下，然后加鸡蛋、水淀粉拌匀上浆；核桃仁过油炸酥。

2 炒锅烧热，加植物油，将鸡肉丁、莲藕丁过油断生，捞出控油。锅中留少许底油，放入姜末、豆瓣酱、料酒、酱油爆香，放入鸡肉丁、莲藕丁、核桃仁，翻炒均匀，即可食用。

第6节

孕8月 保健要点

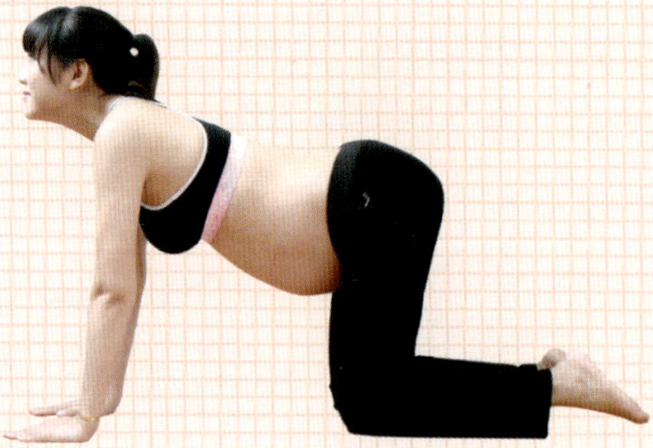

胎位不正的纠正

胎位不正指妊娠 8 个月后，在检查中确定胎头并不在下腹部。常见有臀位、横位、足位等。其原因可能是子宫发育不良、骨盆狭小、胎儿发育失常等。

怀孕7个月前若发现胎位不正，不必处理，因这时胎儿小，羊水相对较多，胎儿在宫内移动幅度大，还在变化之中。如妊娠7个月后胎头仍未向下，也就是说臀位、横位、足位时，应予以矫正，方法如下。

● 膝胸卧位

排空小便，解松腰带，小腿与头和上肢紧贴床面，在床上呈跪拜样子，但要胸部贴紧床面，臀部抬高，使大腿与床面垂直，这种体位保持15分钟，然后再侧卧30分钟。每天早、晚各做1次，连续做7天。但心脏病、高血压患者忌用本法。

● 桥式卧位

用棉被或棉垫将臀部垫高30～35厘米，孕妈妈仰卧，将腰置于垫上。据说这种方法比膝胸卧位效果好。每天做1次，每次10～15分钟，持续1周。

另外，孕妈妈在生活中要避免一些行为，如患病孕妇不宜久坐、久卧。要增加诸如散步、揉腹、转腰等轻柔的活动。

胎位不正是常事，而且完全能矫正。孕妈妈不必焦虑、愁闷，情绪不好不利于转变胎位。

忌食寒凉性及胀气性食品，如西瓜、螺蛳、蛏子、山芋、豆类、奶类、糖（忌过多）。 大便要通畅，最好每日排便。

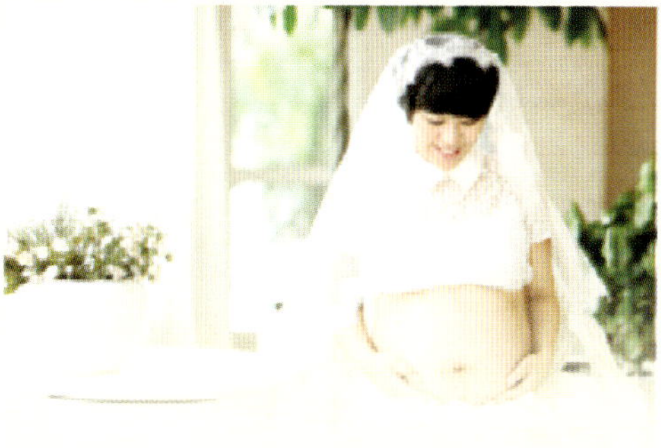

注意仰卧综合征

孕妈妈在妊娠晚期常愿意仰卧，但长时间仰卧，很容易出现心慌、气短、出汗、头晕等症状，这就是仰卧综合征，也称低血压综合征。如将仰卧位改为左侧卧或半卧位，这些现象将会消失。这是由于孕妈妈在仰卧时，增大的子宫压迫下腔静脉及腹主动脉，下腔静脉可完全被压扁长达6～8厘米，血液只能从较小的椎旁静脉、无名静脉回流。回流不畅，回心血量减少，心排出量也就随之减少，于是血压下降并出现上述一系列症状。

仰卧综合征的发生不仅影响孕妈妈生理功能，对胎儿也有危害。心排血量减少，腹主动脉受压引起的子宫动脉压力减小，都直接关系着胎盘血液供应，使胎儿供氧不足，很快出现胎心或快或慢或不规律，胎心监测可显示胎心率异常的图形。仰卧综合征还会出现羊水污染、胎儿血有酸中毒变化等宫内窘迫的表现，甚至会带来不幸的后果。

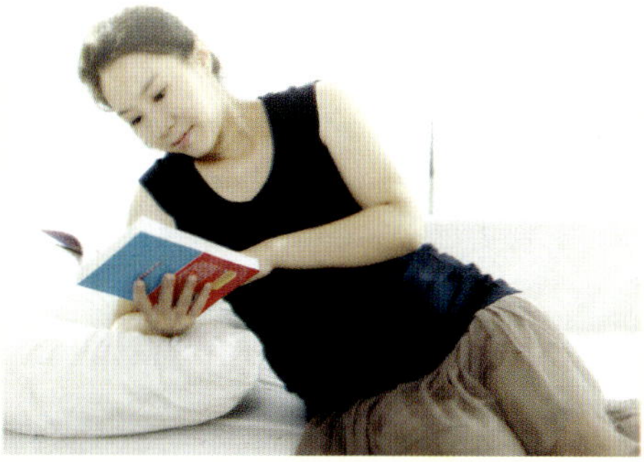

前置胎盘的预防

前置胎盘最主要的表现是在怀孕晚期或临产时，发生无痛性阴道反复出血。如果处理不当，将会危及母子生命安全，需格外警惕。

为了预防前置胎盘的发生，孕妈妈应注意充分休息，并保证充足的营养；同时还应坚持产前检查，尽量少去拥挤的场所，避免猛起猛蹲、长时间仰卧等。

慎防视网膜脱落

高度近视的孕妈妈应该避免剧烈的运动、震动和撞击，这些都容易导致视网膜脱落。当高度近视的孕妈妈在分娩过程中竭尽全力时，由于腹压升高，确实存在着视网膜脱落的危险。但并不是说高度近视就不能自然分娩了，最好的办法是请医生来把关，根据眼底的具体情况决定是否能够自然分娩。

采用自然分娩的近视眼孕妈妈在生产的过程中不要过于用力，避免发生视网膜脱落。即使在分娩过程中发生视网膜脱落，孕妈妈也不要过于担心，经过手术可以恢复。

第7节

孕8月 胎教小课堂

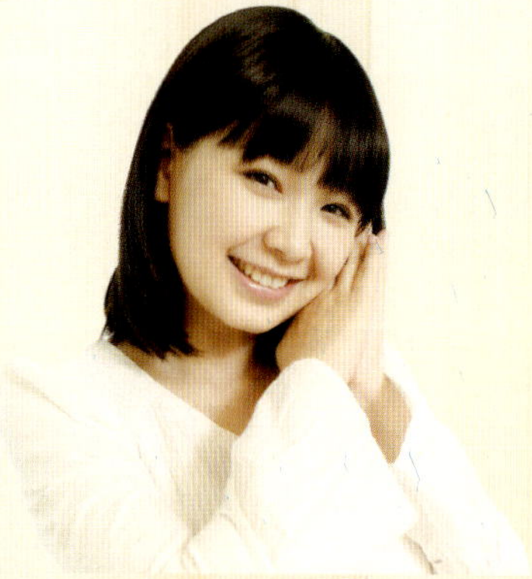

给宝宝取正式的名字

现在应该给宝宝取大名了，孕妈妈应该跟准爸爸一起商量给宝宝取一个大名。

给宝宝取名字没有什么具体规则，但一定要用方言和普通话都反复念一下，只要朗朗上口就行了。取好以后就跟宝宝讲讲你们为什么要给他取这个名字，寄托了怎样的美好愿望。

给胎儿讲述你期待的心情

孕妈妈和准爸爸应该给胎儿讲述你们期待他到来的心情。你们都为他准备了些什么，你们是如何爱他。

宝贝，我期待着你的到来，虽然你还很骄傲地躲在我肚子里。你知道吗？你是这世上最美的天使送给我的礼物，世上的一切珍奇都没法和你相比。你的眉毛是天上的一弯新月，你的眼睛是最闪亮的星星。

虽然我们还未曾谋面，但你一直都在我心里最温暖的地方。

翻看前面写的孕期日记

孕妈妈还在坚持写孕期日记吗？一定要坚持噢！

孕妈妈不妨多多翻看前面写的孕期日记，回味其中的甜蜜，比如第一次感觉到胎动是什么时候，当时你的心情如何。

适时进行美育胎教

到这个月份，胎儿初步的意识萌动已经建立，所以，对胎儿心智发展的训练可以较抽象、较立体的美育胎教法为主。美育胎教要求孕妇通过看、听，体会生活中一切的美，将自己对美的感受通过神经传导输送给胎儿。

看，主要是指阅读一些优秀的作品和欣赏优美的图画。孕妇要选择那些立意高、风格雅、个性鲜明的作品阅读，尤其是一些中外名著。

听，主要是指听音乐。孕妈妈可选择一些内容丰富、意境饱满、主题鲜明的作品，有利于胎儿的心智成长。

体会，既指贯穿看、听活动中的一切感受和领悟，也指孕妇在大自然中对自然美的体会。

第十章

孕9月

做好迎接宝宝的准备

孕9月计划一览表

月计划	执行方案	备 注
预防后期异常	关注胎宝宝变化，坚持计数胎动，胎动每12小时在30次左右为正常，如果胎动过少（少于20次预示胎儿可能缺氧，少于10次胎儿有生命危险），应及时上医院就诊	如果胎儿是臀位或是有其他姿势的胎位不正，医生都会采取措施进行纠正。孕妈妈应积极予以配合
了解临产征兆	了解什么是宫缩、见红、破水，该如何处理等，因为现在你随时可能临产	
预防便秘	保持良好的饮食和生活习惯	禁止用泻药
控制体重	按自身体质合理搭配营养和食物，避免宝宝体重过轻或过重	
了解分娩	了解分娩知识、分娩征兆，选择分娩方式，为分娩做好物质和心理准备	
产前体检	每两周体检一次，预防高危情况发生	

孕9月

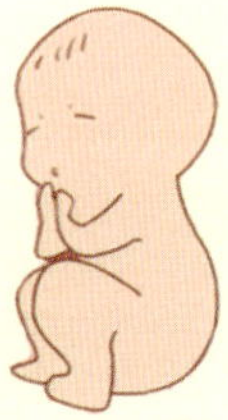

致畸物常作用的部位：脑

第1节

孕33周 孕妈妈应消除顾虑

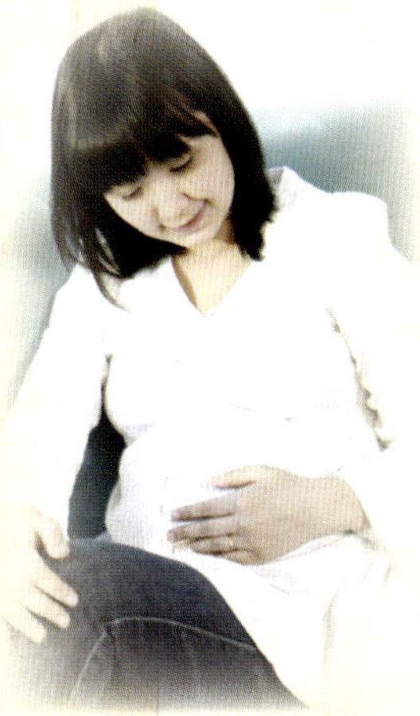

孕妈妈和胎宝宝的变化

33周

孕妈妈

孕妈妈体重会增加1300～1800克，此阶段孕妈妈会感到很疲劳，休息不好，行动更加不便，食欲因胃部不适也有所下降，阴道分泌物增多，排尿次数也增多。因胎儿出生后吃奶的劲很大，容易咬伤妈妈乳头，所以从现在起就要做好准备，平时多按摩乳头，每天要清洗，为以后给婴儿哺乳做准备。

胎宝宝

胎儿的体重为2000克左右，身长达到43厘米。全身的皮下脂肪更加丰富，皱纹减少，现在胎动的次数会比原来少，动作也会减弱。现在，胎儿生长发育相当快，除了肺部之外，其他器官的发育基本上都接近尾声。为了活动肺部，胎儿通过吞吐羊水的方法进行呼吸练习。

孕妈妈的种种顾虑

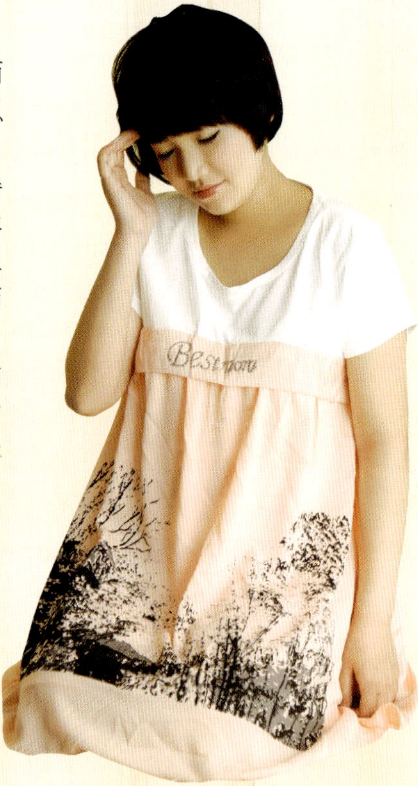

造成孕妈妈心理压力的往往不是别人，而是孕妇本人的各种忧虑和焦躁情绪，主要有以下几种。

1.胎宝宝在肚子里一天比一天大了，活动得更厉害了，而且现在出现了消化不良、下肢静脉曲张和水肿等现象。日常生活越来越不便，心里非常焦躁不安，急盼快些分娩，快点结束这段痛苦的日子。

2.越临近分娩就越担心分娩时会不顺利，会有危险。害怕分娩的疼痛，因此没有勇气自然分娩；又害怕剖宫产的种种弊端，因此难以抉择是选择自然分娩还是剖宫产，矛盾重重。

3.虽说母乳喂养对于宝宝来说是最好的，可是总是担心这样会破坏自己美好的身材，因此在选择母乳喂养还是人工喂养的问题上举棋不定。

4.担心住院以后看到医护人员的恶劣态度及其他产妇的痛苦状况会影响自己的情绪和顺利分娩。

5.分娩的日子很快到来，似乎还没准备好，为自己是否能够担当妈妈这一角色而感到忧虑。

孕妈妈的心理自救

由于临近预产期，孕妈妈对分娩的恐惧、焦虑或不安会加重，孕妈妈要保持良好的情绪，需要注意以下问题。

● 了解分娩，克服恐惧

这对有效减轻心理压力，解除思想负担，以及做好孕期保健，及时发现并诊治各类异常情况等均有很多帮助。

● 改变单一枯燥的生活

做点力所能及的家务，使自己的生活丰富起来，减少胡思乱想的时间。

● 为分娩做好准备

这一切准备的目的都是为了确保母婴平安，同时这一准备的过程也是对孕妈妈情绪的安抚。

第2节

孕34周 确定分娩的医院

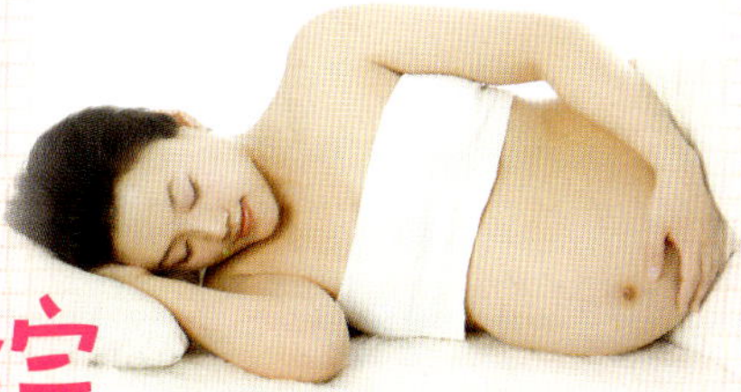

孕妈妈和胎宝宝的变化

34周

孕妈妈

不少人偶尔有轻微的子宫收缩感，这不是真正临产前的宫缩，不必在意。这时孕妈妈要注意休息，饮食应少量多餐，停止性生活，以免早产和感染。此时，孕妈妈对分娩的恐惧和身体的巨大变化使情绪变得不稳，离分娩只剩下一个月时间了，孕妈妈应保持心态平和，同时要保证充足的睡眠。

胎宝宝

胎儿体重约2300克，身长约44厘米。皮下脂肪开始大幅增加，身体变得圆润。有的胎儿头部已经开始降入骨盆，且胎儿的生殖器官发育也近成熟。有的胎儿已长出了一头胎发，也有的头发稀少；前者并不意味着将来宝宝头发就一定浓密，后者也不意味着将来宝宝头发就一定稀疏，所以不必太在意。

选择医院的类型

● 综合性医院

怎样选择合适的医院，要根据家庭经济状况和孕妈妈的身体状况决定。如果孕妈妈在怀孕时伴有异常或出现严重的并发症，可以考虑选择大型综合性医院。这种医院会为孕妈妈提供合理的妊娠指导，会对其进行全面的检查，认真评估并密切注意孕妈妈的病情发展情况。如果孕妈妈一切状况良好，则可以选择妇幼保健院。总之，无论是妇幼保健院还是综合性医院，最好选择二级以上的医院。

● 专科医院

专业妇幼保健院的产科医生每天负责的工作就是孕期→产期→出院这一系列循环过程，技术实力相对较高，医护人员的操作也更为熟练。并且妇幼保健院的产科病房通常比综合医院的产科病房多，由于是专业的产科医院，因此孕妈妈所得到的饮食和护理照料往往会更适宜。

宝宝出生后，可以在妇幼保健院接受按摩抚触，有条件的妇幼保健院还为宝宝专门提供游泳服务。

选择医院考虑的因素

● 交通是否便利

如果医院距离家太远会带来很多不便。分娩时，是否能很方便地抵达医院也是需要考虑的因素，所以，最好能选择附近的医院。

● 对新生儿的护理

在分娩过程中，医院是否提供胎心监护。在宝宝出生后，母子是否同室。是否有新生儿游泳和按摩、抚触等服务。此外，还应注意针对新生儿的检查制度是否完善。

● 能否自主选择分娩方式

当准爸爸带妻子到产科待产时，应进行一次综合检查，然后决定分娩方式。决定后和医生商量意外情况的处理，比如要不要做阴道侧切手术，是不是在夜间提供麻醉服务等。

● 是否提倡母乳喂养

提倡母乳喂养的医院会鼓励妈妈进行母乳喂养，同时还会对妈妈给予相关的指导，教妈妈哺乳的方法和乳房按摩的手法等。

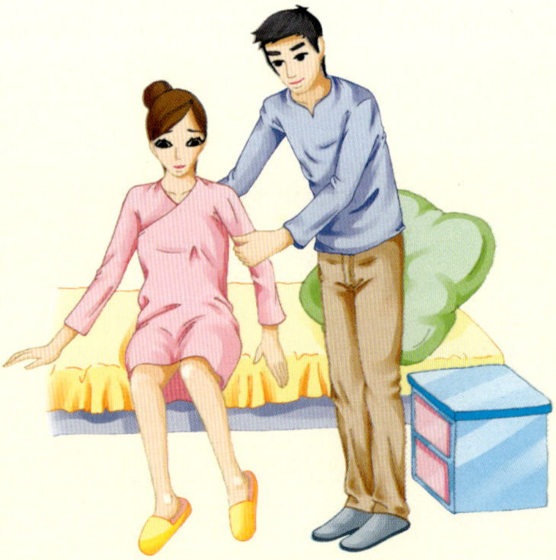

第3节

孕35周 掌握早产的征兆

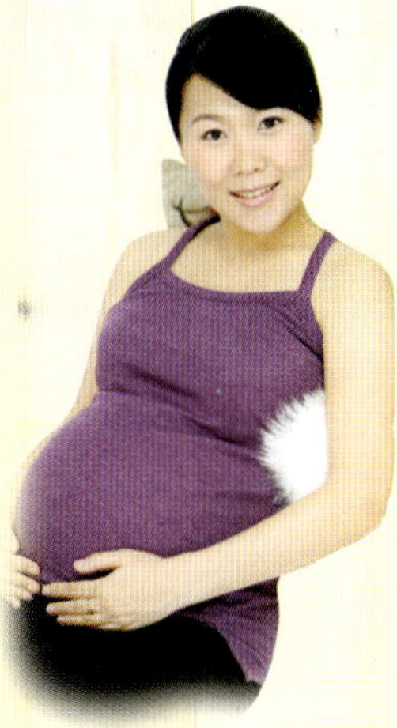

孕妈妈和胎宝宝的变化

35周

孕妈妈

此时胎儿的头部已降入骨盆，紧压在孕妈妈的子宫颈口，所以要小心活动，避免长时间站立。此外还要加大水分的摄入量，因为母体和胎儿都需要大量水分。即使腿脚肿得已经很厉害了，也不要限制喝水，但是如果手或脸突然肿起来，就一定要咨询医生。

胎宝宝

胎儿重2500克左右，身高约45厘米。此时胎儿身体已经转为头位，头部已进入盆骨。这时候应该时刻关注胎宝宝的位置，胎位是否正常直接关系到是否能正常分娩。胎儿的头骨现在还很柔软，而且每块骨之间还留有空间，这是为了在分娩时使胎儿的头部能够顺利通过狭窄的产道。但胎儿身体其他部分的骨骼已经变得结实起来，到本周末时，胎儿已没有自由活动的空间了。

注意临产信号

经过十月怀胎，胎儿在子宫里发育成熟，就要离开母体出世了。胎儿要出世，有什么信号呢？如果孕妈妈出现以下感觉，就说明离胎儿出生的日子不远了，孕妈妈需要随时做好准备。

● 孕妈妈腹部轻松感

孕妈妈在临产前1～2周，由于胎儿先露部下降进入骨盆，子宫底部降低，感到上腹部较之前舒适，呼吸较轻快，食量增多。

● 下腹坠胀

在产期来临时，孕妈妈由于胎儿先露部下降，压迫盆腔内膀胱、直肠等组织，常常感到下腹坠胀、尿频、腰酸等。

● 见红

在分娩前24～48小时，阴道会流出一些混有血的黏液，即见红。这是由于子宫下段与子宫颈发生扩张，附近的胎膜与子宫壁发生分离，毛细血管破裂出血，与子宫颈里的黏液混合而形成带血的黏液性分泌物。若阴道出血量较多，超过月经量，不应认为是分娩先兆，而要想到有无怀孕晚期出血性疾病，如前置胎盘、胎盘早剥等。

● 假阵缩

与临产前的宫缩相比，假阵缩有如下特点：持续时间短、间歇时间长，且不规律，宫缩强度不增加，宫缩只引起轻微胀痛且局限于下腹部，宫颈口不随其扩张。

● 羊水流出

在分娩前几个小时会有羊水从体内流出，这是临产的一个征兆，应及时去医院。

● 其他异常

请准确记录以下几点并告诉医生：

1.子宫收缩开始时间__月__日__时__分，间隔时间__分，宫缩持续时间__分

2.见红时间__时__分，量____

3.有无破水，时间__时__分，羊水量___

以上所述只是分娩的先兆征象，不能作为诊断临产的依据。

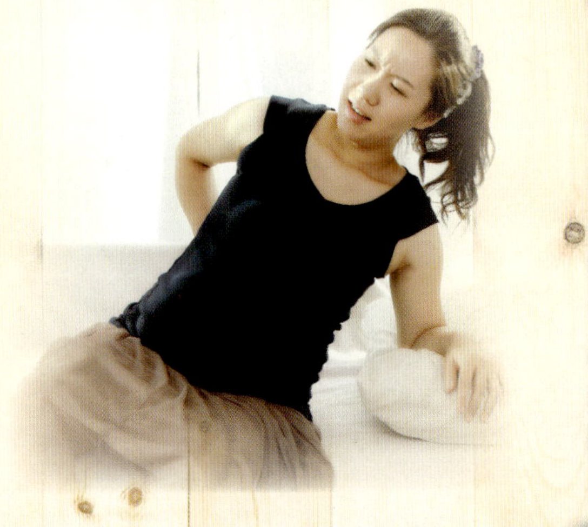

第4节

孕36周
准备好待产包

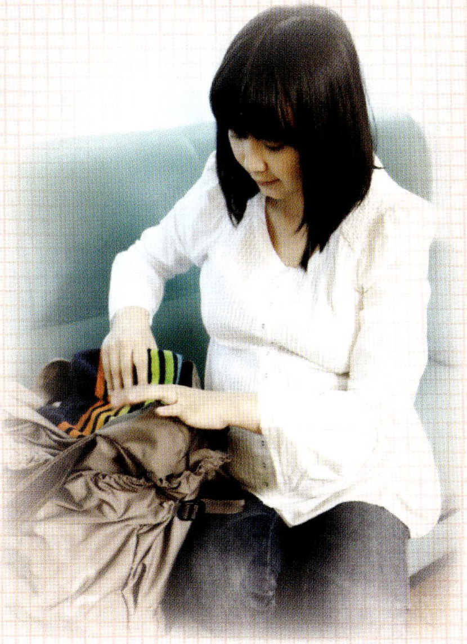

孕妈妈和胎宝宝的变化

36周

孕妈妈

孕妈妈此时会觉得腹坠腰酸，骨盆后部附近的肌肉和韧带变得麻木，甚至有一种牵拉式的疼痛，使行动变得更为艰难。日益临近的分娩会使你感到紧张，此时要多和丈夫、亲人聊一聊，缓解一下自己内心的压力。怀孕9个月的孕妈妈必须时刻做好分娩准备，当出现产前迹象即可入院，有异常情况时如胎膜早破、妊娠高血压综合征、产前出血、胎动异常等，应立即住院。

胎宝宝

现在的胎儿大概2750克重了，身长达到了46厘米左右。皮下脂肪开始增多，皮下皱褶变少，身体较以前丰润，肤色淡红，生命力明显增强。此时胎儿肺脏和胃肠的功能也都很发达，已具备了呼吸能力，并有啼哭、吮吸和吞咽能力。如胎儿可在宫内吞咽羊水，又能将消化道分泌物及尿排泄在羊水里。因此，胎儿若在这个时期出生，基本具备生存能力了。

必备钱物

需要准备的分娩必备品	
现金和医保卡	产妇自然分娩的费用在2000元左右，剖宫产费用在5000～15000元；如果有医保卡，孕妈妈要记得携带
检查单据	B超、心电图等怀孕期间的全部检查单据。便于医护人员了解孕妈妈的身体、胎盘功能及胎儿宫内情况
证件	夫妻双方身份证、户口簿、结婚证及准生证等

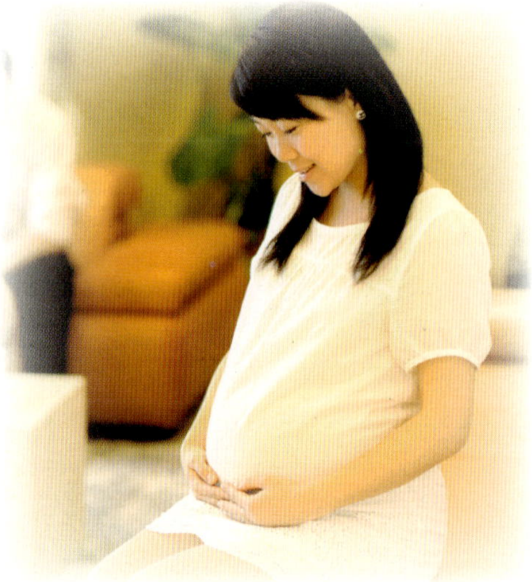

必备生活用品

需要准备的分娩必备品	
洗漱用品	牙刷、牙膏、毛巾、脸盆、水杯等
衣服及帽子	出院时穿戴
拖　鞋	选一双舒服的鞋子，在分娩后方便穿用
收腹带	如果是剖宫产，为避免伤口疼痛，可以准备一条收腹带
吸　管	方便饮水
内　裤	带3～4条透气性好的纯棉内裤，因产后有血性分泌物，很容易弄脏内裤
卫生巾	要选择产妇专用卫生巾
靠　垫	妈妈靠在上面喂奶更舒服
哺乳衫	前开襟的衣服，方便妈妈喂奶
哺乳文胸	全棉无钢架设计，防止乳房下垂
乳　垫	至少准备两对，以便换洗
消毒湿巾	在母乳喂养前后，用消毒湿巾清洁乳房、乳头

第5节

孕9月饮食营养

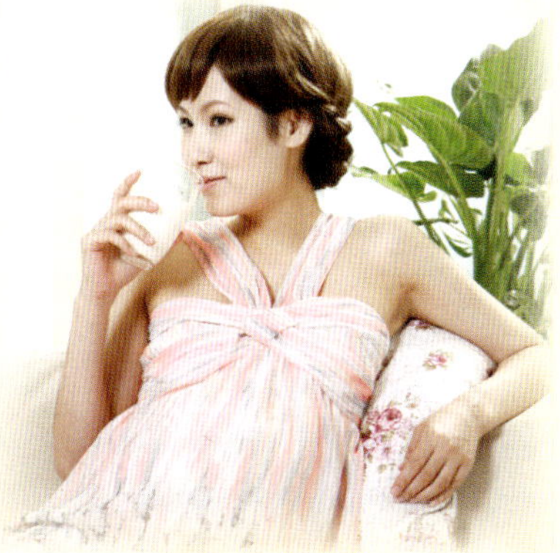

本月需要补充的营养

● 加大钙的摄入量

胎儿体内的钙一半以上都是在怀孕期最后2个月储存的，如果此时摄入的钙量不足，胎儿就会动用母体骨骼中的钙，容易导致孕妈妈发生软骨病。富含钙质的食物有牛奶、虾皮、核桃、南瓜子、鱼松等。

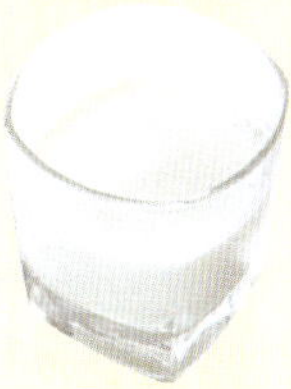

● 适当增加铁的摄入

现在胎儿的肝脏以每天5毫克的速度储存铁，直到存储量达到540毫克。若母体铁的摄入量不足，就会影响胎儿体内铁的存储，出生后易患缺铁性贫血。动物肝脏、黑木耳、芝麻等含有丰富的铁。

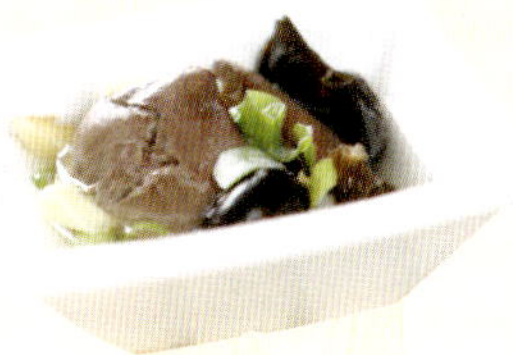

● 脂类摄入量控制在60克左右

此时，胎儿大脑中的某些部分还没有成熟，孕妈妈需要适量补充脂类，尤其是植物油仍是必需的。每天摄入的总脂量应为60克左右。

● 膳食纤维不可少

孕后期，逐渐增大的胎儿给孕妈妈带来负担，孕妈妈很容易发生便秘。由于便秘，又可引发痔疮。为了缓解便秘带来的痛苦，孕妈妈应该注意摄取足够量的膳食纤维，以促进肠道蠕动。全麦面包、芹菜、胡萝卜、白薯、土豆、豆芽、菜花等各种新鲜蔬菜和水果中都含有丰富的膳食纤维。孕妈妈还应该适当进行户外运动，并养成每日定时排便的习惯。

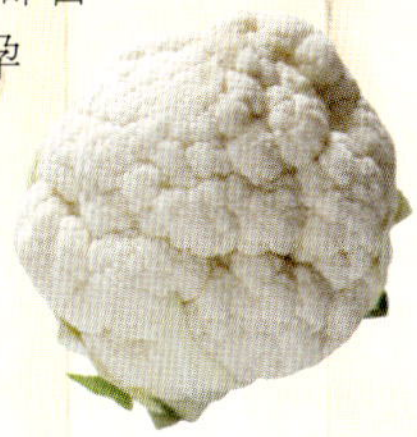

吃什么 怎么吃

● 做好饮食保健

为了预防分娩时大出血，必须从这个时期开始摄取富含维生素C的食物，如柑橘、紫菜、大白菜、菠菜等。必须尽量避免食用影响情绪的食物，如咖啡、茶、油炸食物等。注意产前不要再服用各类维生素制剂，以免引起代谢紊乱，尽量从食物中获取所需营养。

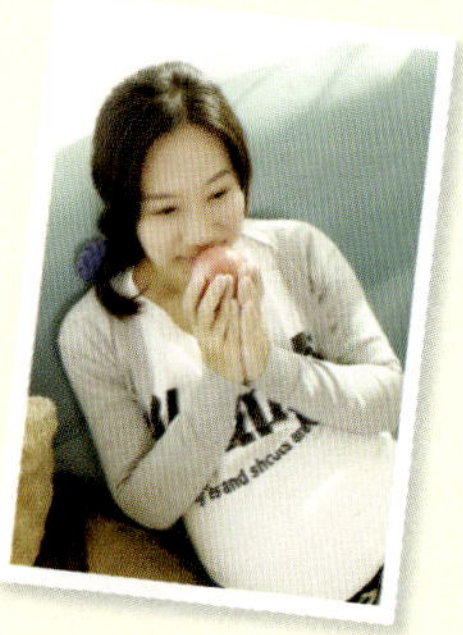

● 这些食物要多吃

只有母体的膀胱功能完善，才能分娩出骨骼和身体各器官健全的宝宝，因此要多食用能强化膀胱功能的食品。海藻和益母草都具有此功效。准备喂养母乳的孕妈妈该从这个时期开始比平时多摄取40毫克左右的维生素。多食用大白菜、辣椒、菠菜、生菜、橘子等食物。

● 多吃能提高睡眠质量的食物

大部分孕妈妈在怀孕最后几周睡眠不好。一方面是由于增大的子宫造成身体不适，另一方面也可能是怀着对宝宝即将到来的期待。这时期必须避免食用影响睡眠的食物，如茶、咖啡等富含咖啡因的食物。多吃蔬菜和水果，睡前孕妈妈不要大吃大喝，以免影响睡眠。

● 重视食物的质量

这个月，孕妈妈的食欲会有所增加。

饮食的关键在于重视质量，而不是数量，没必要额外进食大量补品。可多食富含蛋白质、碳水化合物等能量较高的食物，以保证充足的营养，为分娩储备能量。对于增重过多的孕妈妈，则要适当限制脂肪和碳水化合物等能量的补充，以利于分娩。

● 储备能量

孕妈妈可以多吃一些脂肪和碳水化合物等含量较高的食品，为分娩储备能量。脂肪每天补充60克，碳水化合物每天补充500克左右。多吃一些粥、面汤等易消化的食物。还要注意粗、细粮搭配，多吃蔬菜水果，预防便秘。

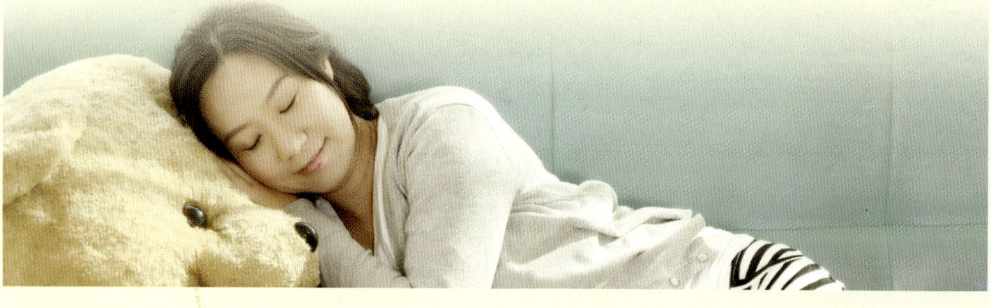

不宜吃的食物

● 冷饮

各种含糖高的饮料，包括冷饮、冰棍儿等，主要是水和糖，多吃会影响食欲，且冷的刺激还可使肠道痉挛引起腹痛、腹泻。食用过量的话，怀孕前期容易引起先兆流产，怀孕后期容易引起早产。

● 街头食品

包括烤羊肉串、酸辣粉、烤白薯等食品。烧烤、煎炸类食品含有致癌物质——苯并芘，这点大家都知道。对于孕妈妈来说，烧烤、煎炸类肉食，若没有彻底熟透，还存在弓形虫的威胁！街头小贩制作的低成本酸辣粉，更是含有明矾，即学名为硫酸铝钾的物质，其在水溶液中游离出大量易被人体吸收的铝离子。摄入过量的铝，能直接破坏神经细胞的遗传物质和脱氧核糖核酸的功能，使脑细胞发生退化性病变。并可以通过胎盘侵入胎儿大脑，增加先天愚型儿的发生率。

● 甜食

巧克力、果冻、蛋糕这类甜点热量高，成分复杂，含有大量的甜味剂、人工合成香料、增稠剂等，不但能导致孕妈妈体重直线飙升，同时还会影响胎儿的发育，造成巨大儿。对于患有妊娠期糖尿病的孕妈妈来讲，甜食更是雷区！

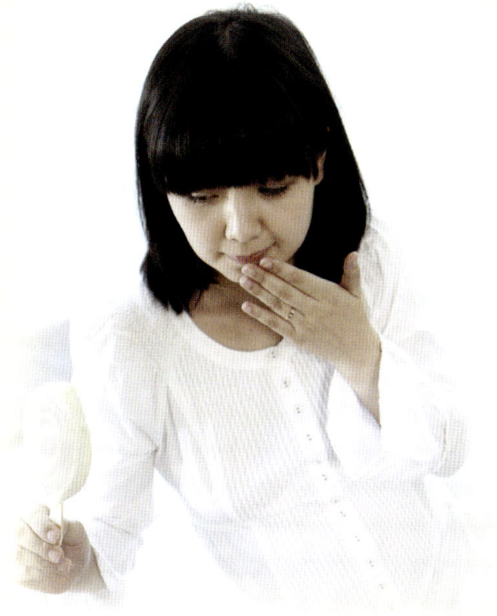

● 膨化食品

膨化食品如饼干、虾条等，主要是淀粉、糖类和膨化剂制成，蛋白质含量很少，多吃可致肥胖，且没有任何营养。

小贴士

从现在到分娩，最好多吃些豆类和谷类的食品，这不仅能满足孕妈妈身体的需要，同时还可以满足胎宝宝在此阶段对营养的需要。

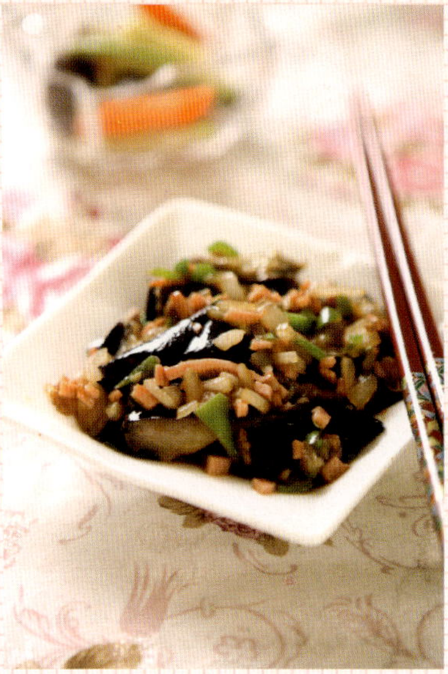

三丁炒茄条

[材料]

茄子3个，青辣椒1个，火腿50克，洋葱半个，葱花、姜末、蒜片各适量，高汤2大匙，盐1小匙，水淀粉2小匙，干淀粉30克，植物油600克（实耗35克）。

[制作]

1 将青椒、火腿、洋葱均切成丁；茄子洗净，切长条，在茄子表面蘸一层淀粉，下入五六成热的锅中炸熟，捞出沥油。

2 炒锅留少许底油，油温七八成热时，下葱花、姜末、蒜片爆香，加入茄子条、青椒丁、火腿丁、洋葱丁翻炒均匀，放入盐、高汤，用水淀粉勾芡，出锅装盘即成。

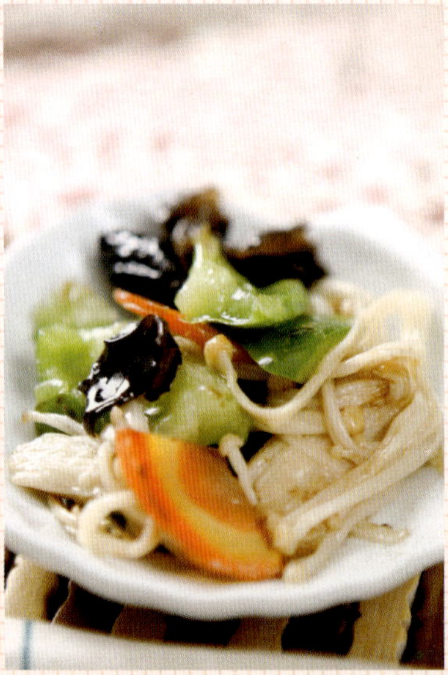

木耳炒金针菇

[材料]

金针菇200克，木耳100克，青椒、胡萝卜各50克，植物油、盐、料酒、蒜末、葱丝、香油各适量。

[制作]

1 将木耳切小块；青椒、胡萝卜切片；金针菇去根洗净。

2 将木耳和金针菇加1勺盐，用水焯后沥干。

3 锅中放少许油，放蒜末、葱丝爆锅，再倒入青椒、胡萝卜、木耳和金针菇翻炒，待快熟时加盐翻炒几下。

4 最后淋点香油即可出锅。

红椒拌藕片

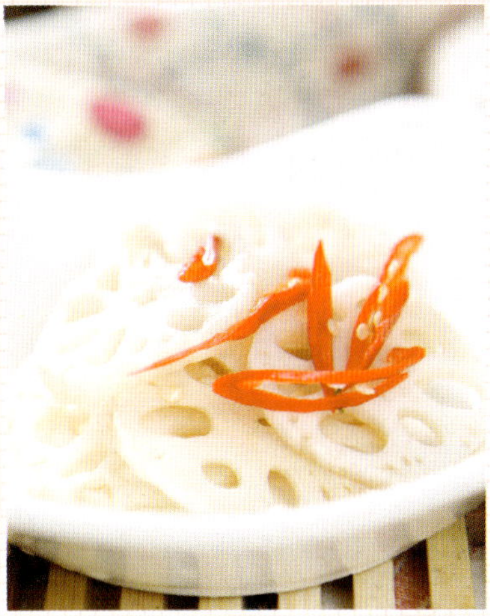

[材料]

白嫩莲藕1根，红椒2个，白糖、芝麻油、生姜、香醋及盐各适量。

[制作]

1 先将红椒去籽、去蒂、切丝，装入盘中，备用；莲藕洗净，去皮，切片；生姜切丝。将以上3种食材一起放入盘中，放盐并加凉开水将其泡软，取出后装盘。

2 把白糖、香醋及姜丝一起撒在藕片和红椒丝上，略腌一会儿，淋上芝麻油即成。

牛肉炖番茄

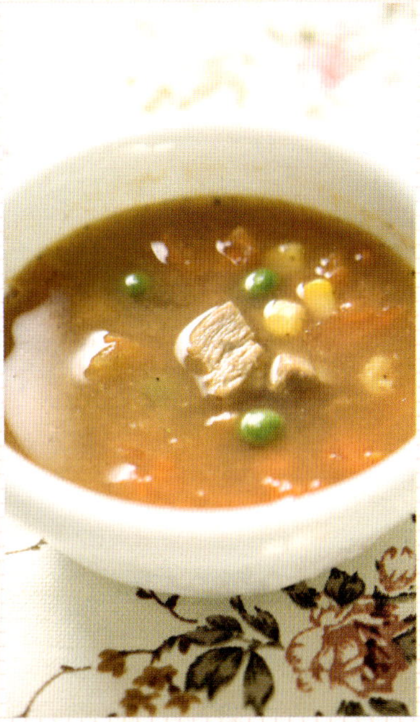

[材料]

牛肉300克，番茄2个，胡萝卜半根，玉米粒、豌豆各15克，洋葱末、蒜末各适量，盐1小匙，番茄酱1大匙，植物油2大匙。

[制作]

1 将牛肉洗净，切成小块，用沸水焯烫去血水，捞出控水；番茄洗净，切成块；胡萝卜洗净，去皮，切成小丁；玉米粒、豌豆洗净。

2 汤锅中加入足量清水烧沸，放入焯好的牛肉块，煮2小时，制成牛肉高汤。

3 炒锅烧热，加植物油，四成热时下入洋葱末爆香，再放入番茄块炒软，然后放入玉米粒、胡萝卜丁、豌豆炒至断生，倒入牛肉、牛肉高汤，加盐、蒜末、番茄酱煮至入味，即可食用。

第6节

孕9月保健要点

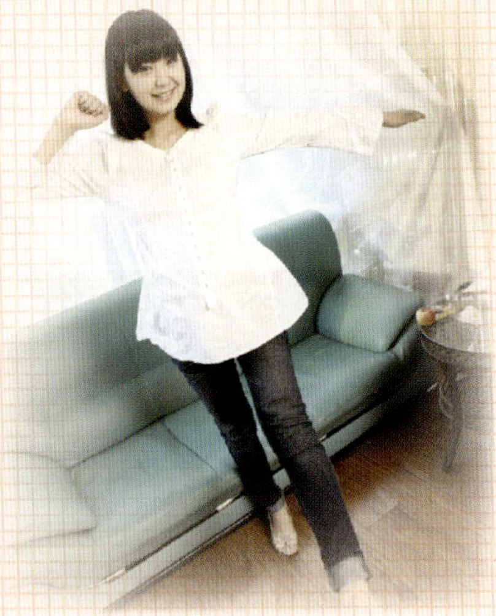

有助顺产的产前运动

在做运动操的过程中，可以准备一首轻松的背景音乐。对活泼好动的胎宝宝，可多听一些舒缓优美的乐曲；对文静少动的胎宝宝，则应多听一些明快轻松的音乐。并且不时和胎宝宝说话，夸奖他几句，观察他的反应。孕妈妈的夸奖可是宝宝最大的动力噢！

小贴士

适量的运动，不仅对分娩有帮助，也能有效调节孕妈妈的心情；更重要的是，运动能使孕妈妈充分吸入氧气，胎宝宝的大脑会因为充足的氧气而变得更有活力。孕妈妈需注意“适量”两个字，剧烈的运动会适得其反。

什么情况下要入院待产

一般而言，凡属于高危妊娠者，均应提前入院待产。具体的常见如下情况。

序　号	需要入院的情况
1	胎位不正，如臀位、横位等
2	骨盆过小或畸形，或者估计胎宝宝过大，预计经阴道分娩有困难

续表

序　号	需要入院的情况
3	孕妈妈有内科疾病
4	有异常妊娠、分娩史，如早产、死胎、难产等
5	有过腹部手术，特别是子宫手术史，如子宫肌瘤剜除术等
6	临产前有过较多阴道流血或头痛、胸闷、晕厥等状况
7	多胎妊娠
8	年龄小于20岁，或者大于35岁的初产妇
9	妊娠高血压综合征，羊水过多或过少
10	胎动异常或胎宝宝电子监护有异常反应

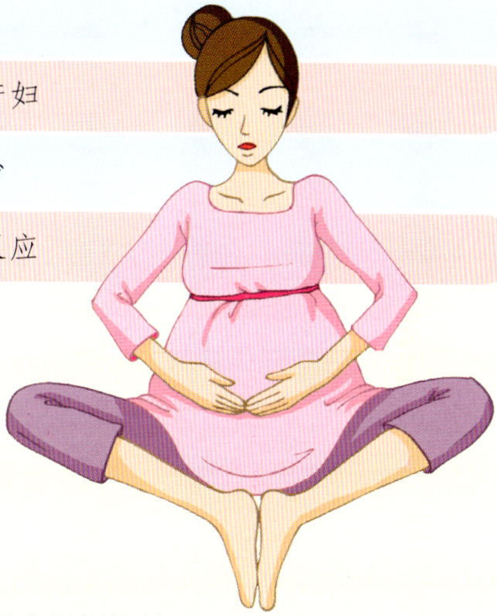

顺产如何避免会阴侧切

面对会阴侧切，孕妈妈只能被迫接受吗？答案是否定的。只要孕妈妈经常进行会阴按摩，以此增加肌肉组织的弹性和柔韧性，会阴侧切在很大程度上是可以避免的。

● 孕期做足准备，按摩会阴

医生决定采用侧切，很大一部分理由就是为了避免产妇的会阴撕裂。事实上，只要在妊娠大约32周的时候，每天进行会阴的按摩和锻炼，来增加肌肉组织的柔韧性和弹性，就可以避免会阴侧切手术。

● 学习按摩手法

1.把一面镜子放在会阴的前面，面向会阴部。这样就可以清楚地看见会阴周围肌肉组织的情况了。

2.选择一些按摩油，如纯的菜籽油或水溶性的润滑剂，用拇指和示指把按摩油涂在会阴周围。

3.把拇指尽量深地插入阴道，伸展双腿。朝直肠的方向按压会阴组织，轻柔地继续伸展会阴口，直到觉得有些轻微的烧灼或刺痛的感觉。

4.保持这种伸展，直到刺痛的感觉平息，然后继续前后轻柔按摩阴道。

5.按摩过程中，在阴道里勾起拇指，并且缓慢地向前拉伸阴道组织，分娩时宝宝的头也会这样出来。

6.最后，前后轻柔按摩拇指和示指之间的肌肉组织大约1分钟。

脐带绕颈怎么办

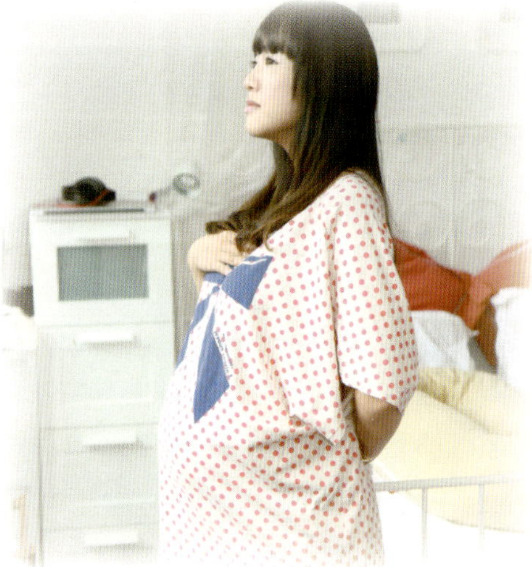

1.学会数胎动，胎动过多或过少时，应及时去医院检查。

2.羊水过多或过少、胎位不正，要做好产前检查。

3.通过胎心监测和超声波检查等间接方法判断脐带的情况。

4.不要因怕脐带异常而要求剖宫产。

5.减少震动，保持左侧位睡眠姿势。

6.在家中可以每天使用两次家用胎心仪（多普勒胎心仪），定期检查胎宝宝情况，发现问题及时就诊。

谨慎预防羊水早破

羊水早破和漏尿的感觉非常相似，孕妈妈一定要注意区分，不要将两者混淆。

● 羊水早破的家庭鉴别方法

当孕妈妈突然感到阴道内有液体流出，开始大量，继而少量或间断地流出，当打喷嚏或咳嗽时，流量加大，这很可能是羊水早破了。当孕妈妈不明确自己究竟是羊水早破还是尿液流出时，可以将pH试纸放入阴道里。如果是羊水早破，流在阴道里的羊水会使橘黄色的试纸变成深绿色，此时应尽快去医院就诊。

● 羊水早破居家紧急处理

一旦发生羊水早破，孕妈妈及家人不要过于慌张，立即让孕妈妈躺下，并且采取把臀位抬高的体位。在外阴垫上一片干净的卫生巾，注意保持外阴的清洁。只要发生破水，无论是否到预产期，有没有子宫收缩，都必须立即赶往医院就诊。在赶往医院的途中，也需要采取臀高位的躺卧姿势。

● 预防羊水早破

1.坚持定期做产前检查，4～6个月每个月检查1次；7～9个月每半个月检查1次；9个月以上每周检查1次；有特殊情况随时去做检查。

2.孕中、晚期不要进行剧烈活动，生活和工作都不宜过于劳累，每天保持愉快的心情，适当地到室外散步。

3.不宜长时间走路或跑步，走路要当心，以免摔倒，特别是上下楼梯时，切勿提重物及长时间路途颠簸。

4.孕期减少性生活，特别是孕晚期，以免刺激子宫造成羊水早破。

乳头凹陷、短平如何调理

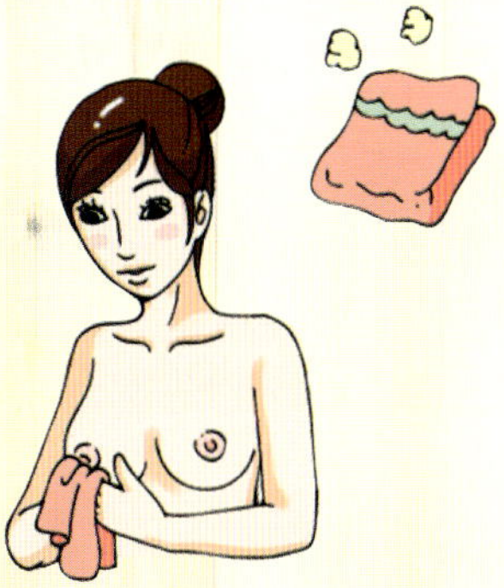

孕妈妈出现了乳头凹陷或过于短小等异常现象，如果在孕期内得到了及时纠正和护理，这种状况还是可以得到很好的改善和缓解的。以下将给出几点提示，希望可以帮助各位孕妈妈较为完美地做好产前乳头护理工作。

● 用温水清洁

怀孕6个月之后，宜每日用温水浸毛巾擦洗乳头、乳晕，通过适度清洁，保持上皮组织的健康；有针对性地进行乳头伸展和牵拉练习。

● 做乳头牵拉伸展练习

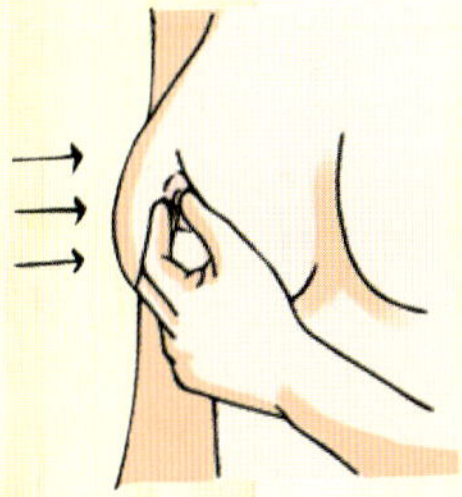

1.首先使乳头清洁。用拇指、示指、中指向里按压。

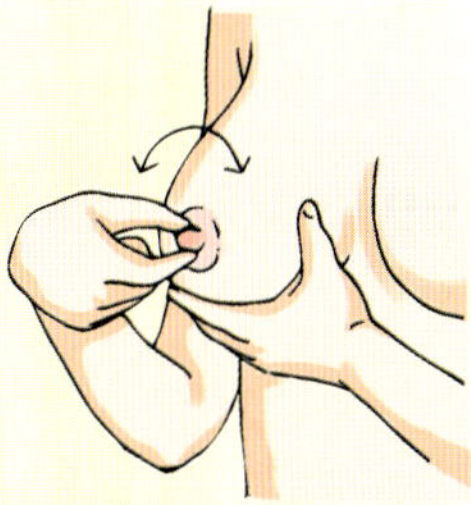

2.用手指按住，扭动乳头。怀孕34周左右开始按摩。

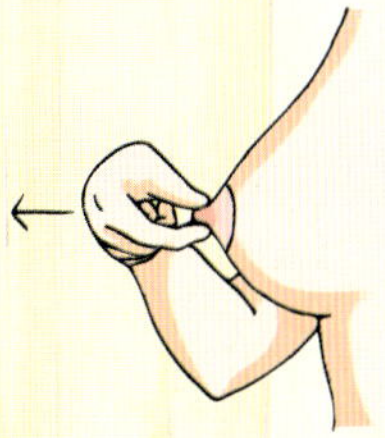

3.将乳头向外拉。

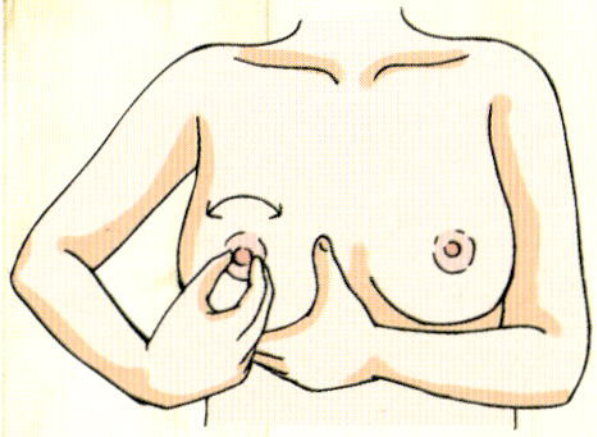

4.用3个手指抓住，扭转乳头。

小贴士

上述一系列动作，以每日重复两次为宜，每次进行10~20次即可。另外，孕妈妈的乳房保养还可借助一定的外力，例如，从妊娠第七个月开始佩戴乳头罩，以期对周围组织起到稳固维护的作用。

第7节

孕9月 胎教小课堂

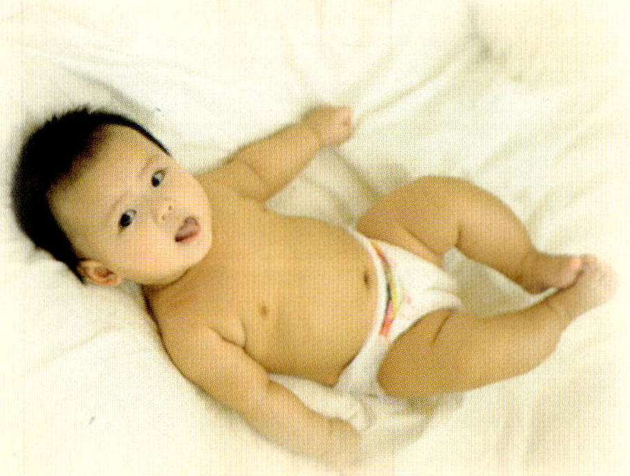

调节情绪

有的孕妈妈到了这一周就开始紧张了，对分娩充满了期待，也充满了担心。这时孕妈妈要学会调节自己的情绪，如果觉得紧张可读一些笑话来调节情绪。

一天，有三个男人的老婆刚好被送去同一家妇产医院生宝宝。第一个男人说："我在双喜临门公司上班，生了一对双胞胎。"第二个男人说："我在三三百货公司上班，我老婆生了三胞胎。"第三个想："我在七星公司上班，该不会生……七个吧!"

想象胎儿的模样

想象力每个人都有，孕妈妈可以运用这种力量，将美好的愿望、祝愿传递给胎儿。

孕妈妈可以反复在心中勾勒出胎儿的形象。细细地想，什么样的眼睛、什么样的鼻子、什么样的嘴巴。

以乐观的情绪迎接新生命

应该以愉快的心情去面对新生活的开始，迎接新生命的降临将是一件非常美妙的事情。

孕妈妈在这一周就要临产了，一定要保持乐观、积极向上的情绪，要相信自己能够顺利地生下一个健康的宝宝，孕期的所有不适也将随着分娩而结束。

学习腹式呼吸

孕妈妈在这一周要学习腹式呼吸，为分娩做准备。在阵痛开始时，腹式呼吸可松弛腹部肌肉、减轻产痛，并能分散对产痛的注意力。

腹式呼吸做法：平躺，双腿微弯，用鼻深吸气使腹部凸起、胸部保持不动，再慢慢用口吐气并松弛腹部肌肉。早晚各做10～15次。

第十一章

孕10月

宝宝，我们一起加油

孕10月计划一览表

月计划	执行方案	备　注
随时做好入院准备	密切关注自己身体的变化，是否有临产征兆，同时熟悉产程，了解每一个阶段的身体变化，做到心中有数	
选择分娩方式	了解分娩，结合医生意见，从而选择合适自己的分娩方式	
检查入院物品	参照入院物品清单，检查一下入院物品是否准备齐全	
减轻紧张情绪	可通过各种途径，如播放录像、参观、咨询和交流，使孕妈妈提前熟悉分娩环境和医护人员，减轻入院分娩的紧张情绪	如果可能，尽量选择有家人陪伴的分娩方式
产前检查	这一时期是孕妈妈和胎宝宝的关键时期，应每周检查一次，密切关注宝宝变化	

孕
10
月

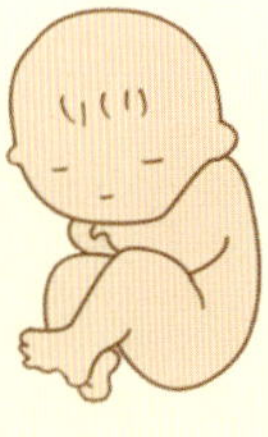

致畸物常作用的部位：
脑

第1节

孕37周 了解分娩过程和辅助动作

孕妈妈和胎宝宝的变化

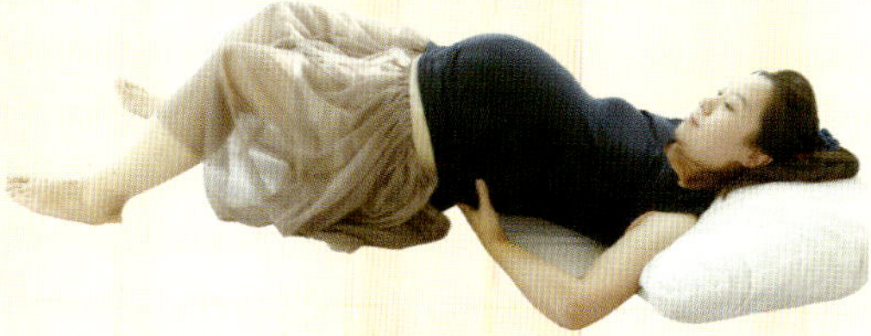

37周

孕妈妈

随着胎儿的入盆，宫顶位置下移，孕妈妈感到隆起的腹部多少有些下移了，胃部压迫减轻，饭量有所增加，但下降的子宫压迫了膀胱，尿频会越来越严重。因胎儿大，羊水相对变少，腹壁紧绷而发硬，会时常有无规律的宫缩。这时期孕妈妈一定要坚持每周一次的产检，以便发现异常尽早处理。

胎宝宝

胎儿体重约2900克，身长47厘米。覆盖胎儿全身的绒毛和在羊水中保护胎儿皮肤的胎脂正在开始脱落。胎儿现在会吞咽这些脱落的物质和其他分泌物了，它们将积聚在胎儿的肠道里，直到出生。这种黑色的混合物叫做胎便，它将成为胎儿出生后的第一次大便。

到本周末，胎儿就足月了。

分娩过程和辅助动作

	分娩第一期			分娩第二期		分娩第三期
子宫口变化	逐渐张开，直到全开（2～10厘米）			开始能看到婴儿头部		
子宫收缩进程	规则收缩，每2～4分钟1次，持续45～60秒钟，排临看到婴儿头部			规则收缩，每5～10分钟1次，持续30～60秒钟左右		胎盘出来了，还有轻微收缩
呼吸方法	深呼吸 基本是腹式呼吸	呼气，子宫收缩剧烈时要增加呼吸频率，收缩减缓时，频率减慢	腹式呼吸或胸式呼吸	憋气使劲，深深吸气后，憋住气	发出fa、fa等声音来放松，也可以轻轻呼气	轻松地呼吸
辅助动作	不要慌张，吃易消化的食物。阵痛间隔为10分钟后再前往医院	阵痛强烈时可以通过按摩减轻痛感	口渴时要及时补充水分	配合呼吸，放松大腿和臀部肌肉		妈妈及时抱着宝宝喂母乳
时间				初次生育1～2小时，经产妇为30分钟～1小时		初次生育和经产妇均为5～30分钟

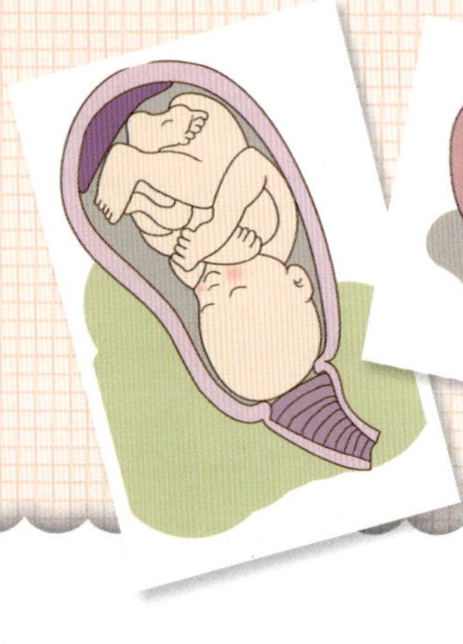
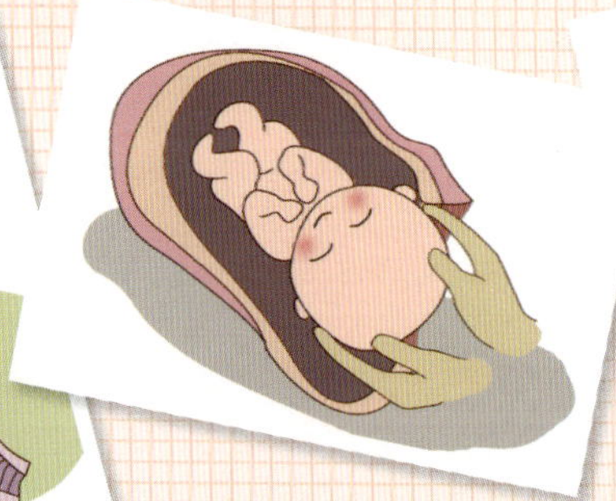
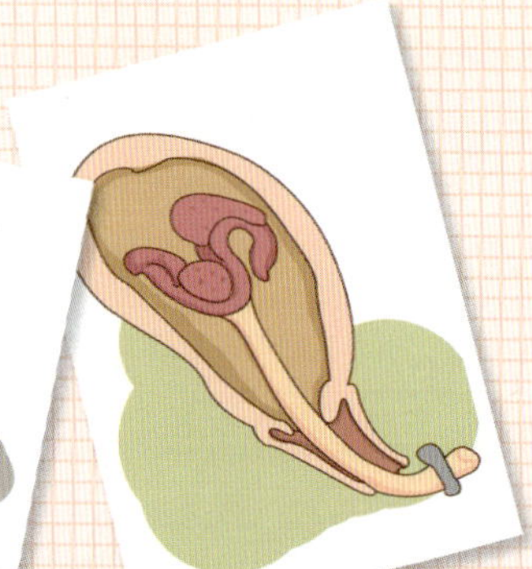

第2节

孕38周 分娩前的心理调整

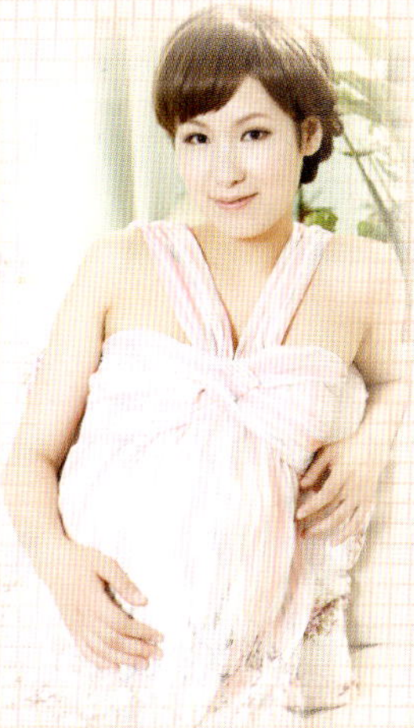

孕妈妈和胎宝宝的变化

38周

孕妈妈

产期临近，孕妈妈在喜悦、激动的同时，常会对胎儿及自身的安危产生不可名状的紧张。此时胎儿在妈妈腹中的位置不断下降，孕妈妈会觉得下腹坠胀，不规则的宫缩频率会增加。阴道分泌物会更多，要注意卫生。现在孕妈妈最重要的事情就是要保证足够的睡眠，随时迎接将要来临的分娩。

胎宝宝

恭喜你！你的宝宝到现在已经算是足月了——这意味着胎儿现在已经发育完全，为他在子宫外的生活做好了准备。胎儿现在大概重3 000克，身长约50厘米，胎儿的头部会朝向骨盆内的方向准备出生，而且孕妈妈的骨盆腔包围着胎儿，会很好地保护胎儿。

如何进行心理调整

孕妈妈在分娩前应进行适当的心理调节，做到以下几项。

如何进行心理调整	
不怕难产	大多数孕妈妈对分娩无经验，对宫缩、见红、破水感到害怕、紧张，不知所措，厌食失眠。怕痛、怕出血、怕胎儿意外，怕受两次罪——生不下来再剖宫产。是顺产还是难产，一般取决于产力、产道和胎儿三个因素。对后两个因素，一般产前都能做出判断，如果有异常发生，肯定会在产前决定是否进行剖宫产。所以，只要产力正常，顺产的希望很大。如果每天担心自己会难产，势必会造成很大的心理负担。正确的态度是调动自身的有利因素，积极参与分娩，即使因为特殊的原因不能顺产，也不要沮丧，还可以采取其他分娩方式
不怕痛	面对即将降临的产痛，产妇精神上可能会有一定压力，这主要受朋友、母亲、姐妹的影响，病房内其他产妇的分娩经过，待产室内其他产妇的号叫或呻吟等刺激造成。子宫收缩可能会产生些疼痛感，但这并非不能忍受。如果出现疼痛，医生会想办法帮你减轻疼痛
远离产前焦虑	临产前焦急与等待、期盼与担心矛盾交织，很多孕妈妈既渴望早一天见到孩子，又担心分娩时孩子或自己会受到伤害而担心。过度焦虑与担心会影响孕妇的睡眠与休息，引发妊娠高血压综合征，增加分娩的困难，甚至导致难产。这些不良的心理状况需要与产科医生、心理医生及时沟通，丈夫及家人的关爱也是保持产妇良好精神状态的重要支柱

● 减少产前运动

在孕36周后严禁性生活，性生活易发生宫腔感染和胎膜早破。此时子宫已过度膨胀，宫腔内压力已较高，子宫口开始渐渐变短，孕妈妈负担也在加重，如水肿、静脉曲张、心慌、胸闷等。此时孕妈妈应减少运动量，以休息和散步为主，时刻准备着分娩的到来。这段时间可以经常散散步，或者进行一些适合于自然分娩的辅助体操。

● 消除产前紧张情绪

如果对分娩感到紧张，可以在家人的陪同下到准备分娩的医院去熟悉环境。可以在家人协助下把入院所需的东西准备好，以免临产时手忙脚乱。平时休息时，做些清闲的事，慢慢地做松弛训练，听听柔和的音乐，看看书或杂志，或者为小婴儿准备些东西。在平和的心态下，静静等待孩子的降临。

第3节

孕39周 留意分娩的三大征兆

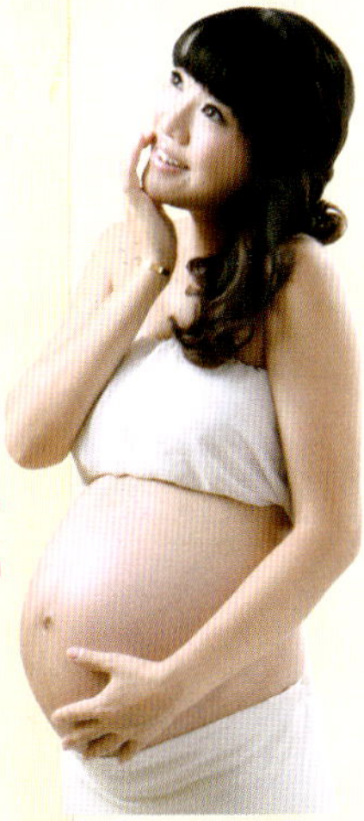

孕妈妈和胎宝宝的变化

39周

孕妈妈

希望宝宝早日降生，又对分娩有些恐惧。现在孕妈妈应该充分休息，适当活动，关注自己的身体变化，若离预产期还很远，却多次出现宫缩般的疼痛或出血，这就是早产的症状，应立刻到医院检查。这个时期，孕妈妈还应去医院学习分娩知识，尤其是坚持自己数胎动，每日3次，每次1小时。每隔一星期就去医院做一次例行检查。一旦出现临产征兆，要随时做好入院准备。

胎宝宝

胎儿体重为3 300克，长50厘米。他的抓握已经很有力了，很快你就会在他的小手抓住你的手指时注意到这一点！他的器官已经完全发育，并各就其位。

胎儿的肠道内容物由胎毛、色素等物质混合而成。一般情况下，在分娩过程中被排出，或者出生后几天内变成大便排泄到婴儿体外。

规律性宫缩

宫缩的特征

1.子宫的收缩有规律，逐渐加强。宫缩初期大概每隔10分钟宫缩1次，且强度较轻微。

2.宫缩强度逐渐加深，宫缩频率加快，每隔3～5分钟宫缩1次，每次宫缩持续时间变长，可持续50～60秒钟。

3.大部分出现在腹部下方，但是会扩散到背部下方。

4.宫缩会引起腹痛，腹痛一阵紧似一阵，就预示着快临产了。宫缩从不舒服的压力到绷紧、拉扯的痛。

5.有少数孕妈妈会出现腰酸症状。

6.宫缩发生时通常情况下会见红。

出现宫缩怎么办

走动可能会使腹痛更严重，孕妈妈可以卧床休息。用垫子或椅子当作支撑，找一种最适合的姿势减轻疼痛。不要做剧烈运动及使用腹肌的运动，可以做散步这样轻微的活动。最好有家人陪伴，防止突发情况。

如果宫缩不规律或是形成规律但间隔很长，说明离分娩还有一段时间，可以在家休息，等阵痛达到每10分钟1次的时候再入院待产。

破水

破水的特征

1.流出的羊水无色透明，可能含有胎脂等漂浮物。

2.感觉到热的液体从阴道流出。

3.孕妈妈不能像控制尿液一样控制羊水流出。

4.破水具有持续性。

破水后该怎么办

不管在什么场合，都应立即平躺，防止羊水流出。破水后，可以垫些护垫，需要准备干净的内裤和卫生护垫。破水可能导致宫内感染，所以一旦发生破水就应立即去医院。

见红

见红的特征

1.见红的颜色一般为茶褐色、粉红色、鲜红色。

2.出血量一般比月经的出血量少。

3.混合黏液流出，质地黏稠。

4.见红大多发生在分娩临近，阵痛发生前24小时出现。但个体有差异，也有孕妈妈在分娩1周前或更早就出现见红的情况。

出现见红怎么办

如果只是出现了淡淡的血丝，量也不多，孕妈妈可以留在家里观察。平时注意不要太过操劳，避免剧烈运动。如果见红后出现阵痛和破水，就应该立即在家人的陪同下去医院。

第4节

孕40周 待产过程孕妈妈要做的事

孕妈妈和胎宝宝的变化

40周

孕妈妈

受不断膨大的子宫压迫，孕妈妈心悸、气短、胸闷、胃部不适等症状更为明显，尿频、尿不尽感时常有之。孕妈妈此时要做好准备，迎接宝宝的出世，要避免做向高处伸手或压迫腹部等对母体不利的动作，一旦出现“宫缩”“见红”，为临产之兆，要迅速赶往医院分娩。孕妈妈需要注意避免胎膜早破，即通常所说的早破水。

胎宝宝

大多数的胎儿都将在这一周诞生，但真正能准确地在预产期出生的婴儿只有5%，提前两周或推迟两周都是正常的。如果推迟两周后还没有临产迹象，那就需要采取催产等措施尽快分娩，否则胎儿过熟也会有危险。因为胎儿所处的羊水环境会因身体表面绒毛和胎脂的脱落变得浑浊，呈乳白色，而胎盘的功能也会逐渐退化，直到胎儿娩出即完成使命。

待产时少食多餐

初产妇的平均产程为12小时，少数产妇的总产程可达到16～20小时。因此，孕妈妈在待产过程中既不能过于饥渴，也不能暴饮暴食，应少量多次进食，吃高热量易消化的食物，并注意摄入足够的水分，以保证有充沛的精力及体力在胎宝宝娩出过程中用力。

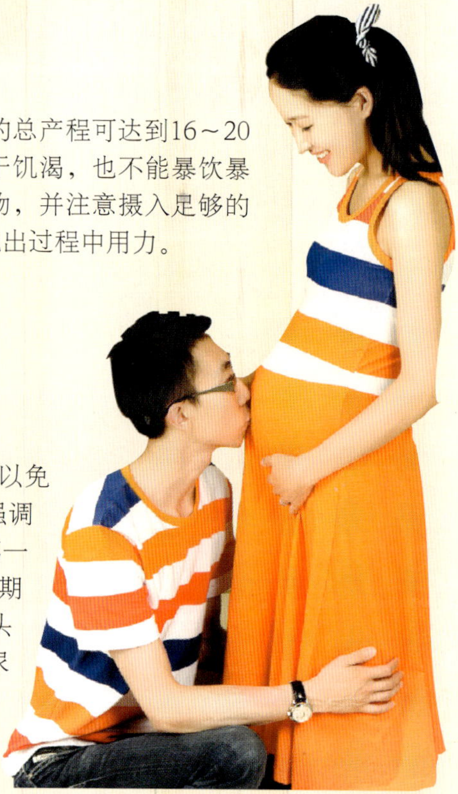

按时排尿和排便

临产时，产妇应每2～4小时排尿一次，以免膀胱充盈，影响子宫收缩及胎头下降。特别强调在第一产程早期要按时排解小便。这是因为第一产程早期占整个产程的时间最多。如果在此期间未按时解小便，到第一产程晚期，由于胎头下降压迫膀胱，造成排尿困难，常须通过导尿来排空膀胱，容易造成泌尿系统感染。由于在第一产程初期进行过洗肠，产妇一般不存在排便困难。

保持适度的运动和休息

临产时，若孕妈妈宫缩不强，未破膜，可在室内适量活动，这有助于促进产程进展。初产妇在宫口接近开全或经产妇宫口开至4厘米后，则应卧床待产，以左侧位为好。精神紧张及宫缩频繁的产妇，应做深呼吸，千万不可大喊大叫，以免消耗体力。

小贴士

带着沉重的思想负担进入产房，会使孕妈妈大脑皮层形成兴奋灶，抑制垂体催产素的分泌，使分娩不能正常进行。其实只要宝宝平安降生，生男孩还是女孩都一样。千万不要对宝宝的性别过分期盼，一旦事与愿违，这很有可能成为产后出血的诱因。

第5节

孕10月饮食营养

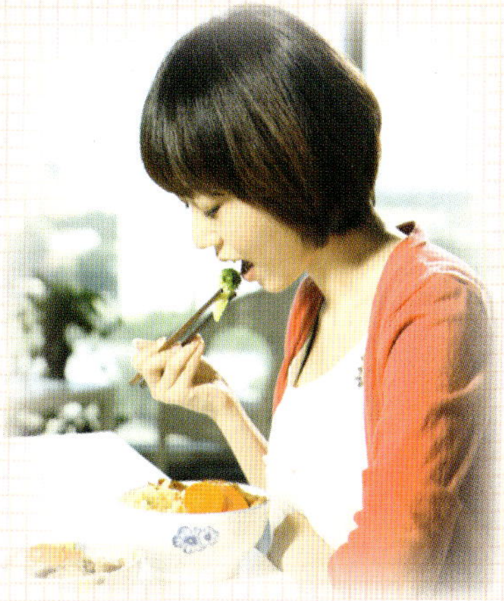

本月需要补充的营养

● 富含锌的食物

在孕期，锌能维持胎儿的健康发育，并帮助孕妈妈顺利分娩。而胎儿对锌的需求量在孕晚期达到最高。因此，孕妈妈需要多吃一些富含锌元素的食物，如瘦肉、紫菜、牡蛎、鱼类、黄豆、核桃等，尤其是牡蛎，含锌量非常丰富。

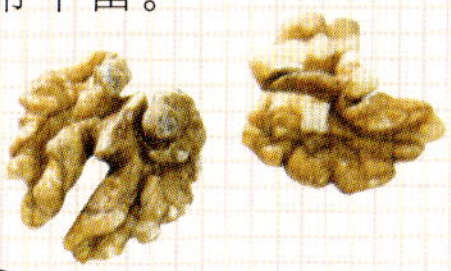

● 重点补充维生素B_{12}

维生素B_{12}是人体三大造血原料之一。若摄入量不足，会出现身体虚弱、精神抑郁等状况，还可能引起贫血症。这种维生素几乎只存在于动物食品中，如牛肉、鸡肉、鱼、牛奶、鸡蛋等。

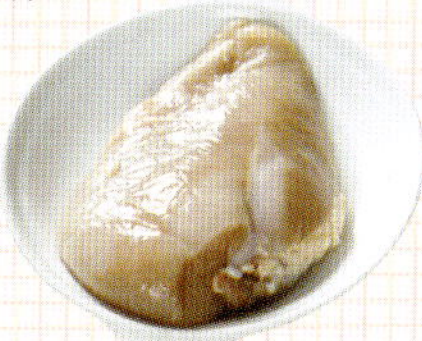

● 维生素K可防止分娩时大出血

维生素K经肠道吸收，在肝脏产生出凝血酶原及凝血因子，有很好地止血的作用。孕妈妈在预产期的前一个月应有意识地从食物中摄取维生素K，可在分娩时防止大出血，也可预防新生儿因缺乏维生素K而引起的颅内、消化道出血等。富含维生素K的食物有菜花、白菜、菠菜、莴笋、干酪、肝脏、谷类等。

● 补充足够的铁

分娩会造成孕妈妈血液的流失：阴道生产的出血量为350～500毫升，而剖宫产的出血量最高可达到750～1000毫升。因此，这个阶段的补铁绝不可怠慢，补充量应为每日20～30毫克。

吃什么 怎么吃

● 吃容易消化的食物

孕10月的时候，尽量多吃一些东西。不要吃油性大的食物，要吃一些易消化吸收、少渣味鲜的食物，如面条鸡蛋汤、牛奶、酸奶、巧克力等。孕妈妈要吃饱吃好，这样才能为分娩准备足够的能量。

● 如何根据产程安排饮食

产程，是指妇女生产分娩婴儿的全过程。分娩的过程分为3个产程。

第一产程：在整个分娩过程中所占的时间最长。虽然阵痛会影响正常进食，但为了保证体力，孕妈妈应吃些蛋糕、稀饭、烂糊面等柔软、清淡且易消化的食物，应多次进食，每次不宜太多。

第二产程：孕妈妈可喝些糖水、果汁、菜汤、牛奶、藕粉等，以补充能量。这个阶段，鼓励孕妈妈吃一些高热量的流食或半流食。

第三产程：通常时间较短，不必勉强进食。若出现产程延长的现象，应给孕妈妈喝些糖水、果汁。

● 这些食物要多吃

只有母体的膀胱功能完善，才能分娩出骨骼和身体各器官健全的宝宝，因此要多食用能强化膀胱功能的食品。海藻和益母草都具有此功效。准备喂养母乳的准妈妈，从这个时期开始要比平时多摄取40毫克左右的维生素。多食用大白菜、辣椒、菠菜、生菜、橘子等食物。

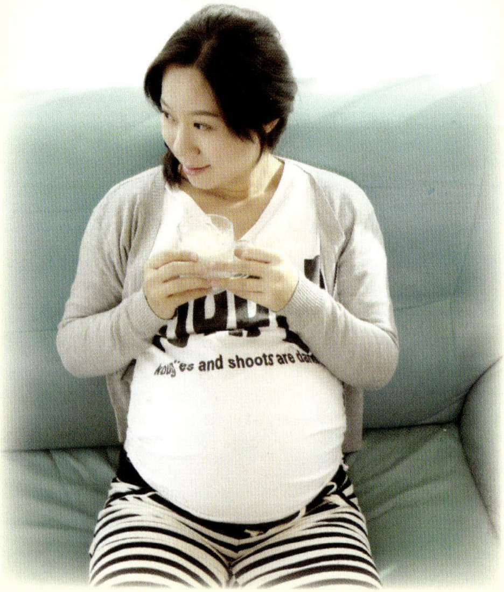

● 哪些食物适宜临产的孕妈妈

临产之时，孕妈妈要有足够的能量供给，才能保障分娩顺利。以下这些食物，会对分娩有所帮助。

食物名称	功效
巧克力	享有“助产大力士”的美誉。在分娩时，巧克力可助孕妈妈一臂之力
红糖水	在第二产程时，孕妈妈会消耗很多能量，而食用红糖水可补充体力
牛奶	孕妈妈在分娩期间喝点牛奶，可补充能量
藕粉	含有大量的淀粉，可在人体内转变为糖，为孕妈妈提供能量
苋菜粥	具有清热、滑胎的功效，可帮助孕妈妈顺利分娩
空心菜粥	孕妈妈在临产时食用，可滑胎易产
坚果	如花生、核桃、松子等，富含脂肪和蛋白质，对顺利分娩非常有益

不宜吃的食物

● 过量进食

如果孕妈妈的膳食均衡，而且量比较合理的话，那只需要继续保持就可以了，没有必要再多吃。

● 过量喝水

实际上，1.5升的水量只是一个象征性的数字。不同的人、不同的饮食、不同的体力活动和不同的气温环境下，需要的水量是不同的。那么，如何知道自己饮水的量是不是足够呢？孕妈妈可以观察自己的排尿量，如果24小时内排出1.5升的尿液，就说明饮水量是足够的。但是，现在的问题是无法测量自己的尿量。那么，变通一下，观察自己去卫生间的次数也是可以的。

● 不吃脂肪

孕期不应该拒绝脂肪，因为脂肪对胎儿神经系统以细胞膜的形成是必不可少的。如果在孕期的某个阶段，胎儿缺乏本应该得到的某种脂肪，在以后的时间里是无法弥补的。

● 为补钙吃很多奶制品

因为胎儿的成长发育需要吸收大量的钙质，从而使得孕妈妈的血钙含量降低。此时，一旦孕妈妈的机体中负责调节磷和钙含量的甲状旁腺发现了这一情况，它就会分泌一种激素，这种激素使肾脏产生维生素D，从而提高钙的肠吸收率。这样，母亲的血钙很快就会恢复正常。当然，我们并不是说孕妈妈因此就可以不吃奶制品，每天2～3次的奶制品就足够了，并不是通常人们所说的一定要吃4次。

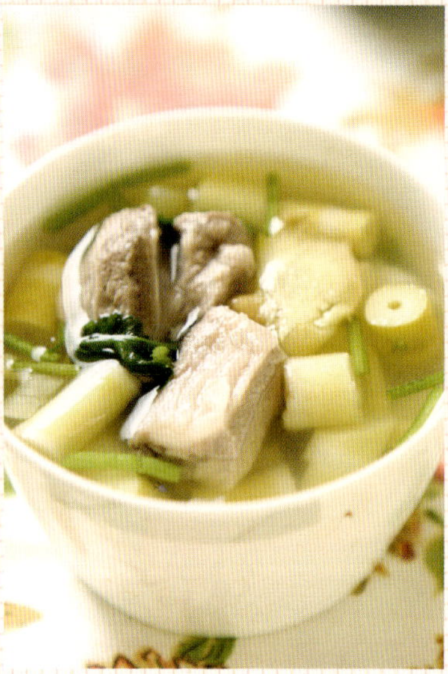

笋焖排骨

[材料]

排骨300克，笋100克，莲子30克，姜片少许，盐1小匙，胡椒粉、料酒各1/2大匙，植物油2大匙。

[制作]

1 排骨洗净，用刀剁成寸段，加盐、料酒、姜片腌渍片刻；笋剥去外壳，洗净，切滚刀块；莲子用清水浸泡2小时，用牙签捅去莲子心。

2 炒锅烧热，加植物油，四成热时下入排骨煸炒，再放入笋、料酒、适量开水、莲子，盖上盖，中火焖煲20分钟，然后加入盐、胡椒粉调味，即可食用。

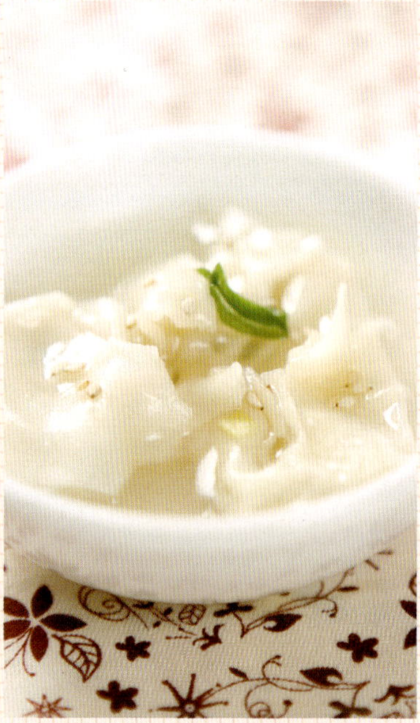

鱼肉馄饨

[材料]

鱼肉、干淀粉各300克，猪肉馅儿350克，盐、料酒、绿叶菜（韭菜、香菜均可）、葱花、鸡油各适量。

[制作]

1 将鱼肉剁成泥状，加盐拌匀，做成18个鱼丸；砧板上放干淀粉，把鱼丸放在干淀粉里滚动，用擀面杖做成直径7厘米的鱼肉馄饨皮。

2 将猪肉馅儿做成18个馅心，用鱼肉馄饨皮卷好捏牢。

3 锅中放入清水烧沸，下馄饨，用筷子轻搅，以免黏结。用小火煮，直到馄饨浮上水面5分钟左右，即可捞出。

4 在汤中加盐和料酒，烧沸后放入绿叶菜（韭菜、香菜均可），倒入盛有馄饨的碗中，撒葱花，淋香油即可食用。

蚝油牛肉

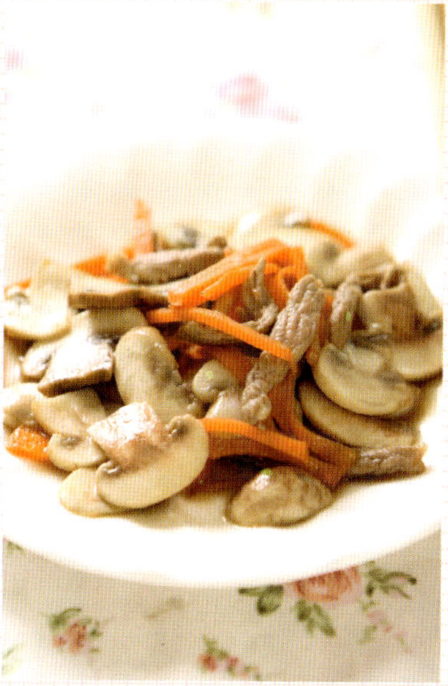

[材料]

口蘑150克，牛肉200克，胡萝卜半根；蚝油、酱油各2小匙，料酒1小匙，姜丝、香油各少许，高汤、淀粉各适量，植物油2大匙。

[制作]

1 口蘑洗净，切片；胡萝卜洗净，切丝；牛肉切细丝，加少许酱油与淀粉拌匀上浆。

2 炒锅烧热，加植物油，三成热时放入牛肉丝炒散，捞出沥油。锅中下入姜丝爆香，再下入胡萝卜丝、口蘑片，接着放入牛肉丝、高汤、蚝油、酱油、料酒翻炒，出锅前勾芡，淋入香油，即可食用。

清蒸冬瓜熟鸡

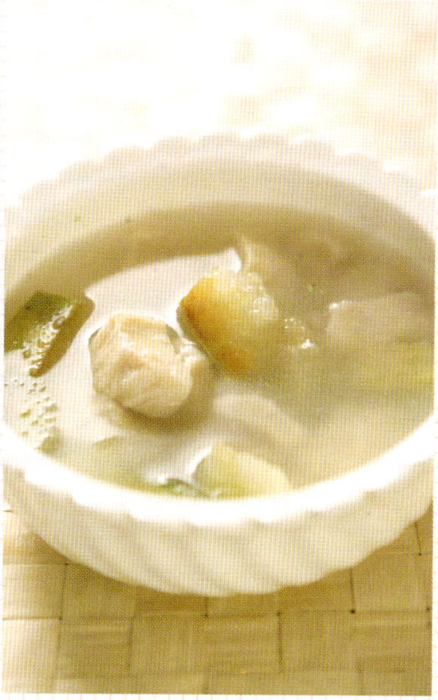

[材料]

熟鸡肉400克，冬瓜300克，鸡汤、酱油、盐、鸡精、料酒、葱段、姜片各适量。

[制作]

1 熟鸡肉去皮，切成象眼块，把鸡肉整齐地码入盘内，加入鸡汤、酱油、盐、鸡精、料酒、葱段、姜片，上笼蒸透，取出，拣去葱段、姜片，把汤汁滗入碗内待用。

2 冬瓜洗净切块，放入沸水锅内焯一下，捞出码入盘内的鸡块上，将盘内的冬瓜块、鸡肉块一起扣入锅内。

3 锅上火，倒入碗内的汤汁，烧开撇去浮沫，盛入汤盆内即成。

第6节

孕10月保健要点

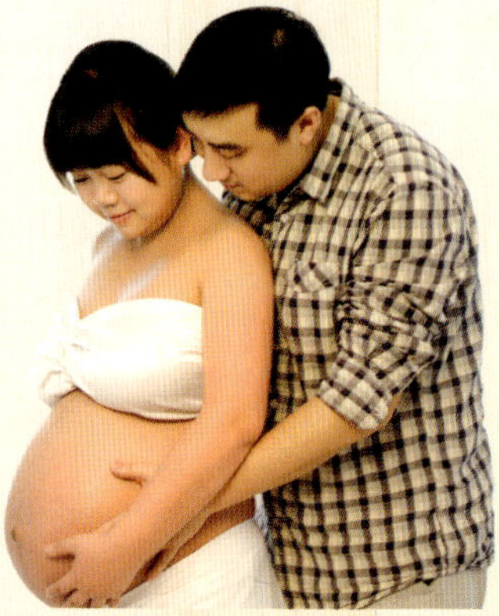

临近分娩身边没有亲人怎么办

如果临近分娩的时候身边没有家人的话，一定不要过于紧张。可以事先自己模仿一遍当自己一个人在家将要分娩时候的情景，将分娩顺序记录下来。

胎动异常时要马上去医院

疼痛的时间间隔是：第一次分娩的人会每隔10分钟阵痛，非初次分娩的孕妇每隔15分钟阵痛。一旦阵痛的间隔在10～15分钟时就要马上去医院，因为张力的间隔缩短了，分娩就接近了，孕妈妈需要及时检查。如果阵痛发生仅有5～7分钟的间隔，这时候也要立刻把孕妈妈送往医院，因为孕妈妈马上要分娩了。

在外出时突然要分娩怎么办

即使进入了临产期，真正分娩的时间也是很难把握的，所以外出的时候必须带着自己的医疗保健卡、手纸、毛巾、医院的地址记录本、家人的联系电话等必备品。

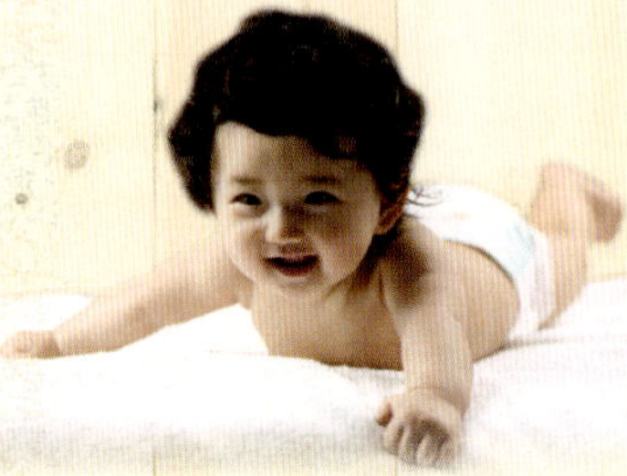

羊水大量流出时要马上去医院

胎盘中包裹胎儿的羊膜破裂，接着羊水流了出来，流出来的羊水会弄脏衣服。当羊膜真正破裂的时候，羊水会“哗”地一下大量流出，这时应立刻与医院联系。

第7节

孕10月 分娩计划一览表

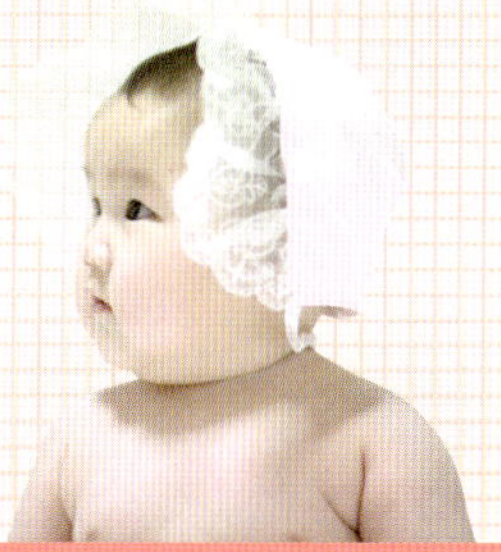

分娩计划	执行方案	备注
最后检查	检查妈妈健康状况 检查胎儿发育情况 重新计算预产期	预防宝宝迟到
选择分娩方式	了解分娩方式 了解分娩过程 咨询医生	在听从医生建议的情况下尽量选择自然分娩
放松心情	重新温习呼吸运动 多与亲友沟通 向丈夫倾诉心中的不安	以愉悦的心情迎接宝宝
准备分娩	对阵痛做好心理准备 摄取适当的营养，储备体力 运用缓解阵痛的各种有效方法	如果可能，尽量选择有家人陪伴的分娩方式
迎接新生儿	了解新生儿的健康标准 确认婴儿用品的齐全	准爸爸争取进入产房陪伴的机会
24小时内新妈妈的调养	关注新妈妈情况变化 保持充分休息，适当补充营养 可以开始轻微运动，恢复体力 及早排尿 适时坐起或下床	
24小时的新生儿的护理	应急处理　注射第一针疫苗 健康检查　第一次哺乳	